今 明秀

青森ドクターヘリ 劇的救命日記2
空飛ぶ院長、医療過疎を救う!

毎日新聞出版

はじめに——挑戦は止まらない

２００９年３月25日、八戸市立市民病院では、青森県初のドクターヘリ運航を祝って式典が行われることになっていた。だが式典開始前に、下北消防本部からの連絡が入った。直径40㎝の木の下敷きになり大間《おおま》病院（下北郡大間町）に運ばれた男性患者を、ドクターヘリで搬送し、八戸市立市民病院に収容してほしいという依頼だった。すぐに、フライトドクターの私とフライトナースを乗せたドクターヘリがヘリポートを飛び立って大間へと向かい、患者を治療しつつ搬送し、八戸市立市民病院のER（Emergency Room：救命救急室）に収容した。

ドクターヘリの運行開始式典が行われたのは、そのあとのことだった。私が、２００４年４月に八戸市立市民病院の救命救急センター所長として赴任し、ドクターヘリの導入を訴え始めてから５年目のことである。

その日以来、ドクターヘリは多くの人々を救ってきた。今では、八戸市立市民病院を基地とする八戸ヘリと、青森県立中央病院を基地とする青森ドクターヘリの２機体制となり、青森県の地域医療になくてはならない存在となっている。

それにしても、青森県でドクターヘリを飛ばすのは容易なことではなかった。まず病院内ばかりではなく、地域も含む救命救急医療体制をゼロからつくり上げなければならなかった。医療スタッフや救急隊員の指導・育成はもちろん、八戸市役所、さらには青森県庁などとの交渉もたいへんだった。その努力が実ってドクターヘリは実現したが、ドクターヘリを飛ばしただけで、私が目指す医療体制が完成したわけではなかった。

私はすぐにドクターカーの導入に着手した。当時、単独病院でドクターヘリとドクターカーの両方を運用しているケースは全国的にもなかったし、関係者の中には「ドクターヘリがあるのだから、それでいいじゃないか」という声も多かった。しかし、ドクターヘリは、出動できるかどうかが天候に左右されるし、運行時間も8時30分から日没前までと決められている。また、場所によっては着陸できない場所もある。

つまり、ドクターヘリだけでは、どうしても対応できない空白の時間や地域が生じてしまうのだ。それを解消し、プリベンタブルデス（preventable death：防ぎ得る死）を1人でも減らすためには、一刻も早く現場に救命救急医を投入するためのドクターカーがどうしても必要だった。

そのドクターカーの運用が認められ、運行式が行われたのは、2010年3月29日のことだったが、その日のうちに2回出動した。こうして、ドクターヘリとドクターカーの2つを持つことで、八戸市立市民病院は陸路と空路で患者のもとにいち早く医師を投入し、治療を行いながら病院に搬送する「サンダーバード作戦」が可能となり、より多くの命を救うことができるようになった。

そこまでのプロセスは、2014年11月に出した『青森ドクターヘリ　劇的救命日記』（毎日新聞出版刊）で書いたとおりだ。しかし、八戸市立市民病院の進化はそこで止まらなかった。次の目標は、病院と同じような手術を可能にする「移動緊急手術室」の実現だった。

ワンボックスカーに人工心肺装置などの手術用医療器具を搭載し、医師を同乗させて事故や災害の現場に急行し、その場で手術を開始しようというのである。

私はその移動緊急手術室を「ドクターカーV3」と名づけた。特撮テレビドラマ『仮面ライダーV3』からとった名前だ。この「ドクターカーV3」が実現できれば、ドクターヘリが飛べない夜間や天候不順時でも、心肺停止状態に陥った患者のもとにいち早く医師が駆けつけ、人工心肺装置の手術を開始できる。その結果、患者のもとに救急車が行って、病院に運んできてから手術を開始する時間を、単純計算しても半分に縮めることができる。

心肺停止した患者の生存率は、心肺停止時間が1分なら97%、2分なら90%、3分なら75%、4分なら50%と、心肺停止時間が延びるほど低くなっていく。さらに心肺停止時間が5分になると生存率は25%、10分になると0%とされている。つまり、いかに迅速に救命措置をとるかが患者の生死を決定づける。また、心肺停止時間を短くすればするほど後遺症も減らし、患者が歩いて退院し、元気に社会復帰を目指していける。

だからこそ、私はぜひとも「ドクターカーV3」を実現したかった。しかし、ドクターヘリを導入したときと同様、「ドクターカーV3」の実現もそう簡単なことではなかった。

手術を行うのは設備の整った「手術室」で行うのが当然とされていたし、なにしろ「現場で人工心肺装置の手術を行う」を前提としたドクターカーは前例がなかったからだ。

私は再び、前例主義の壁をぶち破ることに挑戦することとなった。協力してくれたのは、八戸工業大学の浅川拓克（工学部機械工学科講師）さんだった。

そして、その挑戦は実った。厚生労働省の許可を得て、2016年7月1日、ついに「ドクターカーV3」の運用が開始された。

本書は、前著を出して以降の八戸市立市民病院のさらなる進化の物語である。前著同様、プライバシーを考慮して、一部、時系列を変えた部分や、事実を伏せた部分もあるが、基本的には、八戸市立市民病院ERで、日々、救命救急医療に命を懸けるスタッフたちのリアルなドキュメントだ。

前著同様、本書が日本の地域医療の在り方を考えるうえでの一助となれば幸いである。

2018年11月

八戸市立市民病院　院長
今《こん》　明秀《あきひで》

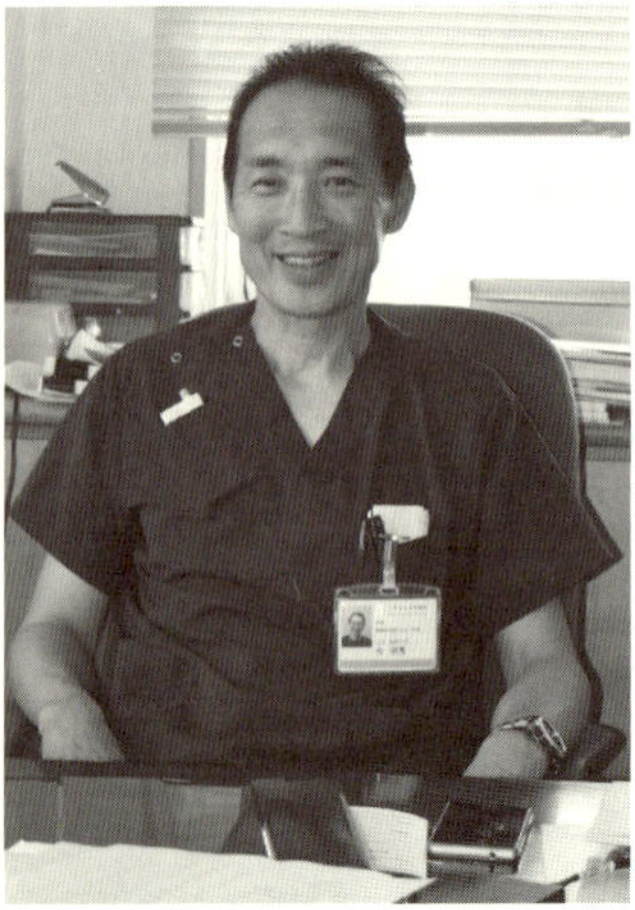

院長室にて

ドクターヘリとドクターカー運用チャート

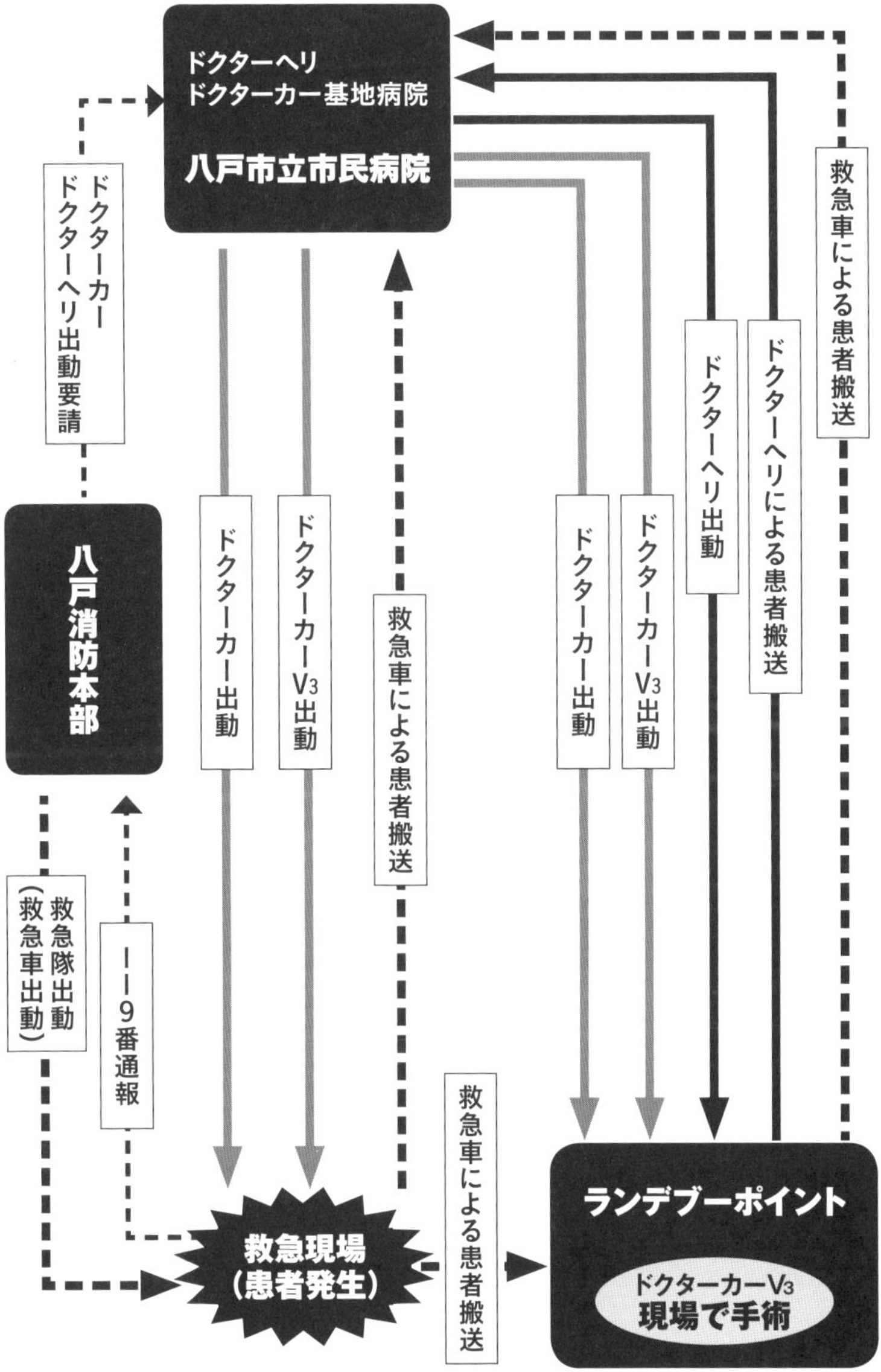

ドクターヘリ
ドクターカー基地病院
八戸市立市民病院
ドクターカー
ドクターヘリ出動要請
八戸消防本部
救急隊出動
（救急車出動）
119番通報
ドクターカー出動
ドクターカーV3出動
救急車による患者搬送
ドクターカー出動
ドクターカーV3出動
ドクターヘリ出動
ドクターヘリによる患者搬送
救急車による患者搬送
救急現場
（患者発生）
救急車による患者搬送
ランデブーポイント
ドクターカーV3
現場で手術

八戸ドクターヘリ出動実績

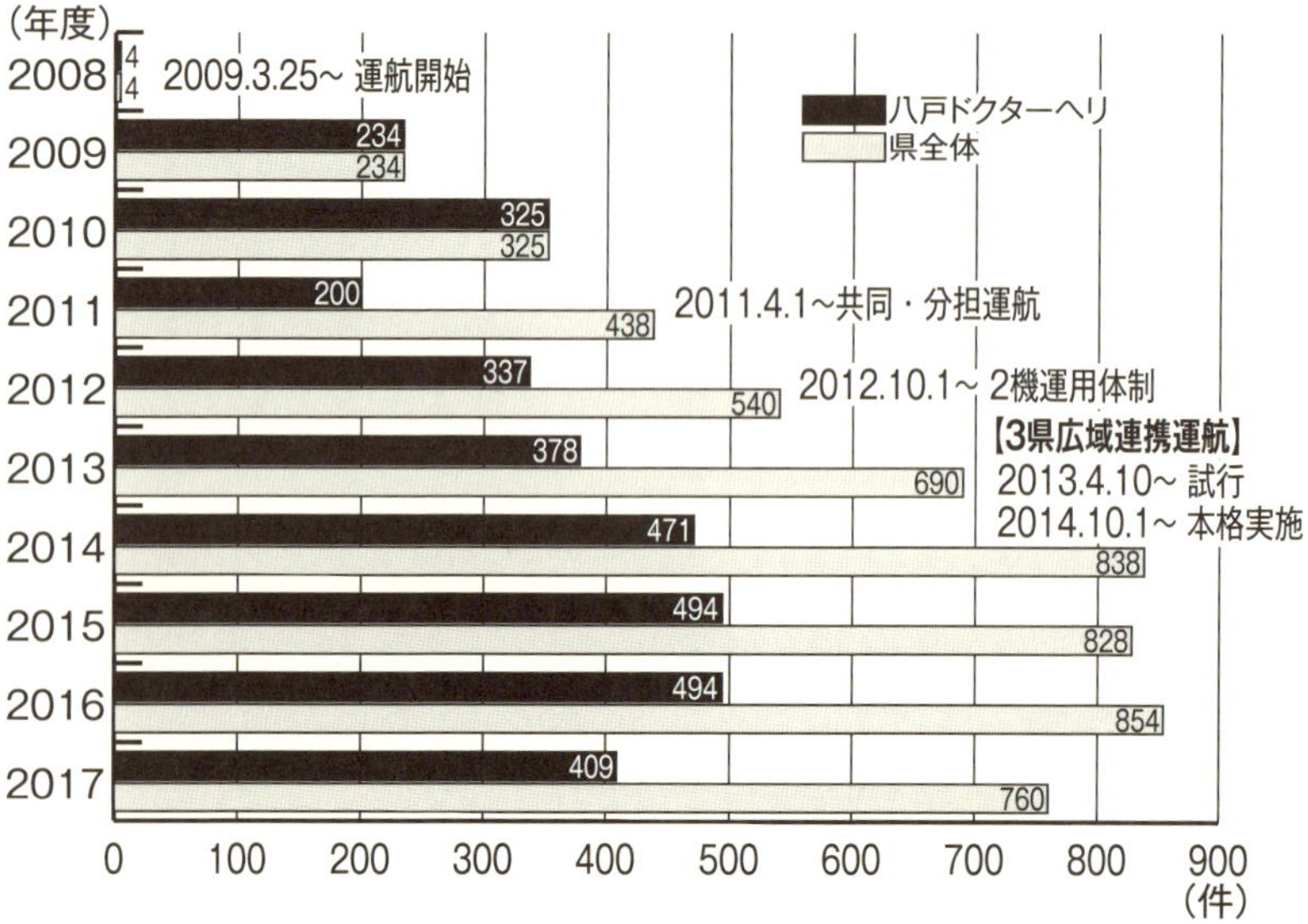

ドクターカー出動　約1万件達成

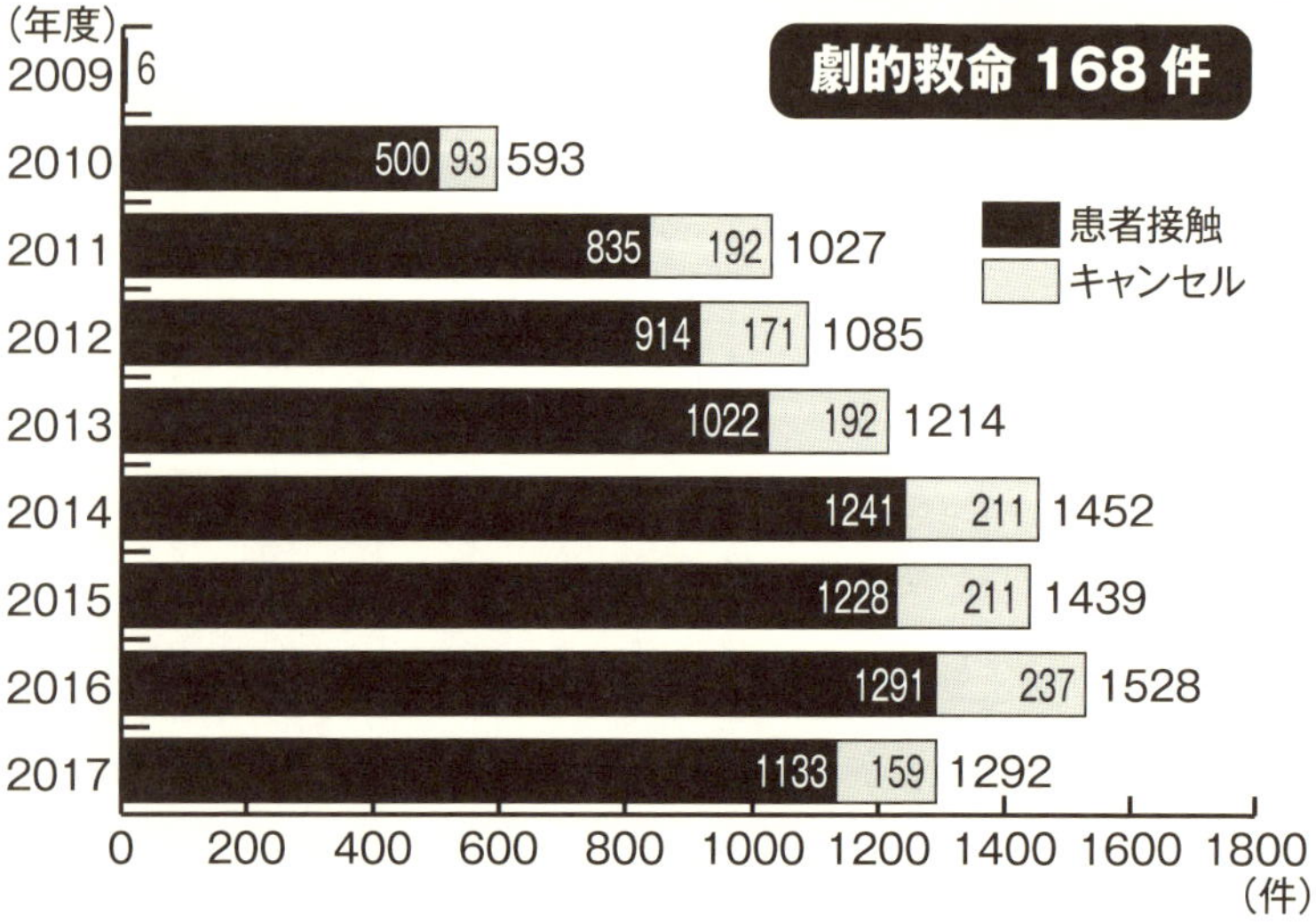

空飛ぶ院長、医療過疎を救う！●目次

第五章 劇的救命 2018

カバーデザイン／黒岩二三
本文デザイン・DTP／笠井克己（ザ・ライトスタッフオフィス）
編集協力／河野浩一・田中菜穂（ザ・ライトスタッフオフィス）
校正／川平いつ子

第一章
日本初のドクターカーV3誕生！

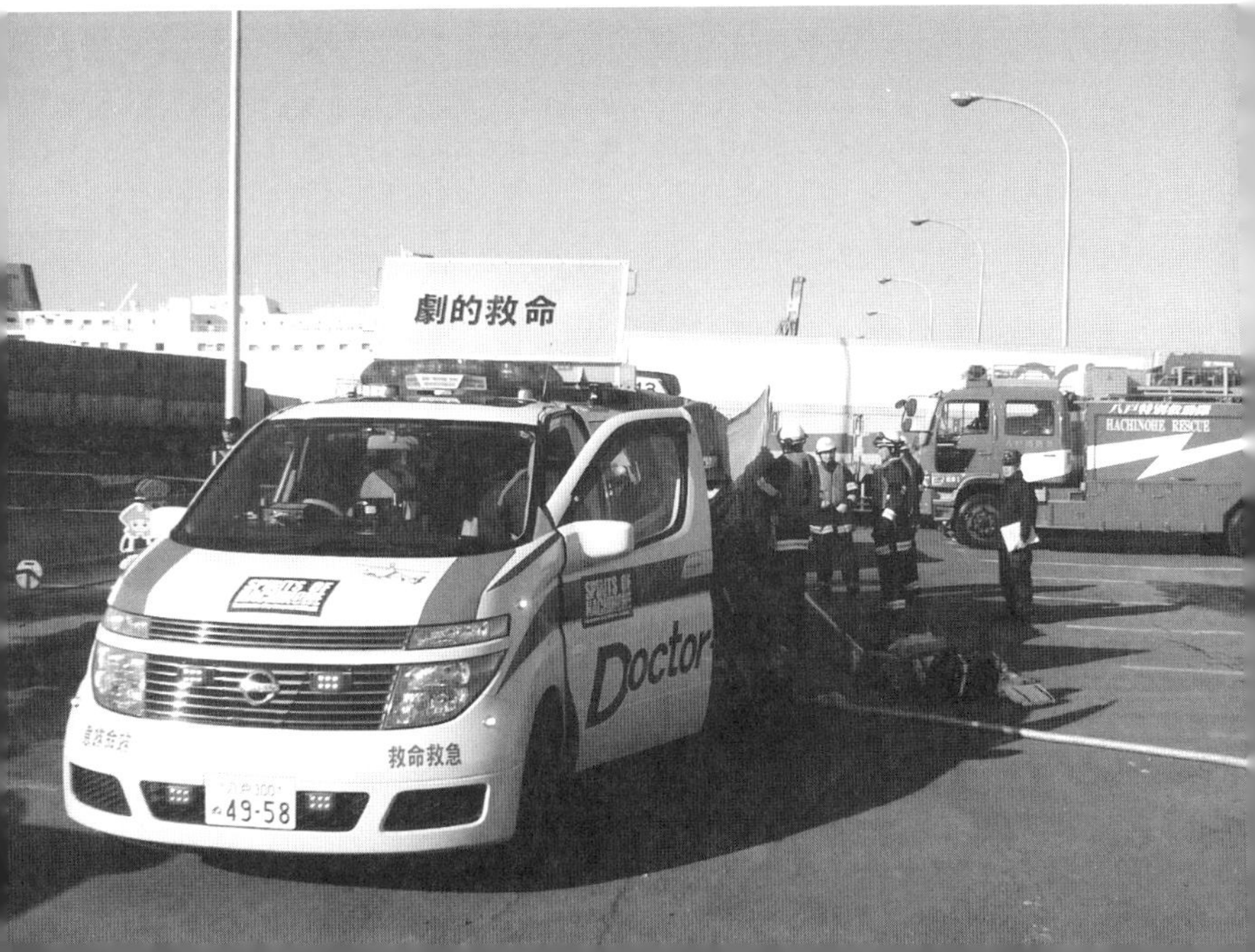

マイクロバス案がドラマになった！

「キャンピングカーを改造して、災害現場で治療できるようにできないか」……そんなアイデアが私のもとに持ち込まれたのは、２０１２年のことだった。アイデアの主は、八戸工業大学工学部機械工学科講師の浅川拓克さんだった。彼は岩手県の高校教員を18年間勤めたあとに、八戸工業大の講師になったという変わり種のエンジニアだった。

その彼が、そんなことを考え始めたのは、東日本大震災の際、被災地で救援活動に参加した医師から、「あのとき、現地で治療さえちゃんとできれば、助けられた人はもっといた。設備も病院も流されて、何もないところで、自分たちもどうしていいのかわからなかった」という話を聞いたのがきっかけだったという。

私自身、現地で病院の手術室と同様の手術ができれば、プリベンタブルデス（preventable death：防ぎ得る死）をもっと減らすことができるはずだと考えていたので、そのアイデアに新しい可能性を感じた。

ただし彼の最初のプランは、大型のキャンピングカーを手術室に改造しようというもので、あくまで災害時に特化したものだった。そこで私は指摘した。

「浅川さん、ふだん使えるものでなければ、役に立ちませんよ。災害非常時に特化したものをつくっても、せいぜい年に2回くらいのデモンストレーションに使われるだけで、あとは車庫の中で眠ることになるでしょう。それでは役に立ちません。災害時というのは、私たち医者にとっても非常時です。慣れていないものを非常時にうまく使いこなすことなんて無理です。どうせつくるんだったら、ふだんから使えるものをつくりませんか？」

のちに浅川さんは、こう語っている。

「日常的に使えてこそ、災害時にも威力を発揮するという、今先生のアドバイスは目からウロコでした。確かに、大型キャンピングカーは重くて移動がたいへんですから、災害時の状況下では使いにくい。また、車体価格も高価ですから、地方自治体ではとても買えないし、維持も難しい。とはいえ、キャンピングカーを改造するという発想を捨てて、新しい提案をするまでには少し時間がかかりましたね」

その浅川さんが次に提案してきたのは、牽引式の手術室だった。トレーラーに手術器具を積み込み、それをドクターカーが引っ張っていけばいいというわけだ。

なるほど、それならいいかもしれないということになり、浅川氏に、「コストを安く、小型で、すぐに出動できて、手術室がある程度広い。カッコよくて、人目を引く、若者の心を惹きつけるもの」というコンセプトのもとで、試作車1号をつくってもらった。

しかし、手術をする医師の立場から見ると、使い勝手の悪いものだった。なにより、現場に停車してから手術室を立ち上げるまでの時間がかかり過ぎたのだ。

そこで、試作車2号はもう少し素早く立ち上げることができ、手術室の使い勝手もいいものにしてもらった。そして、その2号ができた段階で、それが実際に使えるかどうか、国土交通省運輸局に打診してみた。しかし帰ってきたのは思いがけない答えだった。

「そんな大きなものを牽引しながらの緊急走行は認められません」というのである。

それまで、そんな決まりがあることなんてまったく知らなかった。牽引方式の案は、そこでいったん諦めざるを得なくなった。


そんな中、いろいろな意見を言ってくれた人がいて、今度は「マイクロバスを改造して、その中で手術したらどうか」というアイデアが出てきた。もっともな意見だった。マイクロバスなら機敏性があって手術室が広く、トレーラーでもない。「これだ！」と思った。

ちょうどその頃、あるドラマが制作されることになった。2016年4月から6月にかけて放送されることになる剛力彩芽主演の『ドクターカー』(日本テレビ系)だ。その企画段階で、テレビの制作スタッフが、ドクターカーの話を聞くために、実際、ドクターカーを走らせている八戸市立市民病院の、私のところへもやってきた。その時点で、私にとっても、自分たちのコンセプトが実現できる一番の近道はマイクロバスという思いがあったから、私も求められるままにいろいろ意見を出して協力した。

しかし、マイクロバスはカッコ悪い。さらに、それなりの大きさがあるので小さな道は走りづらい。やはりもうちょっとコンパクトな車で、小回りがきき、かつ手術室の機能を備えたものを考えるほうが実現可能性も高くなる。

そこでさらに検討した結果、私と浅川さんのあいだで、車の後ろにテントを張り出して手術できるようにすればいいのではないか、というアイデアが浮かび上がった。

トレーラータイプでは許可が出ない。車の中で手術をするというやり方では、マイクロバスの大きさが必要で、コンパクトさに欠ける。ならば車の屋根、もしくは荷台に手術室を積んでおいて、停車してから引っ張り出せばどうだというわけだ。

そのアイデアをベースに、浅川氏がつくり上げたのが試作車3号だった。試作車3号は日産のエルグランドをベースにしたものだったが、浅川氏の苦労は並々ならぬものがあったと思う。

まず予算が100万円以内と限られていたから、当然、新車を購入するのは無理。中古車を探すしかない。しかし、試作車はそのまま実用に使うつもりだから、できるだけ走行距離の短い、程度のいいものでなければならない。さらに、私の「とにかくカッコよくなければNG」というワガママもあった。浅川氏が知り合いの業者にあたっては、あれこれと候補を上げてくれるのに対して、私は「NG」を続けた。

浅川拓克さんの証言

そうでしたね。業者の人が、走行距離も少ない、いい状態の車を破格の値段で探してきてくれても、今先生は「カッコ悪いとダメ」と見向きもしない。

「とにかくカッコ悪ければ、若い医者は憧れない。医療過疎の八戸ではどんないいものをつくっても、マンパワーがないとそれを活用できない。人の命を救うのが一番の目的だが、それを実現するには若い医者がいっぱい来てくれなければならない。だからカッコよくないとダメです」と言うのです。

　でも、そう言われてもムッとしたりすることはまったくありませんでした。先生から、こう言われたことがありました。

「青森県は、短命県ワーストワンなんですよ。それも高齢者が亡くなるというのではなく、40代、50代の働き盛りのお父さんやお母さんが亡くなる率が一番高い。私はそんなお父さんやお母さんを救いたい。今までの医療だと、運がよければ、八戸市立市民病院が近ければ、元の体に戻してあげることができるかもしれないけれど、八戸市立市民病院から遠いところに住んでいるというだけで、元の体に戻してあげられない。私は、お父さん、お母さんを家族のもとに歩いて帰させてあげたいのです。私は20世紀の医療は、いかに患者を早く病院に運んでくるかだったが、21世紀の医療は、いかに医者が患者さんのもとに行って高度な医療をするかだと思っています。だから、よろしくお願いします」

　私はそれを聞いて感動するとともに、今先生のことをほんとうに理解できました。だから、カッコいい車でやるしかないな、と覚悟を決めたのです。

ＯＫが出た試作車３号

　試作車３号の出来はかなりよく、運輸局からもＯＫが出た。車体は浅川さんと教え子たちが白を基調としたものに塗り上げてくれた。本当はもう少し派手な色にしたかったのだが、実は、試作車１号と2号をつくったときに、「カラーリングは白を基調じゃないとダメだ」と、運輸局から言われていたのでやむを得ず白にした。

ドクターカーの試作車3号ができた時点で、いよいよそれを現実化するために、まずは倫理委員会を通すことになったが、私たちは、かつて北海道の市立札幌病院救命救急センターが院外で人工心肺を使う治療を行うことについて病院の倫理委員会に出したところ、さまざまな委員からクレームがついて承認されなかったという情報をつかんでいた。

市立札幌病院は、救急車の中で人工心肺を使おうとしていた。現場でいち早く手術を開始すればより多くの患者の命を救えるという基本的な考えは、私たちと同じだったが、新たな車を開発するという発想がなかった。そしてまた、狭い救急車の中で手術を行うことには無理があった。だから頓挫してしまったのだ。

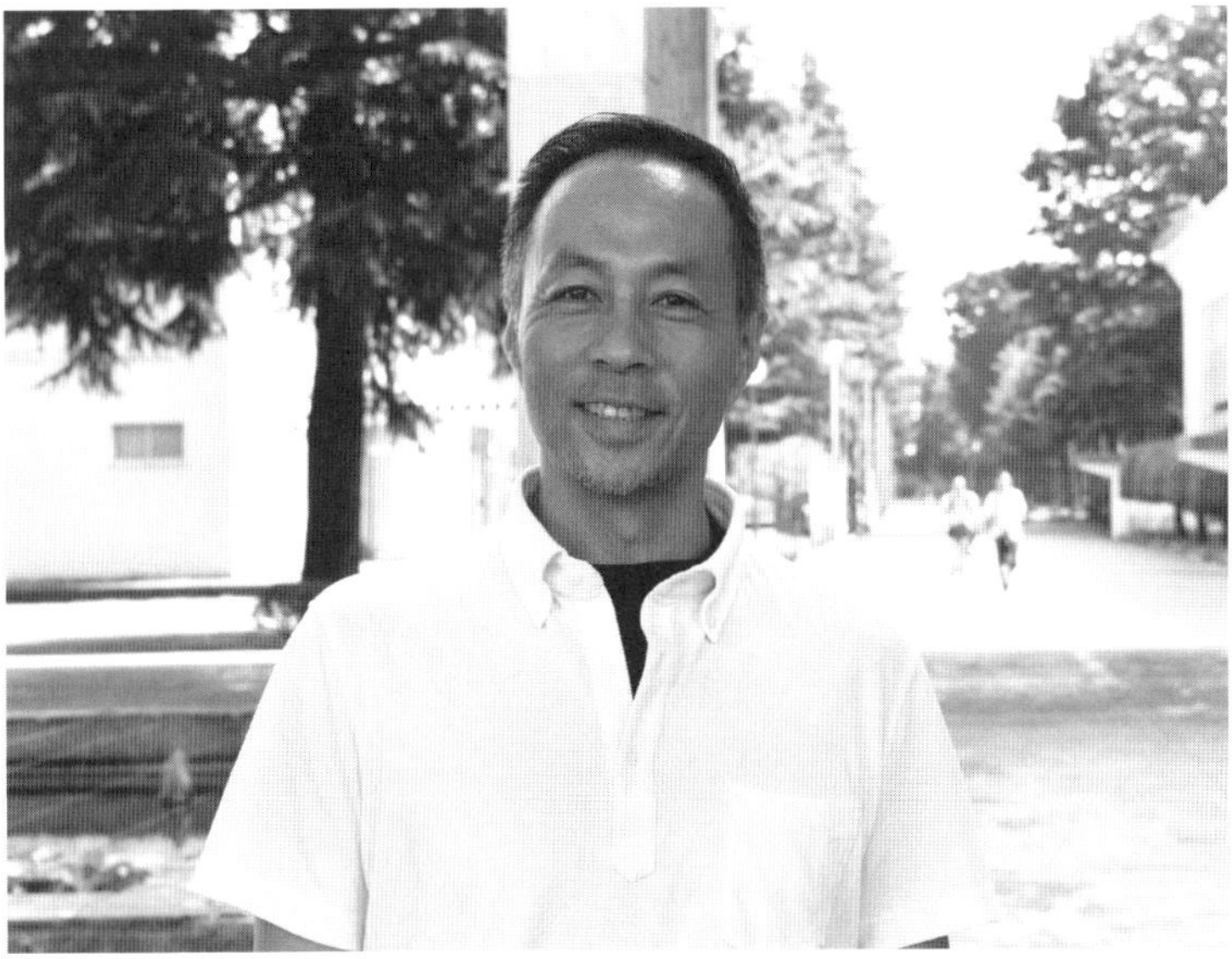

浅川拓克氏。八戸工業大学にて

それに対し、私たちは「手術できる車＝移動緊急手術室」を開発することで、「前例なしの壁」を突破しようとしていた。そして、市立札幌病院から倫理委員会に関する資料をもらい、周到な準備をしたうえで、まず、八戸市立市民病院の倫理委員会で承認をもらった。

八戸市立市民病院の倫理委員会でも「今まで世界中で誰もやっていないことをやるのか」という声があったが、ＯＫを取り付けることができた。ただし、「事前に保健所に届けろ」と注文が付けられた。義務ではなかったが、保健所に届けた。すると、保健所からの連絡を受けた県庁から、「手術は設備の整った病院内の手術室でやるものです。手術に対しては保険点数がついています。それを設備の整っていない勝手な車の中でやるのは認められません。医療法に反しますからダメです」と言われ、それから半年くらい話が完全にストップしてしまった。

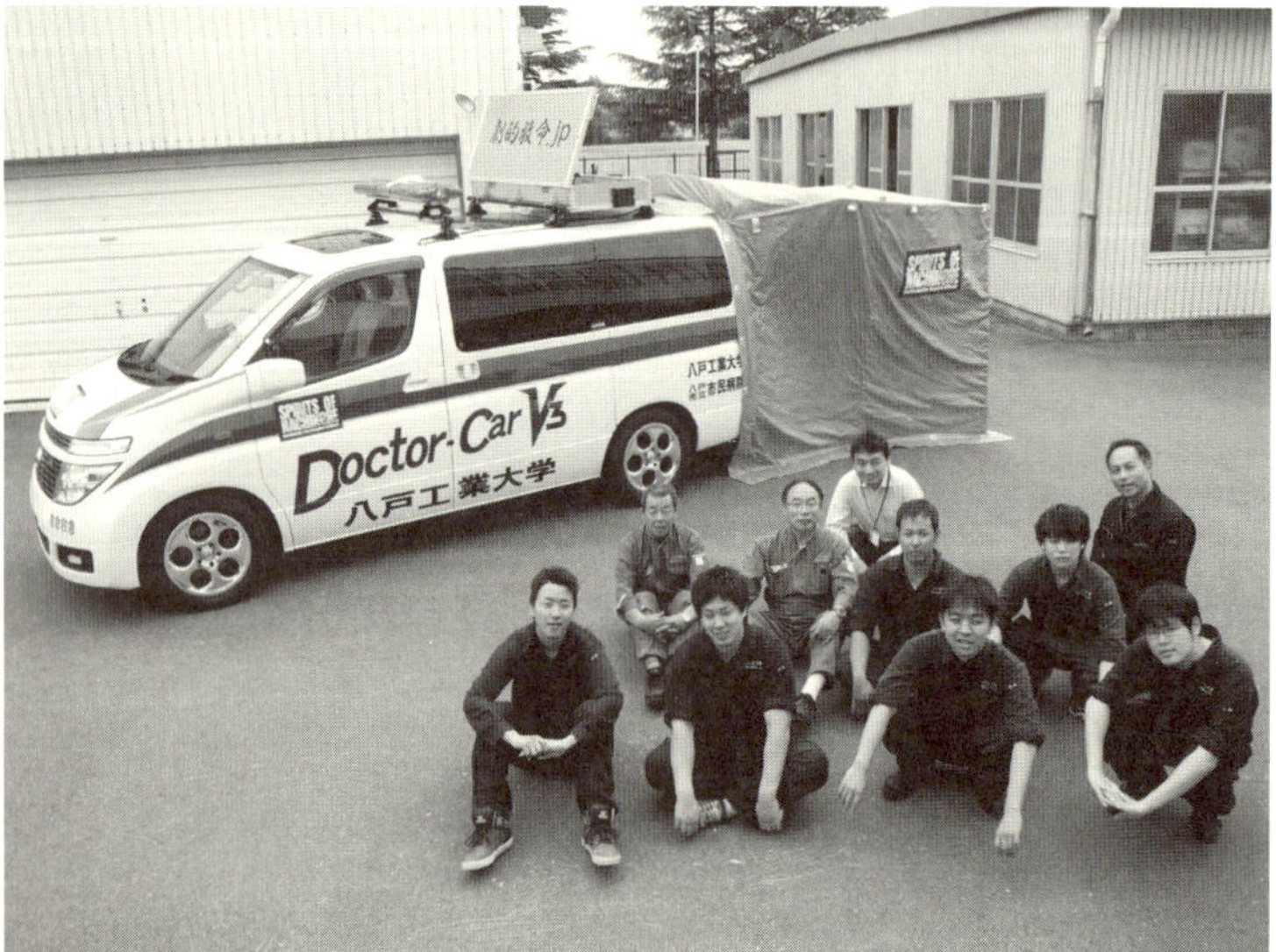

ドクターカーV3をつくった八戸工業大学のスタッフたち

その間に、前述したテレビドラマ『ドクターカー』が放映された。ドラマの最後のテロップでは、「現在、日本の法律では院外で手術をするのは認められていませんが、近い将来認められるようになることを願っています」というテロップが流された。私たちを応援してくれていた。

日本初の挑戦

実は救急医療の現場では、医師はこれまでも外で手術をやっていた。たとえば、ドクターカーの中でも、救急車の中でも……。

たとえば、心臓が止まりそうな患者に対する緊急手術に対して、いちいち届け出なんか出している余裕などない。現場の医師は目の前の患者の命を救うためなら、どんな状況でも全力を尽くす。それこそ、救命救急医に求められる資質だ。

それは患者や患者の家族だけでなく、社会的にも求められている使命である。実際、そうした手術が行われていることに関して、厚生労働省も県庁も何も言わない。しかし、堂々と「ここで手術をします。許可してください」と申請してきた者に対しては、簡単に「OK」とは言わない。前例がないからだ。言葉を換えれば、暗に「何も言わないでやってくれ」と言っているようなものだが、だからといって、隙を突くような形でそれをやるのは私たちの本意ではなかった。

私は、あくまで「移動緊急手術室として機能する専用車を開発し、それをきちんと認めてもらって、堂々とやるということに意味がある」と考えていた。そうなってはじめて、私たちが提案する新しい救命救急医療のかたちがスタンダードなものとなり、日本の地域医療にも役立つことになるからだ。

そのためにはこそこそすることなく、正々堂々と旗を上げて、日本で初めての、そして世界で初めての取り組みを発信しなければならないと考えたのだ。

新たな挑戦をしようとするとき、常に反対派はいる。医療の世界も例外ではない。

その人たちに「八戸が勝手に外に出て手術をやっている。あんなのが許されるのか」と言われるかもしれない。

また、仮に患者が死亡してしまうような事態になれば、裁判になるかもしれない。それを避けるためにも、やるなら正々堂々とやらなければならなかった。

そしてまた、移動緊急手術室を認めさせるには、なにより実績を挙げることが大切だった。

行政の壁を破って始動！

実は、医療の発展で、現場で開胸手術、開腹手術を行い、人工心肺装置をつける技術については、もうとっくに実現できていた。

しかし、行政の壁は厳しかった。たとえば青森県庁の担当部署は、「人工心肺をつけるのも、切開する大きさは小さいが手術に違いない。人工心肺装置を使うのだから大掛かりに違いない。だから手術は手術だ」と言い、私たちの主張になかなか耳を貸さなかった。そして「厚生労働省の意見を聞く」と言ってもいたが、その結果については返事はもらえないまま、うやむやになっていた。

厚生労働省には私の友人がいた。彼はドクターへリや災害・救急の担当だったが、「移動緊急手術室の運行を許可するかどうかは、医療法に関することであり、別の部署が担当しているが、コネもない」としながらも「聞いてみる」とは言ってくれた。しかし、当時はサミットなども重なっていて余裕がなかったのだろう。返事はなかなか返ってこなかった。

そんな中、1つの動きがあった。ある議員が、衆議院の総務委員会でこの件を取り上げてくれたのである。

「青森県のドクターカーが手術をしたいと計画して厚生労働省に意見を求めているが、厚生労働省は昔からの医療法を盾にとって認めないと言っている。今、僻地で命を救うためにはそういう新しい取り組みが必要なのだから、厚生労働省はドクターカーで手術していいと認めなさい」と——。

するとと事態が動いた。国会で取り上げられたのが決定打となり、厚生労働省も動いて、2016年6

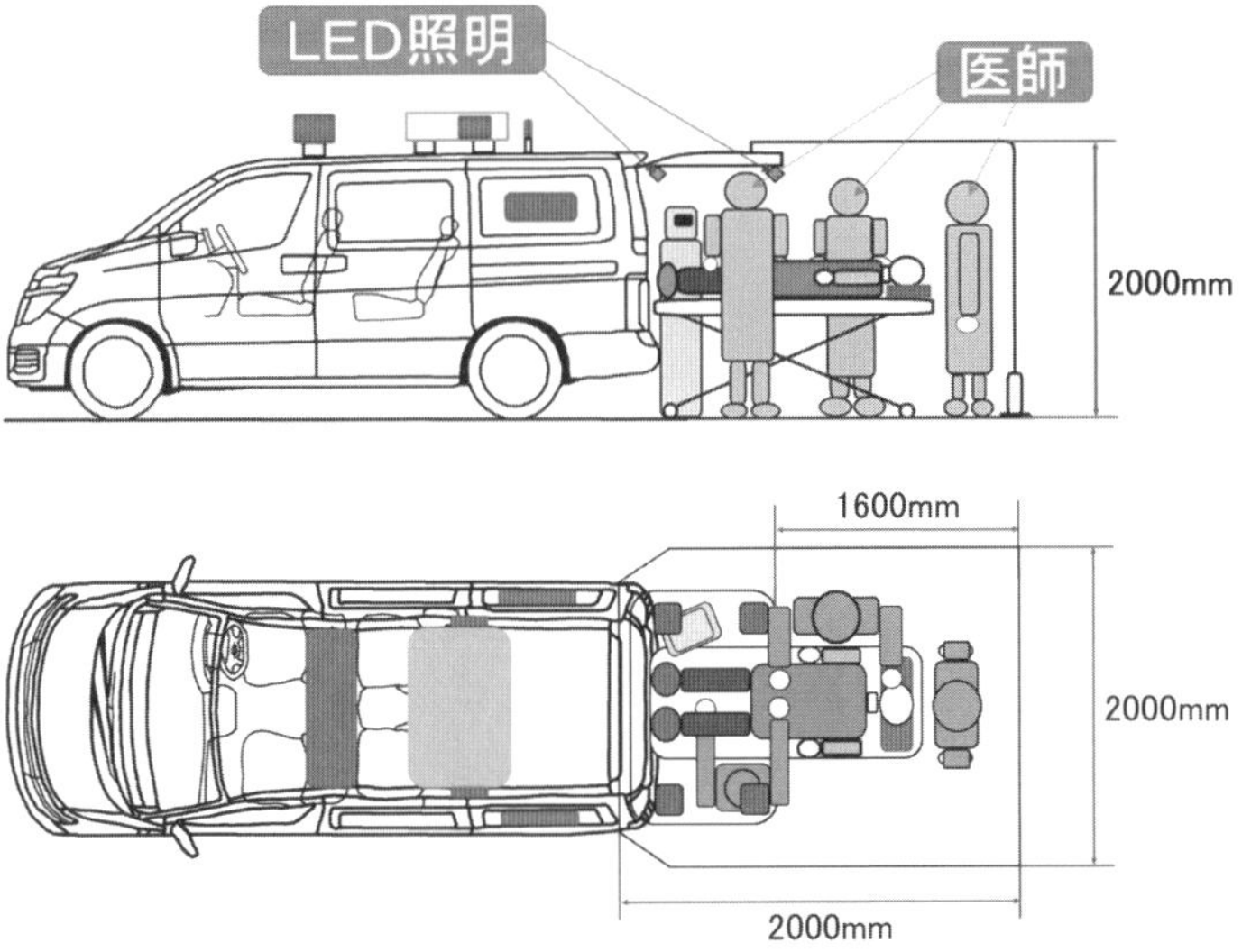

これがドクターカーV3だ！　©浅川拓克

月2日に、「衛生面と安全面への配慮を求めたうえで、緊急時にはやむを得ない」という連絡があった。私たちの八戸市立市民病院と八戸工業大学が協力してつくり上げた移動緊急手術室の運用を許可するという返事だった。

私は、この移動緊急手術室を「ドクターカーV3」と名付けた。テレビドラマ『仮面ライダー』シリーズの第3作目である『仮面ライダーV3』からとった名前だった。

6月20日には、小林眞・八戸市長も、「ドクターカーV3の運用を開始する」と発表した。そして7月1日からドクターカーV3は始動した。

ドクターカーの出動要請と当時に、現場にはまずドクターカー1号が出て、その医師の判断でV3の出動を要請する。あるいはドクターヘリの出動要請で現場に飛んだ医師の判断でV3の出動を要請する。そして出動を決定するのは、あくまでドクターカーで出動した医師と八戸市立市民病院ERである。

実は私は、試作車3号が許可されたら、たとえば交通事故現場に出動させて、心肺停止に陥る前の段階で、患者の開胸手術、開腹手術をどんどんやろうと思っていた。交通事故では、一刻も早い開胸手術、開腹手術を必要とする患者が多数発生する。その患者の命を救えるチャンスが大きく広がるからだ。だが、厚生労働省や青森県庁の関係部署の対応を見て、少々考えを改めた。

仮に、患者が亡くなるようなことがあれば、私たちの挑戦に眉をひそめていた勢力から、大きな逆風が吹くことが予想されたからだ。そうならないようにするためにも、まず心肺停止に陥った社会復帰率ゼロの患者を救うことで実績をつくったうえで、開胸・開腹手術にいくべきだと考えたのだ。

それまで、八戸市立市民病院では、心肺停止が遠隔地で起き、現場でのAEDが無効であった場合、1人も救命できていなかった。10km圏内だと助かる人もいたが、15kmを越えると絶望的……。それが現実だった。

仮に15km以上遠方で助かる人がいたとすれば、それは救急救命士の現場での電気ショックで拍動を取り戻した人が、そのまま八戸市立市民病院ERに運ばれてきたケースだけであり、運ばれた時点で心肺停止が続いていた人は1人も助かっていなかった。

だからこそ私たちは、心肺停止に陥った患者に対して移動緊急手術室を出動させ、現場で手術を行って患者を救命する必要があった。1人でも心肺停止の患者を救うことができれば、移動緊急手術室がいかに有用かを証明することになるからだ。

実績を示せば誰も文句は言うまい。それを世界にアピールして、次に開胸・開腹手術をしよう。それが私の考えだった。

ついに劇的救命に成功！

2016年12月のある日、ドクターカーV3は初めて、現場での手術に踏み切った。それまでも、私はドクターカーV3を何度か出動させたことはあったが、手術に至ったケースはなかった（それについては第二章でも触れる）。

その日の11時30分、「八戸市河原木の海岸で40歳代の女性が海で溺れた」という119番通報が入った。それを受けた八戸消防本部はすぐに救急車を出動させると同時に、八戸市立市民病院ERにドクターカー出動要請をかけた。そして、走行中のドクターカー1号の中で、先に現場に到着していた消防からの情報を聞いたドクターカー医師が私に電話してきた。

その段階で、私はドクターカーV_3の出動を即断した。

現場からの情報では、海中から救助された患者が、いったいどこに引き上げられるのかはっきりしていなかった。そこで、ドクターヘリではなく、機動性の高いV_3の出動を選択したのである。

医師、ナース、それに医療機器を管理するME（Medical Engineer：臨床工学技士）が乗り込んだV_3は、11時47分に八戸市立市民病院から出動、12時には現場に到着した。引き上げられた女性は心肺停止に陥っていた。

V_3到着後、V_3のスタッフと救急隊員、消防隊員たちの手により、車の天井から手術室テントが引き出され、わずか5分で立ち上げられ、すぐさま手術が始められた。

患者にはPCPS（percutaneous cardiopulmonary support：人工心肺装置）が装着された。現場到着からPCPS装着手術開始までわずか7分、手術開始からPCPS作動まで9分だった。

そして手術後、PCPSを装着した患者は、救急車で八戸市立市民病院に搬送され、13時には到着、ER・救命救急センターでの治療が続けられた。

30日後、女性患者は歩いて退院していった。心配された後遺症もまったくなかった。心肺停止の患者が社会復帰を果たしたのだ。

V_3による現場での手術は初めてだったが、救急隊との連携は比較的よく、医師やMEも無駄がなく動くことができた。テントや照明、室内の温度などについても問題はなかった。この成功例で、私たちは、胸を張って、ドクターカーV3の本格運用に踏み切った。

拡充したい広域連携

V3の停車地点は、その場その場で判断することになるが、基本的には、あらかじめ、打ち合わせや研修を行い、十分な準備ができる消防署での手術を想定している。たとえば、八戸市立市民病院から40㎞の遠隔地から救急車で搬送されてくる患者を、途中の八戸市立市民病院から15㎞あたりにある消防署で待ち構え、そこで手術するのだ。

119番通報があった場合、まず直近の消防の救急車が出発、八戸市立市民病院からは医師を乗せたドクターカー1号が現地に向かう。そして、たとえば20㎞地点で救急車とドクターカー1号がドッキングし、そこで患者を収容した救急車に医師が乗り込み、患者の治療を行いながら、ドクターカーV3が待ち構えている15㎞地点の消防署に向かい、合流後、すぐに手術を行う。そうして高度救命措置を施してから、八戸市立市民病院へ搬送するというわけだ。

それまで空陸同時出動のサンダーバード作戦をやっていたが、このV3の出現で、まさに陸陸のサンダーバード作戦が可能となったのだ。ちなみに、八戸ドクターヘリとドクターカーの出動範囲は原則として八戸から50㎞圏内である。

しかし、それはあくまで原則だ。ドクターカーについては、ドクターヘリの運行時間終了後、あるいはドクターヘリの出動中は、八戸市立市民病院の権限で、どこまででも出動する。県域を越えたり、市を越えたりすることもたびたびだ。

一方、ドクターヘリは県の持ち物で、八戸ドクターヘリの出動範囲は、原則として六ヶ所村、十和田湖、それから岩手県久慈市あたりとなっている。県境を越えるときには、県庁に連絡することが前提となっている。

しかし、たとえば青森市のドクターヘリが何らかの理由で出動できない場合は、代わりに出動することもある。そうなると大間町まで130㎞、日本海までだと140㎞飛ぶこともある。

また、2014年から、北東北三県（青森、秋田、岩手）でドクターヘリ広域連携が結ばれており、たとえば、岩手県のドクターヘリの代わりに宮古まで出動することもある。その飛行距離は150㎞に及ぶ。

私は今後の地域医療のことを考えたとき、特にドクターヘリの運用については、もっと融通性を高めるべきだと考えている。そのためにも、そうした出動によって、より多くの人が救えることを認知してもらい、もっと連携した体制を確立するべきだと考えている。たとえば三県連携で、もっと連絡を密にして、県の範囲を超えた救急医療体制をつくっていくべきだと思うのだ。

ドクターヘリ、ドクターカーの基本的な出動範囲（50km圏）と北東北3県のドクターヘリ広域連携

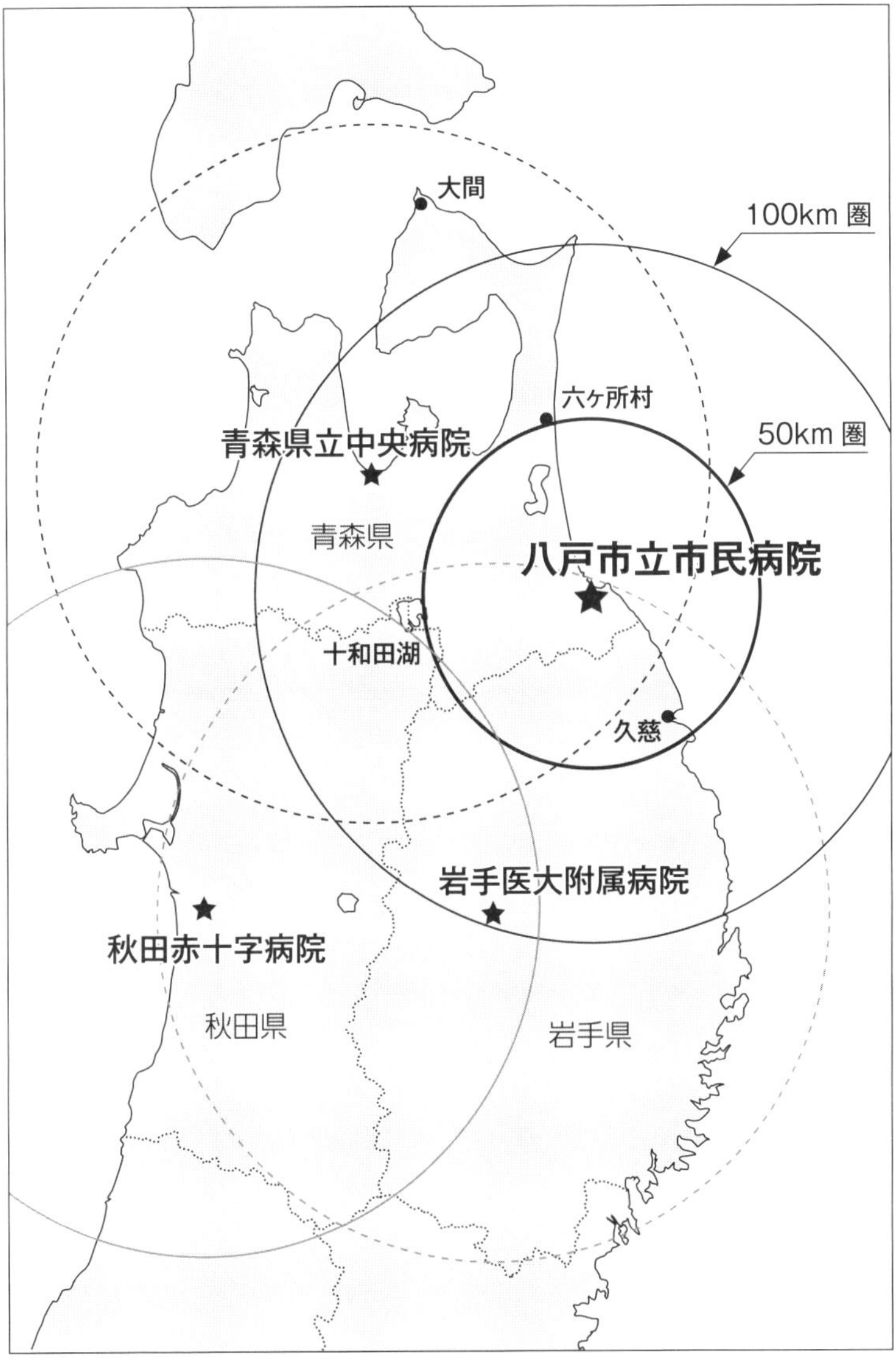

教育機関としての成熟を目指せ

より高い評価を目指すとは、まず八戸住民の満足度で高い評価を得ること、そして救命救急センターに対する厚生労働省や第三者機関の評価で高い点数を得ること、それに加え、「自分たちのやっている医療内容や自分たちのパワーは日本のトップである」と言えるようになるということだ。

たとえばパワーということに関して言えば、ドクターカー（1号と2号の合算）の出動件数は年間1500件と、すでに日本で1位、2位のレベルに達している。あとは手術の成績や治療成績をさらに上げてトップを狙いたい。それが、若い人が集まる理由になるからだ。

日本の地域医療の現場は、今、若手が集まらずに苦労している。みんな都会に出てしまうからだ。その結果、医療水準がなかなか向上しない。青森県でも、県出身の若い医師がどんどん県外に出ていって戻ってこないのが現実だ。

八戸市立市民病院にしても、全国から救命救急医療を学ぶために多くの若い医師がやってくるが、彼らは一定期間の修業を積んだら、それぞれの故郷や大都市に戻っていく。もちろん、八戸市立市民病院で学んだことを戻った先で発揮してもらえるのだから、それはそれで非常に価値のあることなのだが、せっかく育った医師が出ていくのだから八戸にとっては貴重な人材の流出だ。

その現実を前にすると、八戸市立市民病院を若い医師たちにとって魅力的な病院にして、彼らを循環させ、パワーを出してもらうという方法しかないだろうと思っている。

たとえば1人に5年ほどいてもらい、順番に入れ替えながら常にたくさんの若手がいるようにするということだ。学校にたとえるなら、八戸市立市民病院では常に中学1年生から3年生までが育っていき、卒業生としてまた別なところで活躍するというかたちである。

そうして、八戸市立市民病院の水準を少しずつでも上げていけば、卒業生たちは自分の後輩が活躍しているのを知ればうれしくなるだろうし、評判を耳にして八戸市立市民病院で学びたいという若い医師も増えていく。つまり、八戸市立市民病院を教育機関として成熟させることで、病院を発展させ、そのパワーで地域医療の中核を担い続けたいと思うのだ。

ただこの循環が、いつまで続いてくれるのかはわからない。だから私は、人材を循環させ続けるために、「サンダーバード作戦」「ドクターカーV3」とネーミングするなど、派手に見えるようなこともあえてして、八戸市立市民病院をブランド化しているのである。

ところで、2017年4月、私が院長に就任するにあたって、野田頭達也部長に救命救急センター所長になってもらった。

彼も私と同じ青森県の出身で、自治医科大学の後輩でもあり、ずっと地域医療に携わってきたベテランだ。これから先、彼が中心になって八戸市立市民病院をさらに発展させていってほしいと思っている。

夢を継ぐ者たち 1

野田頭達也《のだがしらたつや》　八戸市立市民病院・救命救急センター所長

1964年、青森県八戸市生まれ。専門分野：救急外科／外科一般／老人医療／医療安全

●自治医科大を出て地域医療に

私が医者になったのは、高校のときに同じ弓道部だった先輩が自治医大に合格したと聞いたのがきっかけでした。自分もなんとか医学部が受験できそうな成績になっていたので、「医者を目指そうかな」と思ったのです。生物や自然科学のようなものには興味があって、その流れで医学にも、なんとなく興味を持ったのだと思います。

自治医大を出たあと、青森県立中央病院での初期研修2年を終えて、下北郡大間町の大間病院に行き、そこで外科研修をして外科を目指しました。

その大間病院には2年いましたが、1週間に1度は青森県むつ市のむつ総合病院に通って、助手をしたりしていました。週1回でも大きな病院の手術を見て、少しでも技術を身につけようと思ったからです。

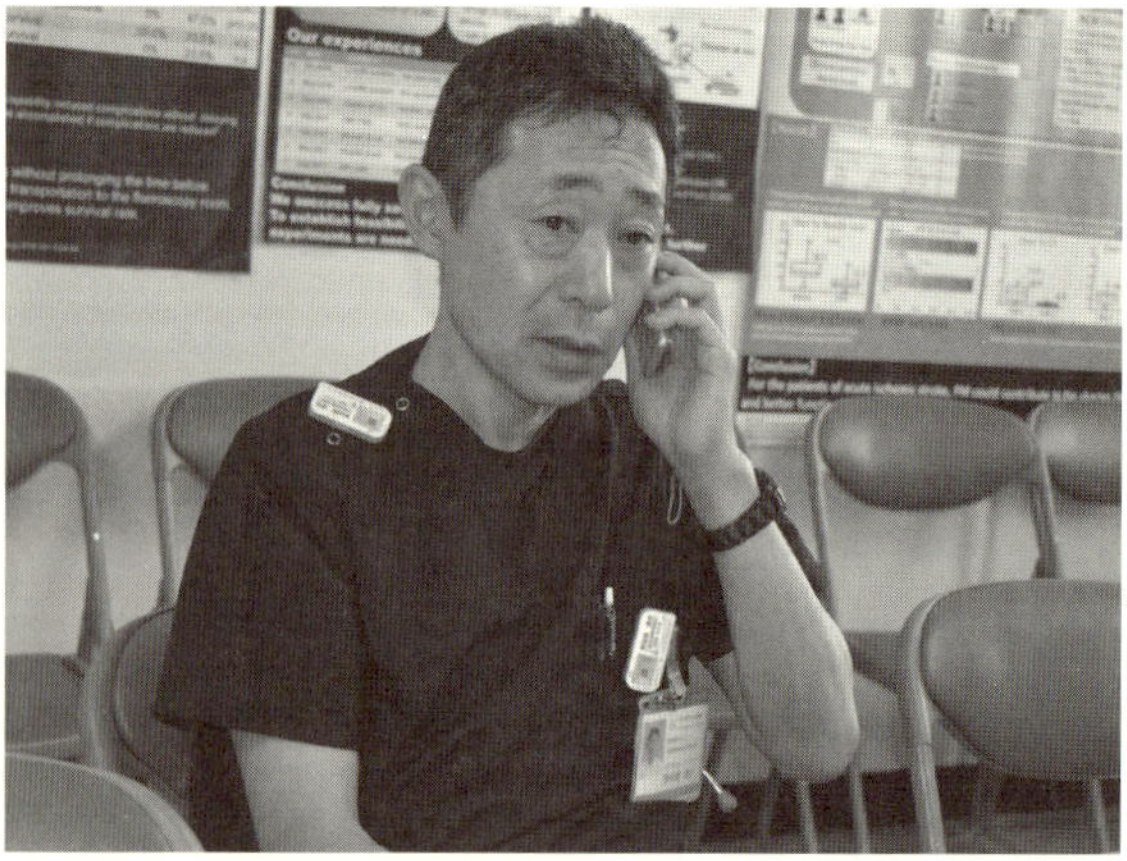

絶え間なく入る連絡に対応する野田頭達也・救命救急センター所長

当時は「外科を目指すなら、大きな病院の医局に入って関連病院の外科の病院で修業していく」というのが主流でしたから、自治医大を出て、町の病院で働きながら技術を身につけていくという私のケースは特殊だったと思います。

大間病院のあと、今度は下北郡佐井村の佐井診療所に移り、2年間勤務しました。小さな診療所ですから、外科ばかりではなく、内科も含め、いろいろな病気の患者さんを見なければなりませんでしたが、いい経験を積めたと思います。その頃もまだ、むつ総合病院に週1回は行っていましたから、むつ市には合計4年間、毎週通っていたことになりますね。

その後、岩手との県境あたりの小さな町・三戸《さんのへ》郡田子《たっこ》町《まち》にある田子病院（現・田子町診療所）に1年間いました。佐井診療所と同じく、いろいろな病気を診るような小さな病院でした。

そして7年目。私は、弘前大学の外科で1年間の後期研修をさせてもらい、それが終わると、再び大間病院に戻りました。

その頃には、ある程度の後期研修も終わっていて、多少は手術のテクニックも身についていたように思います。こまごまとしたものも含めると年に100件近くの手術はしていましたし、大間周辺の緊急な手術にも、ある程度対応していました。そうした経験が、現在の八戸市立市民病院の仕事にも役立っていると思います。

●後輩に学んだ救急医療

その後、今度は北上郡野辺地町《のへじまち》の野辺地病院に、12年ほど在籍しましたが、そのとき弘前大学の教授の勧めで大学院に入りました。2年間は、病院で働きながら1週間に1回程度大学院に通って授業を受ける生活を送り、3年目と4年目には病院を休職して大学院で研究・実験をして、がんの研究で学位（博士号）を取りました。その後、八戸市立市民病院に移るまで、野辺地病院には長くいましたが、二次救急の病院なので、当然、救急対応もやっていました。

それまで大間や田子で当直をしたりもしていたので、救急医療の重要性は常に意識はしていましたから、野辺地病院にいるときに、地域での救急の症例を集めて救急の専門医になりました。普通は救命センターなどで働いた経験がないと、専門医になるのは難しいのですが、当直や地域に関与した時間を積み重ねて、なんとか救急に従事した期間を満たして救急専門医の資格を取ることができました。

自治医科大学の先輩だった今先生の影響もありましたね。1997年に、私が野辺地に移ったとき、今先生は入れ替わりで救命救急医療を学ぶために埼玉県の川口市立医療センターに移られていきました。彼の救急医療にかける熱意を意識していたからこそ、私も救命救急をずっと意識しながら、外科の仕事をすることになったのかもしれません。

●八戸の救命医療へ

今先生が、2004年に埼玉から戻って、八戸市立市民病院に救命救急センターを立ち上げる準備を始められたとき、「八戸に来ないか」とお誘いをいただいていたんですが、なかなか決断できませんでした。ちょうど6年後の2010年、私は八戸市立市民病院に移ることを決断しました。ドクターヘリが始まって1年ぐらい経ったあとで、ちょうどドクターカーが始まった時期でした。

それまで私はどちらかというと外科の仕事を中心にやっていたので、はっきり言うと救急についてはまだまだ知らない面も少なからずありました。たとえば感染症などの内科的なことについては、それまで診たことのない患者もいましたし、脳卒中なども、それまで内科や脳外科の先生に診てもらっていたので、私が直接診たことはありませんでした。

自分ではある程度救急を勉強したつもりになっていたのですが、それはあくまで外科的な救急をやっていただけで、それ以外のことは知識も勉強も不十分で、知らないことが多かったのです。だから、八戸市立市民病院に移った当初は、年下の若い先生にいろいろと教えてもらいました。もちろんそれは今でも変わりません。どんどん進歩していく救命救急医療について、若い人から、どんどん新しいことを学び続けています。

●仕事をしていく中で感じるもの

2017年4月、今先生が八戸市立市民病院の院長になったとき、私は救命救急センターの副所長から所長になりました。はっきり言って、所長の仕事も責任もたいへんです。私自身は、今も十分にこなせているとは思っていません。

「今先生がやってこられたことと同じようなことができるのか」というプレッシャーは最初からありました。ただ、常に今先生に相談できるので、なんとかやれています。今先生は院長になっても、何かあるとERに飛んできますから（笑）。

よく、「救命救急医療の現場はたいへんでしょう？」と聞かれます。確かにたいへんです。でも、目の前に患者さんがいれば、いくらでも頑張れるものだと思うんです。救命救急医は、他の科のドクターより、自己犠牲の面も多いかもしれません。救急という責任もあるし、なんとかしなければならないというような場面も多々あるので、そうならざるを得ないのです。

かつて、後期研修が終わった頃にはある程度技術もついて、「なんとかいけるんじゃないかな」と思えるようになった時期もありましたが、それからいろいろな経験を積んだ今も、絶対的な自信があるわけではありません。何が起こるかわからないのが救命救急医療なのです。多岐にわたる幅広い知識や経験が必要です。そういう意味では、やることはやってきたという自信だけはあるつもりです。

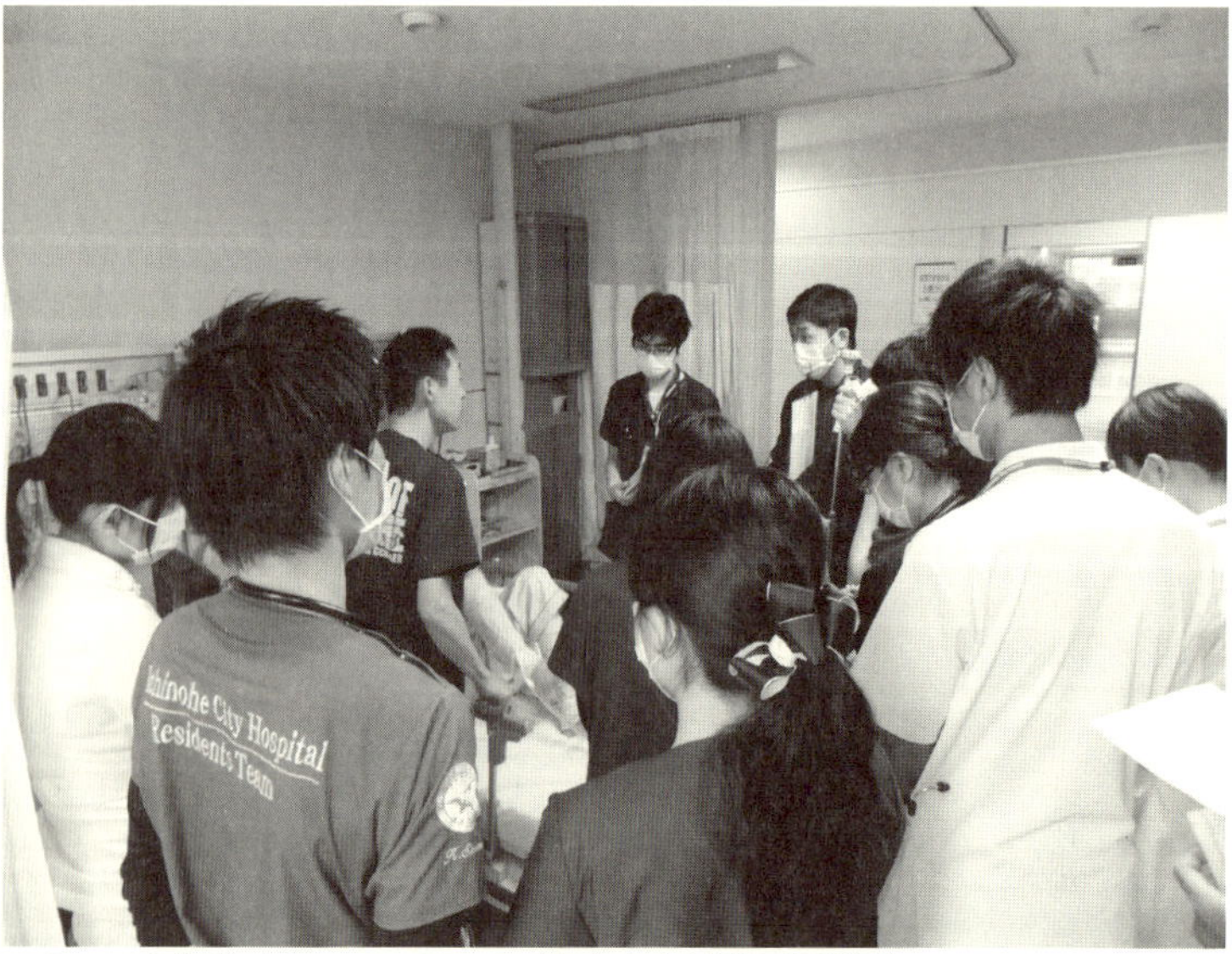

スタッフを集めてカンファランス（奥中央左が野田頭所長）

第二章

劇的救命 2015

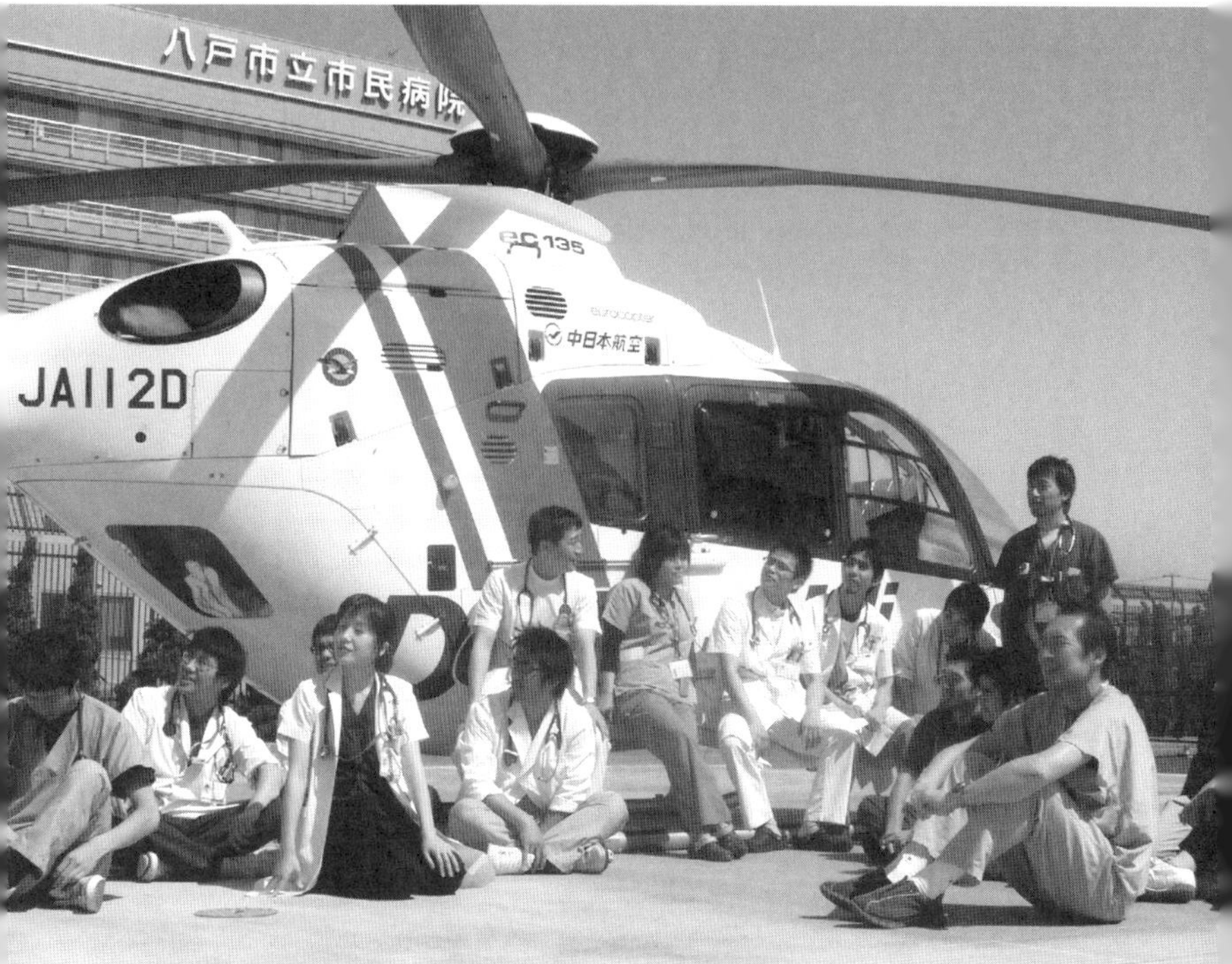

Episode 1

雪山からの救出

山林事故で頭部外傷の作業員

その日、山林作業員の男性は、青森県と岩手県の県境近くの山中で作業中だった。山中には雪が積もり、気温は零度を下回っていた。彼は大木を切り倒す作業に取りかかった。チェーンソーの音があたりに響き始めた。彼にとっては慣れた作業だった。

しばらくして、近くで作業していた同僚は、大木が倒れるズドーンという重い音を聞いた。それと同時にガツンという異音も聞こえてきた。「これはヤバイ!」と直感した。同僚は「おい、大丈夫か」と声をかけながら、音のした方に駆け寄った。だが返事はなかった。そして倒れた大木の近くに倒れている同僚を発見した。「しっかりしろ!」という呼びかけにも反応しない。異音は倒れてきた木がヘルメットに当たった音だったのだ。

10時45分、同僚は携帯電話で119番通報した。その通報を受け、八戸消防本部は直近の救急隊を出動させた。救急隊は10時59分に現場に到着。119番通報から14分後のことだった。現場が山深いところだったため、それだけ時間がかかってしまったのだ。

救急隊員はすぐに負傷者に駆け寄り、容態を診た。意識が悪い。耳から出血がある。「頭部外傷だ」と判断した救急隊長は、迷うことなく消防本部に対して、ドクターヘリの出動要請をかけた。11時13

分のことだった。

八戸消防本部から要請を受け、八戸市立市民病院のヘリポートでは、ドクターヘリがすぐに暖気運転を開始した。搭乗するのは機長と整備長、それに〝ダイレクトコードブルーPHS〟の呼び出し音を周囲に響かせながらヘリポートに走ってきた、私と、高谷ナースの4人である。

この〝ダイレクトコードブルーPHS〟は、ドクターヘリ専用のPHSで、ドクターヘリの当番医は肌身離さず身につけている。ドクターヘリの出動要請があれば、呼び出し音とともに「ドクターヘリ出動」の文字が浮かび上がる。

零下で冷え切ったエンジンオイルの温度を示すインジケーターはなかなか安全域に入らない。「もう少し待ってください」という機長の声を聞きながら、私は高谷ナースと後部座席で打ち合わせをする。「耳から出血があるらしい。頭部外傷だ」「わかりました」

出動要請を受けて7分後、ようやくエンジンオイルが温まったドクターヘリは、機首を風上の東の太平洋に向けて離陸した。

病棟2階くらいの高さまで上昇すると、機首を南の階上岳《はしかみだけ》（標高739・6m）方向にねじり、そのまま時計回りに回転しながら、さらに高度を上げていく。

すぐにハクチョウが群れている新井田川《にいだがわ》に差しかかった。ヘリは八戸消防本部の大きな電波塔を左に見ながら南西に針路をとる。しばらくして青森県南部町と三戸町に跨る名久井岳《なくいだけ》を越えると岩手県が見えてくる。その岩手県と青森県の県境手前の森が事故現場だ。

ランデブーポイントは現場近くの小学校のグラウンドだった。

ランデブーポイントとは、ドクターヘリと救急車が合流する場所のことだが、冬休み中だから児童はいないはずだ。整備長が小学校のグラウンドでドクターヘリの離発着をサポートしてくれる八戸消防のポンプ隊と無線交信する。

「八戸ドクターヘリ1より、ポンプ隊。ランデブーポイントの積雪状況を教えてください」

「除雪済みで、平坦圧雪。風は弱い」

問題なく着陸できそうだ。整備長は救急隊にも無線を入れた。

「八戸ドクターヘリ1より、救急隊。患者情報を教えてください」

「受傷直後に意識消失したが、現在のJCSは1ケタで開眼している」

すぐに私が無線に割り込む。

「頭部外傷を疑う所見は耳出血だけですね。ヘルメットの変形は?」

「変形なし」

JCS(Japan Coma Scale)とは、日本で使われている意識障害の深度(意識レベル)分類のこと。それが1ケタだというのは、刺激しないでも覚醒している状態を意味している。これはよい知らせだった。

11時35分、ドクターヘリは小学校のグラウンドに着陸した。ヘリの回転翼によるダウンウォッシュ(吹きおろし)をかいくぐるように、私と高谷ナースは患者が収容されている救急車に向かって全力で走り、すぐさま患者の処置に取りかかった。まず気道、呼吸を私が診る。聴診器も使う。私は、その段階で患者をヘリで八戸市立市民病院のER(救命救急室)に搬送することを決め、救急隊長に言った。

「患者収容は八戸ＥＲ。車をヘリコプター近くまで寄せてください」

救急隊長が運転を担当する機関員に命じて、救急車を発進させる。揺れる車内で循環の評価に取りかかる。私は脈拍を見て、超音波検査をする。

一方、高谷ナースは、患者の右腕に20Ｇの針（直径０・９㎜の注射針）を刺し、逆流した血液で血糖を測定する。

意識障害の診断の鉄則はバイタルサインと血糖値のチェックだ。たとえば、脳卒中の急性期には血圧が上昇する。あるいは頭蓋内に血腫などが生じた場合には、脳血流を維持するために全身の血圧が上昇して脈拍が遅くなる。また、血糖値が上昇、あるいは低下することによって意識障害を起こすことも多い。

幸い、超音波検査の結果も血糖値も問題ない。そこで私は救急隊長に聞く。

「隊長、骨盤の観察は現場でしましたか？」

「はい、圧痛ないです」

これも外傷患者を診療する際の基本である。特に「高エネルギー事故」と呼ばれる、体に〝大きな力＝高いエネルギー〟が加わる事故、たとえばスピードの速い交通事故や落下事故などの場合には、外から見ただけではわからない〝命にかかわる怪我〟を負っている可能性が高い。中でも骨盤骨折は大量の後腹膜出血や重篤な合併損傷をともなうことが多いため、外出血がさほどでない外傷患者でも、常に骨盤骨折を念頭に置いて診断することが求められるのだ。だが、圧痛もないということだから骨盤は大丈夫そうだ。

続けて意識の観察と評価に取りかかる。患者が、日付、場所、自分の名前などを全部言えれば、意識がいいと判断する。幸い患者は、私の質問にきちんと答えることができた。だが、患者は「いったい何があったのか？」と同じことを何度も質問する。その症状は、脳損傷による脳機能障害の可能性を表わしていた。

そのとき救急車の左ドアが外から開いた。待ち構えていた整備長の青いつなぎが見えた。

「整備長、収容先は八戸ＥＲです」と私は言った。その時点で私は、意識が回復した患者の容態が再び悪化することを予想していた。だから、迷うことなく「三次選定」としたのだ。「三次選定」とは、「第三次救急患者に認定する」ということだ。

救急医療の現場では、患者を大きく次のように分けている。

一次救急：軽症患者（帰宅可能患者）に対する救急医療
二次救急：中等症患者（一般病棟入院患者）に対する救急医療
三次救急：重症患者（集中治療室入院患者）に対する救急医療

たとえば、心肺停止、大やけど、脳卒中など、何よりもまず〝生命の危険に瀕している状況の患者〟で、専門的な治療よりも重篤な身体状況の管理が最優先される場合が「三次救急」だ。そしてそんな患者を受け入れるのが、八戸市立市民病院のように三次救急医療機関に指定されている病院の役割である。この三次救急医療機関は、二次救急体制では対応できない重症および複数の診療科領域にわたるすべての重篤な救急患者を24時間体制で受け入れる体制と高度な診療機能をもっており、厚生労働省の承認を得たうえで、都道府県が依頼する「救命救急センター」に位置づけられている。

私たちはすぐさま、八戸市立市民病院ERへと向かうべく、ヘリコプターに患者を収容。11時47分に小学校のグラウンドを離陸、11時59分には八戸市立市民病院のヘリポートに着陸した。ヘリポートにはERのスタッフが待機していた。そして患者を無事ERに搬入し、スタッフに指示を与えた私は、再びヘリポートへと向かった。もう1件、ドクターヘリへの出動要請が出ていたのだ。

山頂の心筋梗塞患者

時間はドクターヘリが頭部外傷男性を乗せて離陸する前までさかのぼる。登山愛好家の仲間10人が階上岳の山頂を目指していた。だが、ゴールを目前にした山頂近くで、男性1人が突然みぞおちから胸にかけての痛みに襲われた。かつて経験したことのない激しい痛みだった。彼は歩くペースを緩めた。だが胸の痛みは続く。近くの山小屋に入って休んだが、それでも胸の痛みは治まらず、冷や汗が止まらない。苦しむ彼を前に、仲間が携帯電話で119番通報をしたのは午前11時39分のことだった。それを受けた八戸消防本部は、階上分署の救急車を1台、現場に向けて出動させたあと、11時44分にドクターヘリの出動を要請した。

要請を受けたドクターヘリ通信指令室のCS（Communication Specialist：コミュニケーション・スペシャリスト）は、こう答えた。

「今、ドクターヘリは出動中ですが、戻り次第、階上岳に出動できます」

出動していたドクターヘリが八戸市立市民病院のヘリポートに帰着したのは、前述したように11時59分のことだったが、すぐには飛び立てない。給油が必要だった。

頭部外傷患者をERに収容する作業のかたわらであわただしく給油作業が行われ、12時10分、ドクターヘリは再び、私と高谷ナースを乗せてヘリポートを離陸した。今度は太平洋を左に見ての飛行となった。

その頃、八戸消防の階上救急隊は現場近くにまで到達していたが、夏場なら山頂近くまで車が行ける道も雪で埋まっており、救急車では入っていけない。救急隊は行けるところまで行くと救急車を乗り捨て、駆け足で山登りを始めた。山歩きに慣れている山岳救助のつわものだ。積雪50㎝の新雪をものともせず山頂を目指す。

一方、ドクターヘリは階上岳上空に到着して旋回しはじめた。しかし、別名「臥牛山《がぎゅうさん》」と呼ばれる階上岳の山のかたちは牛が寝そべっているようになだらかで、いったいどこが山頂なのかはっきりしない。整備長が無線を入れた。

「八戸ドクターヘリ1より、八戸消防どうぞ。ランデブーポイントは山頂か？　山頂はどこか？　目印はあるか？」

即座に返事が返ってくる。

「山頂と思われるところに山小屋がある。それに隣接する夏場用の駐車場。それより標高にして20ｍぐらい上に、狭い平地がある。同じく、小屋が立っているはず。目印は電波塔。登山者の仲間が平地を足踏みして雪をつぶしている」

それを聞き、機長は右側、整備長は左側、私は左後ろ、高谷ナースは右後ろに目を凝らした。

「あった！　左前方、電波塔の東側の小屋の、さらに東に人がいる」

私のその声が終わらないうちに、すでに目標を見つけていたらしい機長はヘリの機首を東に向けていた。眩しい太陽光がヘリのアクリルガラスに反射する。高度を下げていくと、小さな人影が手を振る姿が見えてきた。ほぼ同時に、「救急隊は間もなく山頂に到着する」という救急隊からの無線も飛び込んできた。救急隊長の声の合間に激しい息遣いが聞こえる。走りながらの携帯無線機からの送信だった。

機長は、下で手を振っている登山者にダウンウォッシュの影響が出ない高さで、いったんヘリを空中停止させた。機体は八甲田山から吹いてくる西風を受けながらもピタリと停止した。

まさにそのとき、白い雪の上を青いユニフォーム姿の救急隊3名が走ってくるのが見えた。

すごい！　彼らは、重い救急装備を背負って山頂まで走り続けてきたのだ。隊員が傷病者に毛布をかけているのが見える。機関員が着陸ポイント中央に出てヘリに向かって腕を振る。隊長はヘリの着陸に備えて、登山者たちを小屋の方向に誘導した。

着陸地点は、登山者たちによって不規則に足で踏み固められていた。太陽の光で凹凸に影ができている。実は、真っ白で平らな雪原に着陸するより、少々の凹凸がある雪のほうが着陸しやすい。距離感がつかみやすいからだ。着陸ポイント中央に出ていた機関員も端に寄った。

「八戸ドクターヘリより、階上救急どうぞ。積雪はどれくらいですか？」と整備長。

「30㎝ぐらい。踏み固められている。雪の下は平地」

まだ呼吸が荒い隊長の声が返ってきた。

機長は木の揺れ方から西風を把握していた。機体はいったん小屋の上を離れ、太平洋側で旋回したあと、西に向かってアプローチを開始した。浮力を保つため風に向かって着陸するのが鉄則だ。葉が全部落ちた裸の落葉樹林がダウンウォッシュで揺れる。ゆっくりと高度が下がる。下に見える着陸スペースは縦長で決して広くない。そのまま東から西に向かっての着陸は無理だった。機長はさらに高度を下げながら、機首を南に振った。「左後ろ、見えています。ＯＫです」と、後部席の私たちも安全確認に協力する。

機長の見事な操縦でドクターヘリは無事に直陸した。ドクターヘリがＥＣ１３５という機種だったからこそ着陸が可能だった。救急専用のＥＣ１３５の利点は、機体の小ささだ。トヨタのエスティマにシッポをくっつけたくらいの機体サイズは、あらゆる現場での着陸を想定して設計されている。ＥＣ１３５より大きな機体ではとても着陸できなかっただろう。

それにしても、よく踏まれていた雪原だった。雪がやわらかく深いと、メインローターが停止して浮力がなくなった時点で、ヘリの自重で機体が沈むことがある。だが、なんとか仲間を助けようと、登山愛好者たちが必死で踏み固めておいてくれたおかげで、メインローターが停止したあとも機体が雪に沈むことはなかった。

着陸すると、すぐに防寒服に身を包んだ整備長が機体から降りて、右後ろドアを開けてくれた。私とナースはヘリを飛び出し、メインローターの半径の６ｍまでは頭を低くして進み、それを越えてから立ち上がって、登山者たちの方に向かった。踏み固められていない場所の積雪は50㎝ほどもあり、ぬかるんでいた。救急バッグを持った私は転ばないように足を進めた。

山頂付近は風が強い。患者の体は冷え切り、寒さに身を震わせていた。本人に容態を聞くと、「1時間くらい続いていた胸痛が、今は弱まっています」と言う。

「冷や汗はどうです？　顎の痛みはありますか？」

「はい」

背中や顎の痛みは心筋梗塞の前兆だ。心筋梗塞によって心臓に痛みが生じた場合、知覚神経に混乱が生じて、心臓でなく肩（特に左肩）、背中、首、腕、顎、歯、頭など、他の部位の痛みとして感じられることがある。そこで私は、狭心症の薬であるニトログリセリンのスプレーを男性の口に吹きかけた。

ドクターヘリには車輪付きのストレッチャーが備え付けられているが、積雪のために使えない。そこで救急隊員は、担ぎ上げてきた黄色いスクープストレッチャーを雪の上に置いた。背板が左右2つに割れる折り畳み式の担架だ。左右に開いたバックボートを患者の背中に差し込んですくい上げ、ヘリコプターまで移動させようというわけだ。だが、患者を乗せたスクープストレッチャーを持って雪原を歩くと、重みで足が雪にとられて前に進めない。ヘリコプターまでの距離は20ｍほどだが、かえって危険だった。

そこで私は、患者に徒歩による移動を勧めた。患者も気丈に同意する。歩く前にもう一度、脈拍を確認した。

大丈夫だ。今、不整脈はない！

患者はゆっくりとドクターヘリに向かって足を進めた。患者が履いていた冬山登山靴のほうが、私が履いている半長靴より、よほど安定していた。そのとき、整備長が近づくわれわれに手の平を向けて停止させた。メインローターのサイズの6m以内に近づくとき、長い物は極力入れないのが原則だ。使用しなかった長さ2mのスクープストレッチャーを6mの外に置いて来るようにというサインだった。


ヘリの右後部ドアから患者を室内に誘導する。患者は、2本のスキッド（ヘリコプターの着地脚）に足をかけて機内に入る。私は左後部ドアを開けて対面から室内に入り、患者を誘導。患者をヘリコプターのストレッチャーに寝かせ、黒い固定ベルトをロックしたあと、酸素マスクを装着させた。そのかたわらで高谷ナースが心電図をとるための電極を胸に貼る。登山用の厚着をしていたのでたいへんだったが、なんとかなった。

機長が「エンジンスタートいいですか?」と聞いてきた。私は「はいどうぞ」と言いながら、自分のシートベルトを締めながら、右腰ポケットに入れてある携帯電話を取り出し、〝ダイレクトコードブルーPHS〟を呼び出した。〝ダイレクトコードブルーPHS〟は、病院の医療スタッフが院外で活動する医師や救急隊などと連絡をとるためのホットラインだ。

八戸市立市民病院のERでは、今野医師、河野医師、伊藤医師、木村医師、丸橋医師、貫和医師、長

谷川医師らが待っているはずだった。その日は休日だったが7名が勤務していた。年末年始のこの時期は患者が増えるので〝臨戦態勢〟を取っていたのだ。

「50歳代男性、1時間続いた胸痛、登山中に発症した。これまで、心筋梗塞既往ない。八戸ERに運ぶ。これから心電図12誘導検査をする」

私はヘリのエンジン音が高くなる前に、手短に情報を伝えた。

ドクターヘリは、12時26分に山頂を離陸、12時31分に八戸市立市民病院に帰着した。ERには循環器の松井医師が待機していた。

八戸ERに患者を運び入れると、目まぐるしく治療と処置が進む。心臓カテーテル室では、循環器医師たちがレントゲン装置を見ながら、狭くなっていた心臓の冠動脈から血の塊を吸引し、ステントと呼ばれる血管拡張のバネを入れた。患者がERに入室して42分後には、心臓の冠動脈治療が終わった。早い！　もちろん成功だった。

3回目のドクターヘリ要請

13時3分、その日3回目のドクターヘリ要請が入った。「男性が食事中に窒息した。意識がない」という。13時8分、私たちは離陸した。機首は南西を向いた。

「救急救命士はきっと異物を除去してくれているだろう。その後、意識が戻らなければ三次選定だ」

そんなことを考えている私と高谷ナースを乗せたドクターヘリは、高度350mで飛行を続け、13

時16分にはランデブーポイントに到着、着陸した。すぐに救急車に向かい、患者を診るが、発声がない。意識のない状態だ。咳も弱い。気管異物だろうか？　私は、喉頭鏡を使って男性の喉を診た。予想どおり、救急救命士が異物除去をしてくれていたが、米粒がまだたくさん残っていた。声門の奥にも米粒が入っている。やはり三次選定だ！

私は吸引チューブを、声門を越えてさらに気管の中まで入れ、米粒を吸引した。救急救命士による酸素投与のおかげで顔色はいい。その段階で、患者をヘリコプターに収容した。

八戸ＥＲはごった返しているだろう。だが患者のことを考えれば、選択施設は八戸ＥＲしかない。私は機長に八戸市立市民病院に患者を搬送するよう告げた。

ヘリポートでは丸橋医師が迎えてくれた。すぐにＥＲで全身麻酔して気管挿管を行う。さらに気管支ファイバーを使い、肺の奥に詰まっていた米粒を取り除いた。

見学に来ていた筑波大学学生の小野君がつぶやいた。

「臨床研修で重要なのは、救急室の研修です。救急室の傷病の種類が多いのが勉強になります」

そう！　八戸ＥＲには、ほんとうにいろいろな患者がやってくる。

Episode 2

2機体制で重複要請3件をこなす

青森県のドクターヘリは2機体制

その日の朝は、八戸市立市民病院から不整脈失神の男性患者を、ドクターヘリで弘前大学医学部附属病院に搬送する予定を立てていた。手術のためだ。離陸予定時間は9時だった。

一方、その数時間前の深夜に自宅で血を吐いて気を失った男性が、救急車で八戸市立市民病院に搬送され、受診していた。出血は胃からではなく、肺からのようだった。呼吸が苦しい。血中の酸素飽和度が足りない。血圧低下。ERでの検査で、大動脈瘤破裂と診断された。手術について家族と相談した結果、家族は手術を希望した。だが、八戸市立市民病院の心臓外科では朝から別の手術が予定されていた。そこで、朝を待って患者を青森県立中央病院に搬送することになった。しかしドクターヘリには、前述したように不整脈失神の男性患者を弘前大学医学部附属病院に搬送する予定が入っていた。そこで急遽、青森市のドクターヘリに出動を要請することとなったのである。

青森県のドクターヘリは2機体制となっている。運航しているのは青森市にある青森県立中央病院と八戸市立市民病院だ。大動脈瘤破裂の患者は、空路70㎞北の青森市から青森ドクターヘリが迎えに来ることになった。

不整脈男性を乗せた八戸市立市民病院のドクターヘリは、予定どおり9時に離陸し、無事に患者を弘前大学へ託して帰途についた。ヘリは十和田湖を右に見て、東へ向かって飛んだ。そのとき無線が入った。

「青森市のドクターヘリが間もなく八戸市立市民病院を離陸する」

ああ、よかった。間に合った。青森市のドクターヘリが患者を八戸から青森県立中央病院に運んでくれる。ヘリの後部座席で私は安堵の声を上げる。

八戸のドクターヘリが八戸市と五戸町の境界にさしかかった頃、太平洋側を白い小さな物体がすごいスピードで北上するのが見えた。青森県立中央病院に向かう青森ドクターヘリだった。そして数分後、青森市のドクターヘリが離陸したばかりのヘリポートの、オレンジ色の十字マークの上に、私たちが乗った八戸ドクターヘリが着陸した。

水難事故発生

それから1時間後、ドクターヘリ通信指令室で消防無線を傍受していたCSは、漁港での水難事故発生の情報をキャッチした。彼は「ドクターヘリの出動要請がくるかもしれない」と考え、いち早くランデブーポイントの選定に取りかかった。彼の予想どおり、3分後には消防本部からのホットライン電話が鳴った。

「男性1名、水難。ドクターヘリの出動を要請」

ドクターヘリはすぐに自動心臓マッサージ器を載せて離陸、8分後には事故が起きた港の岸壁に着陸した。現場では心肺停止状態となった男性に対してＣＰＲ（Cardio Pulmonary Resuscitation：心肺蘇生法）が行われ、救急救命士がまさに気管挿入をしようとしているところだった。私と加藤ナースはそのまま気管挿管を救急救命士にお願いし、男性の右腕の血管を確保して、アドレナリンを注射した。男性の体は冷たい。体温は25℃くらいまで落ちている。そこに整備長が青いケースを担いで駆け寄ってきた。中に入っているのは自動心臓マッサージ器だ。男性の濡れた着衣を切り、脱がすと、自動心臓マッサージ器を男性に装着して作動させた。すぐにマッサージ器が１分間に１００回の正しいリズムで、患者の胸を押し始めた。

そのまま患者をヘリに収容したが、心電図の波形はフラットのまま……。心静止だ。この状態での救命の可能性はゼロに近い。ただし低体温症の場合は例外だ。かつて低体温症で心静止状態に陥った患者に、ＰＣＰＳ（人工心肺装置）を行って蘇生させたことを思い出した。ＰＣＰＳとは、人工心肺装置を使って大腿動静脈経由で心肺補助を行う方法だ。その患者は無事に回復し、歩いて退院していった。目の前の患者にも、まだ可能性は残されている。諦めるわけにはいかない。血液採取したときに調べた血糖値は50と低かった。私はヘリの中で50％濃度のブドウ糖を40㎖注射した。

８分後、ヘリは八戸市立市民病院のヘリポートに着陸した。吉村医師が迎えにきていた。すぐに心電図波形を確認すると、基線が不規則に揺れている。心室のあらゆる部位から電気刺激が発生し、心筋がプルプルと痙攣する、ＶＦ（Ventricular Fibrillation：心室細動）の状態だ。

「どうしますか、ＰＣＰＳを回しますか」

吉村医師がそう聞いてきた。そうだ！　心静止ならあきらめもするが、心室細動なら決してあきらめない。私は、現場で思ったことを口にした。

「普通なら適応なしだ。しかし、以前も、太平洋に浮いていた男性をＰＣＰＳで歩いて退院させたことがある」

「じゃ、やってみますか」

「そうだ」

直腸温25℃、血液温24℃。重症の低体温症だったが、ＥＲでＰＣＰＳ治療を開始した。あのときと同じように、ひたすら可能性を信じて……。

体温は15分で30℃以上に戻った。血圧も１００となった。心臓もよく動く。心室細動は消失した。最大の危機は乗り越えた。そこから集中治療が始まった。だがその先には困難が待っているはず！　スタッフ全員がそう簡単にはいかないことは十分に承知していた。

同じ時刻、六ヶ所消防よりドクターヘリ出動の問い合わせがあった。

「呼吸困難にドクターヘリ対応できるか」

だが、八戸のドクターヘリは着陸したばかりで機内が散乱していた。「離陸まで10分はかかる」というＣＳの返答に、六ヶ所消防は青森ドクターヘリに出動を要請した。２機体制でも重複要請があるとやりくりがたいへんなのだ。

県境を越え、岩手県へ出動

その日の午後、八戸赤十字病院から「岩手医科大学附属病院まで胸部大動脈解離の患者を搬送したい。ドクターヘリを使えるか」と問い合わせがあった。「はい、出動できます」とCSは即答する。青森県のドクターヘリが県境を越えて出動する場合は、理由を添えて青森県庁に伺いを立てることになっている。県庁が拒否することはないのだが、そういう約束だ。

「はい、わかりました。気をつけて出動してください」と、県庁の担当者は言ってくれた。

私が出動準備をしていると、今度は十和田消防から交通事故の現場に出動してほしいと、ドクターヘリ要請が入ってきた。

十和田市なら、青森市からと八戸市からで飛行時間は5分くらいの差だ。本来なら〝現場出動〟を優先して十和田市へ向かうべきだ。しかし、十和田市の事案を解決してから、岩手県盛岡市の岩手医大までの搬送を始めると日没にかかってしまう。岩手医大の場合、近くの盛岡東警察署の屋上へリポートを利用しているが、そこには夜間照明施設がない。もしあったとしても、ドクターヘリは有視界飛行を原則としており、基本的に日が照っているあいだに離発着することと決められているので、時間的にもきわめて厳しい状況だった。そこでCSは、岩手医大行きを八戸ドクターヘリ、十和田市現場行きを青森ドクターヘリとすることに決定した。それを受けた八戸と青森のドクターヘリは、ほぼ同時刻にそれぞれ自分の基地を離陸していった。

青森ドクターヘリは、十和田市の現場近くのランデブーポイントに着陸した。意識障害の男性を診たフライトドクターは頭部外傷を〝要手術〟と診断。収容先を八戸市立市民病院に選び、現場を離陸した。病院到着後のCTによる診断の結果は、フライトドクターの予想どおりで、救急脳外科の今野医師が緊急手術を執刀した。

一方その頃、私の乗った八戸ヘリは盛岡東警察署の屋上ヘリポートに着陸していたが、日没時刻が迫っていた。ふだんは、フライトドクターが屋上ヘリポートからエレベーターを2回乗り継ぎ、1階まで患者とともに降り、救急車に患者を乗せ換えて岩手医科大学附属病院に向かう。短い距離だが行き帰りに15分はかかる。そこで私は、八戸離陸前に同病院の高度救命救急センターの山田医師に、「東警察署での駐機時間を短縮するために、ヘリポートまで迎えに来てほしい。輸液ポンプを1台用意してほしい」とお願いしていた。山田医師は、岩手県ドクターヘリのリーダーだ。そのあたりをすべて理解してくれ、ヘリポートに迎えに来てくれていた。おかげで患者の申し送りはスムーズに終わり、屋上ヘリポート駐機時間はわずか5分で済んだ。

15時15分、八戸ヘリは岩手県東警察署屋上ヘリポートを離陸した。遠くの岩手山が鮮やかに見えた。山には雪が積もって白かった。そして16時8分には、夜間照明にスイッチが入った八戸市立市民病院ヘリポートに着陸した。

この日、私は弘前大学、水難事故のあった漁港、そして岩手医大と3ヵ所に出動した。3回とも重複要請があったが、青森ドクターヘリがそのすべてに対応してくれた。この日、基本的に八戸ドクターヘリの出動範囲とされる50㎞圏内で、計6回のドクターヘリ出動要請があったことになる。運よく、青森ヘリの出動範囲でドクターヘリ要請がなかったことも幸いだったが、青森市のドクターヘリがすべてに迅速に対応してくれたことに感謝した。

Episode 3

日没29分前の出動

国道45号線での正面衝突事故

青森県八戸市から岩手県宮古市まで三陸沿岸を通る国道45号線は、2011年3月11日に発生した東日本大震災でズタズタになっていたが、なんとか復旧してほぼ元どおりになった。だが、海岸線の人家や会社、工場は、まだまだそのままのところもある。交通事故は、そんな岩手県北の国道45号線で起きた。119番通報は15時53分、普通自動車同士の正面衝突事故だった。事故発生の報を受けた岩手県の救急隊が現場に向かい、16時3分には現場に到着して、救急隊長が複数の傷病者をトリアージした。トリアージとは、患者の重症度にもとづいて、治療の優先度を決定して選別を行うことだが、1名が重傷だった。

そこで救急隊長はドクターヘリ出動を要請した。しかし折悪しく、岩手県ドクターヘリは別の現場に出動中だった。そこで岩手県のドクターヘリCSは、八戸ドクターヘリが八戸市立市民病院へリポートに駐機中であることを確認したうえで、指令本部に「八戸ドクターヘリを要請してください」と連絡。指令本部から八戸ドクターヘリへ出動要請が入った。16時11分のことである。

だが、この日の日没は16時40分……残された時間はわずかだった。出動要請を受けた八戸のドクターヘリCSはすぐさま、機長に「日没前29分、出動できるか？」と連絡を入れた。機長の答えは「医師と看護師の現場投入だけなら可能です」というものだった。

「医師と看護師の現場投入だけなら可能」とはどういうことか？

前述したように、日本のドクターヘリは有視界飛行が前提なので、活動は日没前に限定されている。すぐに飛び立ったとしても現地まで10分以上の飛行時間が必要だ。またドクターヘリが現場に着陸したあと、医師、看護師が患者に接触して救急処置を急いで行っても7分はかかる。そして患者をヘリコプターに搬入して離陸まで2分。つまり、どんなに急いでも現場滞在時間は9分かかる。それを計算すると日没前に現場を離陸することができるかできないか、ギリギリの時間だ。もし現地での処置にもっと時間がかかるようなことになれば、ドクターヘリは日没前に現場をカラで離陸するしかない。そうなると、ドクターヘリから降りた医師、看護師は、救急車で患者処置をやりながらの搬送に賭けるしかなくなるということだ。実際、これまでの日没間際出動でも、わずか1~2分の差で陸路搬送せざるを得なくなったこともあった。機長は瞬時にそれだけのことを考え、「医師と看護師の現場投入だけなら可能」と答えたのだ。

それでも八戸CSは、ドクターヘリを岩手県に出動させることを決定した。まずは命の危機に瀕している患者のもとに医師と看護師を送り、1分1秒でも早く救命処置を開始することを優先したのだ。また、ギリギリでヘリによる搬送が可能かもしれなかった。

八戸のドクターヘリCSは、すぐに青森県庁へ電話した。

「岩手県に出動します」

「はいわかりました。出動してください」

その青森県庁からの返事を待つことなく、八戸市立市民病院のヘリポートでは、すでにドクターヘリの離陸準備が進められていた。そして16時17分、八戸ドクターヘリは、河野慶一医師と加藤ナースを乗せて離陸した。日没まで23分に迫っていた。海の近くを南下していた八戸ドクターヘリに、無線で八戸ドクターヘリCSからの患者情報が入ってくる。

「女性、ショック状態、四肢麻痺、頸髄《けいずい》損傷疑い」

諦めざるを得なかった空路搬送

13分足らずで、八戸ドクターヘリはランデブーポイントの中学校の上空に達した。赤い消防車両から降りた消防隊員たちが警備する中、八戸ドクターヘリは高度を下げていく。16時30分、ヘリは着陸した。日没10分前……。河野医師と加藤ナースは、すでに患者を乗せて到着していた救急車に乗り込んだ。果たして、残り10分で患者を処置してヘリコプターへ収容できるのか……。時間との闘いが始まった。

女性の顔色は蒼白だった。呼吸は早く、手首でとる脈拍も弱く速い。声は出たが、ぐったりしていて目をつぶっていた。救急隊長から「脊髄《せきずい》損傷疑い」との説明があった。酸素マスクにつながるビニールの袋は100％酸素で膨らんでいる。酸素流量は10ℓ／分……。そのままを継続する。針を右腕と左腕に刺して、点滴を2ルートで開始した。

血圧測定では44／22㎜Hg、脈拍81、呼吸数30。血圧が低い！　女性はショック症状を起こしていた。

こうした血圧低下ショックの原因は90%が出血だ。出血源を調べるために、超音波検査を行ったが異常はない。続けて出血源検索のために骨盤の診察をする。すると下肢の長さが違った。骨盤骨折を疑う所見だ。骨盤が骨折すると骨盤が曲がる。そうすると左右の下肢の長さに違いが出ることが多い。

また、前述したように血圧が低下する原因の90%は出血だが、残りはそのほかにある。たとえば頸髄損傷だ。首、胸、腰の背骨の中心には脊髄神経が通っているが、首の脊髄神経を頸髄という。その頸髄神経が傷つくのが頸髄損傷だ。頸髄神経が損傷すると、鎖骨から下の感覚がなくなり、呼吸困難や手足麻痺が起こる。また、全身の血管がゆるむので血圧が低下する。

女性の下肢に感覚はない。下肢の力がない。また、腕は弱く曲がるくらいで、腕の感覚を聞くと「しびれる」と言う。呼吸はできていたが頸髄損傷が強く疑われる。つまり、彼女の場合、頸髄損傷の血圧低下と、骨盤骨折による出血性ショックの同時合併が考えられた。

河野医師は、骨盤を外周から圧迫して適正張力で固定するためのサムスリング（骨盤固定帯）を女性の骨盤に巻いた。これで骨盤骨折の止血を期待する。さらに止血薬のトランサミンを注射した。ふと救急車の窓から外を見ると薄暗くなっていた。日没だった。その段階でドクターヘリによる空路搬送を諦めざるを得なかった。

続けて河野医師は、救急隊員に抱っこされてきた幼児の診察を開始した。頸髄損傷を疑われる女性の子供だった。幼児は、呼吸数24回、脈拍数も橈骨《とうこつ》動脈の拍動もいい。手の平サイズの超音波装置で外傷超音波検査を行うが、腹腔内出血も血胸も心嚢液《しんのうえき》もなしだ。だが安心はできない。同じ車に乗っていた幼児が無傷なわけがない。隠れたケガがあるはずだった。河野医師は、母子を同時に救急車で搬送することにした。ドクターヘリが患者を乗せることなく離陸して、八戸市立市民病院へと帰投していったあとを追うように、救急隊長は救急車を出発させた。

空には県境なんてない！

母子は、長距離陸路搬送で八戸市立市民病院に到着した。母親は予想どおり頸髄損傷だった。ほかにも多数の骨折があった。すぐに人工呼吸を開始、止血手術を行った。一方、幼児も検査の結果、腹部外傷が判明、緊急手術となった。

それにしても、日没間際の出動ではなにより安全、次に時間が大切だ。事故が起きたとき、直近のドクターヘリ基地は八戸市立市民病院だった。もし１１９番通報を受けてすぐに八戸ドクターヘリを要請していたなら、あと5分は早く離陸できた。そうすれば母子をドクターヘリで搬送することもできただろう。だが今のところ、ドクターヘリの運用が県単位で行われており、自県のドクターヘリを優先して要請することとなっている。直近の基地病院に要請するのは例外的だ。

陸路と空路で結果が違ったか？　それは判断できない。事実、この母子の場合、共に陸路搬送で救命できたのだから、結果オーライとも言える。しかし、そのわずかな時間の差が明暗を分けることもある。空には県境なんてない。現場にもっとも早く行けるドクターヘリにダイレクトに出動要請できるような体制が望まれる。中国地方では、県境を越え、直近の病院に要請することになっているそうだ。そうなれば、より多くの人を救えることは間違いない。それこそ、患者本位の医療と言えよう。

お父さんを助けて！

職場で激しい胸痛

寒くなると、心筋梗塞に代表される循環器系の患者が増える。あの日もそうだった。12時22分、「会社で同僚が激しい胸痛を訴えている」と119番通報が入った。昼の食事中に突然苦しみはじめ、それが続いているという。救急隊は12時25分に現場の会社に到着した。患者は冷や汗をかき、胸痛も続いていた。そこで救急隊長は心筋梗塞と大動脈解離を疑い、ドクターヘリを要請した。12時34分のことだった。

ドクターヘリは、当直だった私と和島ナースを乗せ、12時39分に離陸した。西に機首を向けて高度120mまで上昇。それから、右側を下に傾け、右旋回しながら高度を上げていく。機体側面の窓の外に地面が直接見えるので、不思議な気持ちだ。90度旋回し、高度が250mに達すると、機長はヘリの機首を北に向けた。右に太平洋がキラキラ光っているのが見えた。西の八甲田山方面は白い雪雲がかかっている。現場は約30km先の北の町、ランデブーポイントは運動場だった。時速200kmで空を翔《かけ》るヘリに向かって強い風が襲いかかるが、機長は正確無比なスロットルさばきで、ヘリを北に一直線に飛ばしていく。

「○○救急1より、八戸ドクターヘリどうぞ」と現場の救急隊長から無線連絡が入った。

「はい、八戸ドクターヘリ1です。患者情報お願いします」と整備長が返すと、救急隊長からすぐに返事が返ってきた。

「47歳男性、血圧188、脈拍67、呼吸数20、胸痛持続中、意識清明、喫煙者」

そこで私が「了解しました。血圧の上肢左右差を見てください」と指示を出す。心筋梗塞にしては血圧が高いので、大動脈解離の可能性が高いと思ったからだった。大動脈解離では15〜38%に上肢の血圧に左右差が出ることがある。20㎜Hg以上の差があれば陽性だ。15㎜Hg以上で陽性と書いている本もある。すぐに「はい、測定します」と救急隊長から返事が返ってきた。

12時50分、ヘリは消防隊が警備する真っ白い運動場に、雪煙を上げて着陸した。すぐに救急車内の男性に接触すると、胸痛を訴える。冷や汗はあるが、脈拍はしっかり触れる。首の後ろの痛みを訴え、腹部も痛いと言う。「血圧の上肢左右差ありませんでした」という救急隊長の報告もあった。

患者の呼吸音はいい。酸素化もよかった。

そもそも胸痛と冷や汗は、心筋梗塞、大動脈解離、食道破裂、気胸、肺塞栓、胃出血など多数の病気に見られる。そのうち胃出血は、血圧低下と頻脈が目立つ症状だ。気胸と肺塞栓と食道破裂は、低酸素状態になる。大動脈解離は大動脈痛と呼ばれる、首、胸、腹、腰に移動する痛みが出る。

目の前の患者は、酸素化はいい。血圧は高め。大動脈痛と言えるほどの移動痛ではない。大動脈解離の決め手になる血圧の上肢左右差はない。簡単な診察と症状からだけでは、病名を絞り切れない。

そこで私は、さらに患者の心臓と胃の超音波検査をした。心筋梗塞の場合は心臓の動きが落ちるが、患者の心臓の動きはいい。大動脈解離では心囊液が溜まるが、心囊液貯留もない。また、胃出血の場合は、胃内に大量に血液が溜まるが、超音波検査の結果を見ても胃袋に液体は少ない。

私が、そんなふうにあれこれ考えながら患者を診ているあいだに、和島ナースは20Gで血管を確保し、心電図12誘導検査のために、胸に10個の電極を貼る。その段階で私は、「収容は八戸ERです。整備長に伝えてください」と救急隊長に伝え、和島ナースにヘリ内で胃管挿入の準備をするよう指示を出した。

積雪の中、消防隊が患者を乗せたストレッチャーを持ち上げて運ぶ。ドクターヘリでは整備長が、ヘリ後方部の左右に大きく開くクラムシェル型ドアのすぐ横にヘリストレッチャーの支度をして待っていた。ヘリストレッチャーは軽量化されており、救急車用のストレッチャーより華奢だ。

幸い天気はいいが、北国の冬空の下は気温4℃。冷や汗をかいている男性を毛布でくるんで、13時2分、救急車ストレッチャーからヘリストレッチャーへ移し替え、機内に収容。それと同時に、酸素マスクをつけ、4ℓ/分の酸素吸入を開始する。高度が上がると酸素化が悪くなる危険性があるからだ。そして心電図12誘導の電極を心電図計につなげた。鮮やかな12行の波がモニターに出た。心筋梗塞に典型的な「ST上昇」と呼ばれる心電図異常は見られなかった。

「エンジンスタートいいですか?」と機長が前の席から声をかけてくる。私は「はい、いいですよ。今、シートベルトを締めます」と答えながら、騒音が大きくなる前に携帯電話を取り出して、ダイレクトコードブルーPHSを呼び出した。八戸ERのスタッフとのホットラインだ。

私が、電話に出た藤田医師に「持続する胸痛、40歳代男性、首、腹も痛い。一番に大動脈解離、二番に心筋梗塞を考える。八戸ERに運びます」と言うと、「はい、待っています」という返事が戻ってきた。

離陸準備が始まる。セルモーターでエンジンが始動する。2秒後に振動と騒音が大きくなる。3秒ほどブルブルと振動したが、すぐにこまかい振動に変わった。メインローターの回転が速くなるとさらに振動は小さくなるが、逆に、騒音はどんどん大きくなる。

「これ、マイクとヘッドホンです」と言いながら、私は男性の両耳にあてがった。

「まだ、胸痛いですか？」と質問すると、患者は苦悶の表情で「痛い」と訴える。

「和島さん、痛み止めのレペタン0・1㎎静注して」

和島ナースは、5秒後には痛み止めの注射を終えた。

「今度は、鼻から、胃管を入れるよ」

鼻から胃に管を進めることで、胃の出血の25％がわかる。胃管の吸引からは血は出なかった。胃出血の可能性は低い。残る可能性は大動脈解離だ。痛みが広範囲にわたるし、患者は首の後ろが痛いと訴えている。大動脈解離であれば、すぐに血圧を下げる必要がある。もう一度血圧を測ると、104／72だった。レペタンで痛みが落ち着き、血圧も下がったのだろう。

北風に押されたドクターヘリは、離陸して9分後の13時13分には、八戸市立市民病院へリポートに着陸した。

すぐさま、ERで心電図12誘導検査と血圧左右差に加え、血液中の酸素や二酸化炭素などの分圧や比率を分析するガス分析検査を行った。ガス分析検査では貧血なし。胸部レントゲン検査は省略して大動脈CT検査に向かう。高橋研修医と、伊藤研修医がCT室へ運んだ。

ホッとしたのも束の間だった。時を置かず、ＥＲにドクターヘリ要請の電話が入ってきた。電話に出て会話が終わった河野医師が言った。

「○○病院から、心筋梗塞の男性の転院搬送です。ドクターヘリお願いします」

心筋梗塞の患者

○○病院は、八戸市立市民病院から35㎞北にある病院だった。13時37分のドクターヘリ出動要請に応じて、八戸ドクターヘリは３分後の13時40分に離陸。９分後の13時49分にはランデブーポイントの運動場に着陸した。すでに到着していた救急車の中には、患者の主治医が乗っており、「買い物中に失神しました。心電図では完全房室ブロックでＳＴ上昇があります。胸痛は弱いのですが心臓カテーテル治療が必要です。お願いします」と説明があった。

房室ブロックとは、心臓の中にある房室という部分から心室に電気刺激が伝わらないために起こる不整脈の１種だ。軽症から順に、第１度房室ブロック、第２度房室ブロック、第３度房室ブロックと分類されているが、中でもいちばん症状の重い第３度房室ブロックを完全房室ブロックと呼ぶ。この状態になると、突然死する可能性が非常に高くなるので、できるだけ早い治療が必要だ。だが、その治療が可能な心臓カテーテル室は八戸市立市民病院には１つしかない。直前に搬送したばかりの胸痛の男性が気になる。もし、その患者の治療に使われていたら、別の病院に搬送しなければならない。私はすぐダイレクトコードブルーＰＨＳに電話を入れた。

「ドクターヘリの転院搬送。心筋梗塞です。カテーテル治療必要ですが、先ほど運んだ胸痛男性はどうなりました?」

藤田医師が「大動脈解離でした。心臓カテーテル室は空いています」と答える。やはり、大動脈解離だったのだ。ドクターヘリは、患者に付き添っていた息子さんも乗せて、14時1分に運動場を離陸、14時10分には八戸市立市民病院のヘリポートに着陸した。すぐに患者を心臓カテーテル室へ移動させ、循環器医師による心臓カテーテル治療が始まった。

「お父さんを助けて!」119番通報

ほぼ同時刻、今度は八戸市立市民病院から25㎞北の町で、「お父さんの具合が悪い、歩けない、助けて」という中学生の息子からの119番通報があった。すぐに救急隊が出動して、14時16分に患者の自宅に到着すると、40歳代の男性がベッドに座って肩で息をしていた。救急隊長が患者に声をかけるとようやく目を開くが、顔色は土色で冷や汗をかいている。すぐに酸素マスクをつけ、酸素10ℓ/分の酸素吸入を開始した。脈拍をとろうとするが、腕では触れない。鼠径部《そけいぶ》でようやく弱くゆっくりした脈が触れた。座って息をハアハアすることを起座《きざ》呼吸という。心臓疾患の特徴だ。救急隊長の判断は早かった。

「心筋梗塞だ。ドクターヘリ要請!」

14時28分、消防本部から八戸ドクターヘリに出動要請が入った。この日、青森県の日本海側は低気圧に襲われ、青森市は吹雪で、青森県立中央病院を基地とするドクターヘリは運休を余儀なくされていたが、幸い太平洋側の八戸周辺だけは天候を維持していた。運がいい！

「47歳男性、2時間持続する胸痛、ドクターヘリ要請」

ドクターヘリ通信指令室から伝えられた情報はそれだけだった。私は、河野医師に相談した。

「河野先生、また胸痛。40歳代。心筋梗塞らしいけれど、どうしようか？ 心臓カテーテル治療できる別の病院に収容お願いしようか？」

前述したように、八戸市立市民病院には心臓カテーテル室は1つしかない。そこはもう心筋梗塞の患者の治療で塞がっている。はたして、河野医師からの返事は、「八戸ERには、現在、救急車が3台同時に向かっています。初療ベッド12床満員状態、心臓カテーテル室もさっき始まったばかりです。別の病院へ運んでください」というものだった。

私は「それじゃ、地上から手配してください」と収容病院の手配を河野医師にまかせて、和島ナースとともにヘリに乗り込み、14時33分に離陸した。

飛行中の八戸ドクターヘリに現地の救急隊から無線が入った。「47歳男性、血圧測定不能、酸素飽和度測定不能、心拍数44、呼吸数26回浅い。意識JCS10。顔面チアノーゼ、起座《きざ》呼吸、糖尿病あり」という内容だった。14時42分、ヘリがランデブーポイントに着陸。私は先着していた救急車に乗り込んだ。救急救命士の坂上隊長が説明する。

「接触時には会話可能。現在さらに意識低下あり、血圧一度も測定できません。体温もLOWです」

私はまず脈拍を触った。腕で触れない。鼠径部で触れない。頸動脈で弱い。

「これはまずい。心臓が止まるかもしれない。ライン確保してから、イノバンを始めるよ」

「はい、準備できています」

イノバンは、急性循環不全（心原性《しんげんせい》ショック）に用いる薬だ。和島ナースはすぐに、微量精密静脈注射を施行する際に利便性と安全性を高めるために使用される医療機器「シリンジポンプ」に、イノバンの入った注射筒「イノバンシリンジ」をセットして空気抜きを始めた。私は男性の右腕にゴムを巻く。冷え切った腕に血管は浮き出てこない。想定内だ。心原性ショックでは全身の血管が縮みあがっている。それだけ心臓のショックが強いということだ。しかし私はひるまない。血管が浮き出なくても、わずかに青い筋を刺すと成功することもある。

私はいつもどおりの20G針をゆっくりと進めた。1回目は失敗、まったく血が返ってこない。2回目はさらにゆっくり針を進める。成功した！　血液が逆流してきた。救急隊員に針を固定してもらう。和島ナースはイノバンの投与を開始した。それと同時に、私は心臓超音波検査をする。左心室の動きが悪い。やはり心筋梗塞だ。しかも血圧低下と低酸素になる心原性ショックだ。

心原性ショックとは、心臓弁膜症や不整脈、急性心筋梗塞などの心疾患が悪化し、心臓の拍出量が減少する状態だ。血圧が下がり十分な血液が全身に行かないため、臓器機能が低下してしまう。それを防ぐには、心臓のはたらきを助ける補助循環法の一種である「大動脈バルーンパンピング法」を行う必要がある。バルーン（風船）のついた大動脈内カテーテルを心臓に近い大動脈に留置し、心臓の動きに合わせてバルーンを拡張・収縮させることで心臓のはたらきを助けることが可能になるのだ。

しかし、その治療は現場では不可能だ。一刻も早く病院に収容したい。また、こうした症状の患者の場合、気管挿管は控えたほうがいい。気管挿管すると、陽圧呼吸になり、心臓に負担がかかる。陽圧呼吸とは、人工呼吸器などの機械で空気を肺の中に送り込んだ場合、胸腔内の圧が大気圧より高くなることだ。そのため、気管挿管と同時に心臓停止するかもしれないからだ。

心停止！　救急車内で気管挿管

なんとか心臓を止めないように病院へ運ぶしかないと判断した私が「ヘリコプターに患者を入れます。収容は○○病院、そこで心臓カテーテル治療をする」と宣言した瞬間に、男性の目が右に寄った。右共同偏視という状態で、脳血流の低下を意味する。

患者は首を後部に反らして口をパクパクして喘いでいる。臨終間際に見られるような呼吸（下顎《かがく》呼吸）で、さらに奇異呼吸状態に陥っていた。奇異呼吸状態とは正常の呼吸運動とは逆に、空気を吸ったときに胸壁が陥没し、空気を吐いたときに膨隆《ぼうりゅう》する呼吸のことである。

患者の状態は急激に悪化していた。このままでは間もなく心停止だ。そこで私は、危険を覚悟のうえで気管挿管に踏み切ることも検討しながら、患者の頸動脈を触った。だが脈が触れない！

「坂上隊長、心停止だ、ＣＰＲ（心肺蘇生法）を！」

坂上隊長は、私の言葉を最後まで聞く前に胸骨圧迫を始めた。それまで、仰向けで寝たときに上半身が15度から30度起こした姿勢（ファーラー位）になるように調整していたベッドを水平にし、呼吸補助用のバッグバルブを患者の口元に押し当ててバッグを押す。

患者の心電図波形を見ると、ＰＥＡ（Pulseless Electrical Activity：無脈性電気活動）の状態であることを示している。電気活動を示す心電図波形があるのに脈が触れない状態だ。ここまで悪化すると、もう気管挿管しかない。

私は「収容先変更、八戸ＥＲ。ＰＣＰＳ（人工心肺装置）をつける」と声を上げた。心停止時間は14時50分だった。坂上隊長から、別の隊員に胸骨圧迫担当が交代した。このチャンスだ！　私は坂上隊長に呼吸補助バッグバルブを交代してもらい、直径７㎜の気管挿管チューブを受け取った。

頸動脈が触れない心停止だから、指で開口して喉頭鏡を差し込み、気管挿管する手はずだった。気管挿管手技はこれまで何百人にも指導してきた。気管挿管困難状態にも自信はある。同世代は老眼で声門が見えづらくなり気管挿管できなくなっていても、私にはまだまだ見える。

心電図波形は胸骨圧迫に合わせて１００回のリズムで流れていたが、相変わらず頸動脈は触れない。先ほどまで右共同偏視していた眼球が今は真ん中にある。瞳孔サイズはちょうどいい３㎜。ヘリに乗せれば、治療行為にあたれるのは私とナースの２人だけになる。ここで気管挿管して人工呼吸器につなげば、ヘリコプター内でＣＰＲするときの人手を省ける。

私は、親指と人差し指で男性の両顎をこじ開けた。こじ開けるのは容易なはずだった。そのとき、心停止しているはずの男性が顎を強く噛み合わせた。私の２本の指は男性の顎の力に容易に屈し、悲惨にも指を抜くタイミングがわずかに遅れた。手袋の上から親指の皮膚が咬まれた。皮膚だけだから痛みはあったが、強く親指を引くと、手袋のゴムと私の皮膚の一部を男性の歯のあいだに残して指を戻すことができた。

　だが相変わらず頸動脈は触れないし、顔色は悪く、呼吸は停止している。私は、鎮静剤をほんの少し使うことにした。２％プロポフォールを１㎖、レペタン０・１㎎を静注するよう指示を出した。すでにピンクのラベルのアドレナリンの準備をしていた和島ナースは一瞬とまどう。通常、ＣＰＲで使う薬剤はアドレナリンだからだ。だがすぐに指示に従って鎮静剤を静注した。

　薬が効くまで１分待つ。その間は、坂上隊長がバッグバルブで人工呼吸する。私はその１分間を利用してダイレクトコードブルーＰＨＳを呼び出した。呼び出し音１回で藤田医師が出てくれた。私は携帯電話に向かって一方的に話した。

「ドクターヘリ、今です。胸痛発症男性、ＣＰＡ。ＰＣＰＳの用意お願いします。これから気管挿管します」

　私は、相手の返事を待たずに電話を切り、アドレナリン１㎎の静注の指示を出した。これから行う気管挿管を介助してくれるのは、気管挿管許可救急救命士の資格を持つ坂上隊長だ。

　男性の顎を開けようとするが、まだ固い。患者が無意識に歯を食いしばる。

「和島さん、気管挿管６㎜をスタイレットなしでちょうだい」と私は言った。スタイレットとは、体内に挿入するチューブの形状を保つための金属棒のことで、曲げ伸ばしのできるやわらかい金属が使われていて、使用に適した形に変えることができる。緊急気管挿管のときには、チューブを正確に声門に進めるために必要だ。だが患者の顎が開かないので、私は鼻腔からチューブを通す経鼻挿管をすることにしたのだ。

自発呼吸がないときの経鼻挿管は難しい。一発で入れば儲けものだ。私は患者の頭の下にさらにもう1つ枕を入れて、右鼻穴に細めの気管チューブを進めた。声門に突っかかった抵抗を感じると、さらに2cm進めた。自発呼吸があれば、呼吸の音がチューブから聞こえ、咳込む動作が起こる。だが今は、呼吸停止しているので起こらない。バッグバルブをつなぎ、1回押したが胸が上がらない。胃の音もしないが不安が残る。気管にきちんと挿管されている自信がない。私は、患者の鼻からチューブを抜いた。もう一度挿管を試みるか否か……。時計を確認すると14時55分を表示していた。心停止から5分が経過していた。

「もう一度、気管挿管するよ。CPRは連続でね」

救急隊員が機関員と交代しながらCPRを続けてくれた。

「和島さん、今度は気管チューブにスタイレットを入れてちょうだい。口からやってみる」

鎮静剤を静注して2分経過していた。今度は口が開いた。喉頭を広げるための銀色の喉頭鏡を喉に進める。ピンク色の粘膜のあいだに、白い声門が見えた。左右の声門のあいだにチューブを進める。

「声門通過、21cm固定」と私。

坂上隊長がバッグバルブをチューブに接続してくれる。私がそのバッグバルブを一握りすると、患者の胸が大きく上がった。だが、男性の呼吸は止まったままだ。左右の肺の音はいい。胃の高さで、空気流入の音は聞こえない。固定具でチューブを口に固定した。ここでCPRを止めて、パルスチェックをしたが、頸動脈の拍動はなかった。心拍数は30回で遅い。まだPEAだ。

「ヘリに搬入するよ」という私の声で救急隊、消防隊、整備長、ナースが動いた。ヘリ後部のクラムシェルドアが開いた。消防隊員はＣＰＲを続ける。私は、移動のために一瞬ＣＰＲが止まったすきに、心電図波形を見た。まだＰＥＡだ。アドレナリンが効果を出して心拍再開する瞬間は、心拍数が早くなるのものだが、まだ心停止が続いている。

「アドレナリン１㎎、静注して」と和島ナースに指示しながら、私はヘリコプターの左後ろドアから室内に入った。後方のクラムシェルドアからは、患者の乗ったストレッチャーが入ってくる。私は、すぐさま患者の頭側から患者の胸の上に覆いかぶさり、胸骨圧迫をする。そして少し遅れて乗り込んだ和島ナースに、「ラインを整理して、モニターを付けて」と指示を出す。

「エンジンスタートいいですか？」と機長が尋ねてきた。

「はい、離陸してから、シートベルトを外して、ＣＰＲをしますよ」と私。

「離陸時はベルトしっかりお願いします」と機長。

「もちろんです」

私は、47歳男性の20分前に止まったばかりの心臓を、必死に動かそうとしていた。しかし、簡単にはいかなかった。ＣＰＲは２分を超えると圧迫の深さが浅くなるので、２分以内に人員交代すべきとされている。私は和島ナースにＣＰＲを交代してもらい、ドクターシートに座って患者の頸動脈を触ってみたが、やはり触れない。瞳孔サイズを見ると、５㎜と開き始めていた。これはよくない。脳の血流が止まっている証拠だ。

和島ナースに、「和島さん、私がＣＰＲする。シートベルトと、ヘルメットをかぶって、それからＣ

PRを交代してちょうだい」と声をかける。

機長が後ろのわれわれを気にしている。ナースはシートベルト、ヘルメットで離陸準備完了した。そして、ナースシートから不十分ではあるがCPRを始めた。そのすきに、私はシートベルトを締め、ヘルメットをかぶった。

「ようやく準備できました。後ろ、シートベルトOKです。離陸お願いします」

「離陸します」

窓の外に、先ほどまで一緒にCPRをしていた救急隊の姿が見えた。冬で枯れた茶色の芝が遠く離れていく。私は機体が水平になるのを待った。風を正面に受け離陸したので、旋回することなく高度は上がった。

「整備長、後部席はベルトを外します」

「はい、わかりました」と整備長が答えた。

離陸前のように、私は頭側から男性の胸に覆いかぶさり、胸骨圧迫を開始する。回数は1分間に100回だ。〝深く!〟を心がける。胸骨圧迫しながら室内通話でナースに話しかける。

「頸動脈を触って、必要だったらアドレナリンを入れて。終わったらCPRを交代して」

和島ナースはテキパキと仕事をこなす。和島ナースにCPRを代わった瞬間に、私は無線機のフットスイッチを押して八戸市立市民病院のスタッフを呼んだ。

「八戸ドクターヘリより八戸市民病院どうぞ。現在PEA、CPR中。瞳孔5㎜です。ERでPCP

Sよろしく」息が弾む。

「はい、了解しました」という河野医師の声のあとに、さらに指示を出す。

「PCPSはアンギオ室で行います。直接アンギオ室へ搬入します」

「アンギオ室直接の件、了解」

アンギオ室とは血管造影室のことだ。そこでPCPSの処置を行うというのだ。河野医師の声は続いた。

「ヘリポートドアに、自動胸骨圧迫器オートパルスを準備します」

「オートパルスの件了解、こちらCPRにへばっています。助かります」

私は、無線で話しながら外の景色を見た。ドクターシートの左後ろから見える風景に、工場地帯の煙突が見えた。八戸市内上空だ。あと2分で着陸だろう。

通常、CPRは30回ごとに人工呼吸を2回行う「30：2」を1クールとする。最後の1クールは和島ナースにシートベルトをつけたままやってもらうとして、その直前まで私が行うことにした。私はシートベルトの肩ベルトを外して腰ベルトのみにすると、患者の両脇に手を入れ、患者の上半身を自分側に引っ張り寄せた。患者の体が30㎝ほど私に近づいた。患者の胸に顔が近づき、有効なCPRができる。その間にドクターヘリの高度が下がる。病院近くの黄色い幼稚園のドームが見えた。

「和島さん、最後のCPRお願い。着陸すれば私がやるから」

私は、外していた肩ベルトに頭をくぐらせ、定位置にシートベルトをきっちり固定した。

「後ろ、シートベルトOKです」

「はい、着陸します」と機長の声……。

15時12分、ヘリは八戸市立市民病院に着陸。心臓停止から22分が経過していた。

すぐにシートベルトを外した私は和島ナースとCPRを代わり、男性の胸を押しながら室内通話で、「和島さん、先にヘルメット外して、それからCPRを交代して」と指示する。それに応えてヘルメットとシートベルトを外した和島ナースは、男性の右横から覆いかぶさるように、CPRを開始した。いい深さ、いいリズムだ。私はヘルメットを外すと、「和島さん、CPR交代、ラインを整理して」と呼びかけ、再びCPRを代わった。そのときクラムシェルドアが開き、寒い風が機内に吹き込んできて、整備長の「出しますよ」という声が聞こえた。

ヘリ内部は、ストレッチャーの上にモニターの棚が付けられている関係で空間が狭くなっており、ストレッチャーを降ろしながらCPRを行うことは不可能だ。そのため、患者を室外に出す10秒くらいはCPRが中断する。しかし外に出しさえすれば、誰かがいる。この日は、ヘリ番でない加藤ナースが待っていて、すぐにCPRを開始してくれた。ヘリストレッチャーをヘリポートドアまで進めると、ERストレッチャーが準備され、河野医師の言葉どおり、青い自動胸骨圧迫器が置いてあった。河野医師の合図で、患者をヘリストレッチャーからERストレッチャーへと横移動させると、すぐにストレッチャーの上で自動胸骨圧迫器による規則正しい、しかも深い胸骨圧迫が始められた。移動しながら河野医師が言う。

「血管造影室に向かいます。そこで、まずPCPSを付けます」

「心臓カテーテル室じゃないの」と私。

「まだ、先ほどの転院搬送の心筋梗塞男性の心臓カテーテル治療中です。待ち時間が20分くらいありますから、心臓カテーテル室隣の血管造影室でPCPSを入れます」

「そうだった！　心臓カテーテル室は空いていなかったんだ。収容病院に迷ったんだった。血管造影室で処置することはいい考えだ」

「PCPSが回れば、心臓、脳、全身の循環と酸素化が改善しますから、少し時間稼ぎができます。それから心臓カテーテル室に移動します」

成功した心臓カテーテル手術

15時20分、血管造影室の自動ドアを開けると、青い手術ガウンに身を包んだ丸橋医師、木村医師、藤田医師がいた。ドクターヘリ出動では、できる限りのことを、できる限り時間短縮して安全に行った。救急隊、消防、機長、整備長、CSとの連携がうまくいった。これからは、劇的救命チームの第二幕だ。まだ、心拍再開していない。普通に考えて、心停止して30分近く心拍を再開しないで、アドレナリンを6回以上静注している状況で、心停止前からショック状態が続いているのだから、勝算が薄いことは予想できた。これまで、心停止でPCPSを使って社会復帰できたのは、八戸市立市民病院から15㎞ほど離れた南郷地区が最遠だった。今回の25㎞は最長記録だ。その限界に挑むのだ。

まずは、PCPSを使った心肺蘇生だ。3名の医師は必要な手技を同時に進めた。15時33分、PCPSのポンプシステムから鮮紅色の血液が流れ、患者の体に吸い込まれた。その段階でCPRを止めた。現場で心臓停止してから43分が経過していた。

まだ心臓は動かなかったが、少しずつ脈圧が上がっていった。いい兆しだった。そして15時35分に患者の腕が動き、15時40分には開眼し、手を握った。PCPS蘇生法の成功だった。

まさにそのとき、先に行われていた心筋梗塞患者の治療が終わった。すぐに第三幕の心臓カテーテル治療に取りかかる。PCPSで目を開いた患者は、木村医師、丸橋医師、藤田医師に両脇を支えられながら心臓カテーテル室へ移動した。

心臓カテーテル治療は、循環器医師が受け持つ。手際よくカテーテル治療を進めていく。モニターに詰まっている冠動脈が映し出されたが、そこから血の塊を抜き取ると、勢いよく血が流れ始めた。完全に詰まっていた心臓の血管が開通し、生命を取り戻した瞬間だった。そして詰まっていたところには、ステントという血管を広げるバネが挿入された。だが、それで終わりではない。すぐに第四幕の幕が上がる。脳の機能を保全するための低体温治療だ。

全身の冷却治療はすでにERで開始されていたが、患者は八戸市立市民病院の救命救急センターで、体温をコントロールする治療が続けられた。そして1週間後にはPCPS治療を終了、2週間後にははっきりと覚醒した。

「胸、痛くないですか」という私の問いかけに対し、彼は首を横に振った。喜ぶ家族の顔が、私の脳裏に浮かんだ。

Episode 5

すれ違った2台

交通事故で多数傷病者

その日のドクターカー当番は、八戸ER勤務4年目に入った藤田医師だった。その藤田医師のダイレクトコードブルーPHSが鳴った。多数傷病者、交通事故……ドクターカーの出動要請だ。

すぐに藤田医師がメンバーを集める。まず目の前にいた3年目の栗原医師、そして後ろにいた今野部長の3名で出動することとなった。ドクターカーのドライバー横の助手席に栗原医師が、後ろに藤田医師と今野部長が乗り込んだ。通常、車内には救急バッグ1セットを入れているが、多数傷病者という情報があったから、現場で2隊に分かれて活動することもあり得ると想定して、ERに置いてあった予備セットも積み込んだ。八戸市立市民病院ERでは、同時に3隊が活動できるように、常に物品を備えている。

風は無風。この日、日中気温20℃まで上がり、青い空にひばりも啼いていたが、午後になって太陽が西に傾きかけた頃から気温が少し下がっている。ドクターカーは西日に向かい進行する。

そのとき、八戸消防本部から「傷病者は3名、うち1名は意識がない」という無線が入った。藤田医師はすぐに、無線マイクに声を入れた。

「多数傷病者事故、意識障害、遠隔地より、ドクターヘリ出動はどうでしょうか？」

消防本部からすぐに返事があった。

「ドクターヘリは田子町の心肺停止事案に出動中」

「心肺停止患者より、重症外傷のほうが優先はどうでしょうか？」

藤田医師がそう遠慮がちに問いかけると、「少し待て……」ということだった。その間もドクターカーは国道を進んでいく。走行車線の車は赤いブレーキランプを点灯させて、次々と路肩に停車してくれる。ドクターカーの後部席では、重症頭部外傷を想定して、気管チューブの用意を開始した。そこに八戸消防本部からの無線が入った。

「八戸消防より八戸ドクターカーどうぞ。ドクターヘリを交通事故事案に向ける。ランデブーポイントは現場近くのモーターパーク」

「八戸ドクターカー了解。ドクターカーは現場に向かいます」と藤田医師。それを受けて、今野医師が言った。

「日没までまだ少し時間はある。ドクターカーが先着し、初期治療を開始する。重症者を医師2名で診療する。残り1名の医師は中等症の患者2名に対応し、その優先順位を付ける。そして遅れて着陸するドクターヘリに重症者1名を引き継ぐ。さらにドクターカーチームは医師3名で、優先順位2番目、3番目の患者に対応する。そして、その2名を2台の救急車で搬送開始する。普通自動車の正面衝突事故らしいから、中等症と過小評価しないこと」

交通事故のような〝高エネルギー事故〟の場合、外から見ただけではわからない〝命にかかわる怪我〟を負っている可能性が高い。だから、気をつけろということだ。その言葉に、栗原医師と藤田医師がうなずいた。

事故現場に到着

ドクターカーが現場に到着した。ちょうど重症者が救急車に収容されているところだった。ヘルメット姿の藤田医師と今野医師が、意識障害で閉眼しているその患者に接触した。顔面外傷で口の中に出血が多い。血液を吸い込んでいる。酸素を投与しているが顔色が悪い。気道閉塞状態だ。呼吸は早い。橈骨動脈はしっかり触れた。痛み刺激で開眼しない、四肢の動きはない。昏睡状態だ。下腿からは出血が続いていた。

救急車内で気管挿管を開始する。今野医師は、患者に装着されていた頸椎カラーの前をいったん外して、患者の胸のほうから頭を固定した。頸椎カラーとは、頸椎外傷時に頸の屈曲伸展が起こらないように頸椎を固定する装具だが、気管挿管のときには邪魔になるので外す。そのとき、首の骨が曲がらないように注意することが求められる。意識障害をともなう頭部外傷の5%に頸椎損傷が隠れているからだ。

藤田医師は右手で患者の口を開けると、まず通常使用する銀色の喉頭鏡を差し込んだ。下顎と上顎がともに骨折していた。骨折面は口の中から触れる。口の中の出血と顎の骨折で喉頭展開は難しい。喉頭展開とは、喉頭鏡で喉頭の奥を覗くためのスペースを広げることだが、それがうまくいかないのだ。そこで液晶画面付きの新型のマックグラスビデオ喉頭鏡を用意した。

救急バッグには、通常使用する銀色の喉頭鏡と汎用チューブ、マックグラスビデオ喉頭鏡と専用チューブ、ガムエラスティックブジー（気管挿管が困難なときに用いる挿管補助具）、輪状甲状靱帯切開のメスや鉗子、6㎜チューブなどが用意してあり、患者の状態によって使い分ける。マックグラスビデオ喉頭鏡と専用チューブは高額なので最初からは使わない。腕に自信があれば、銀色喉頭鏡で完結できることが多い。だが今回は違った。口の中の血を吸引し、マックグラスビデオ喉頭鏡を二度ほど出し入れすると、喉頭展開を確実にできた。

「よし、声門が見えた」と声に出しながら、藤田医師はスタイレットが差し込んである気管チューブを慎重に進めた。挿管は成功した。チューブ内の吸引をすると、血液混じりの痰が大量に吸引できた。血液誤嚥《ごえん》が激しかった。そこで患者の状態は急激に改善した。気管挿管で酸素化が大幅に改善した。胸の上がりと呼吸音を確認すると、今野医師は「あとは、任せたよ、藤田先生」と声をかけ、救急車から降りた。藤田医師は気管チューブの位置をさらに確認、呼気二酸化炭素の値をデジタルで観察する。その段階で、救急車はドクターヘリとランデブーするために現場を出発した。

ちょうどその頃、八戸ドクターヘリはランデブーポイントに着陸した。後部ドアから外に出た野田頭副所長と沼宮内ナースは、メインローターがまだ激しく回る下を、腰をかがめてヘリコプターから遠ざかった。少し離れたところに赤い消防指揮車が止まっていた。消防隊とは上空で打ち合わせ済みだった。黒い服の消防隊員が手招きしている。野田頭副所長と沼宮内ナースはその車に乗って現場へ向かう手はずになっている。2人を乗せた車はランデブーポイントを出発した。ヘリコプターのエンジン音が低くなった代わりに、消防車両のサイレンがあたりに響き渡った。

すれ違った救急車と消防車両

藤田医師と患者を乗せた白い救急車と、野田頭副所長と沼宮内ナースの乗った赤い消防車両は、途中の県道でドッキングするはずだった。だが、なぜか2台はすれ違ってしまう。

患者に集中していた藤田医師に外を見る余裕はまったくなかったが、救急車を運転していた機関員が、赤い消防車両が猛スピードで近づき、すれ違ったのに気がついていた。だが、他の救急隊員は何も言わなかったので、そのままドクターヘリの着陸地点へと救急車を走らせた。

片や消防車両のほうでは、野田頭副所長が白い救急車とすれ違ったのに気がついた。だが他の消防隊員が何も言わないから、「他の事案で出動中の救急車かもしれない」と思ってしまった。そして数分後、救急車はドクターヘリの横に、消防車両は事故現場に着いた。だが、そこにあるべき救急車の姿はなかった。それを見てとった野田頭副所長は、「やはり、あれはこの事案の救急車だったんだ」と気づき、消防車両をUターンさせて、ドクターヘリ着陸地点まで戻るよう指示を出した。

一方、その頃、藤田医師は静まり返った八戸ドクターヘリを眺めていた。

「あれ、野田頭副所長がいない……」

だが藤田医師はひるまなかった。まだフライトドクターとしての経験はなかったが、手順はすべて学んでいた。いざとなったらみずからドクターヘリに乗り、患者を八戸ERへ運べばいいのだ。そして機長に「患者をヘリに収容します」と伝えた。整備長と機長と救急隊で、患者をドクターヘリに収容しはじめた。整備長がクラムシェルドアを開けて、ヘリストレッチャーを出し、救急車のストレッチャーからヘリストレッチャーに、患者を乗せたバックボードごと横移動させた。そして藤田医師はヘリコプターに乗り込み、ドクターシートに座り、患者を乗せたヘリストレッチャーがドクターシートの足元に入ってくるのを誘導する。そのときだった。クラムシェルドアの向こうから、救急車のサイレンが聞こえてきた。野田頭副所長たちが戻ってきたのだ。藤田医師は安心した。だが、少しがっかりもした。自分がヘリコプターに乗り込み、離陸することも想定していたから……。

野田頭副所長がヘリに走って近づいてきた。消防車両は、すぐにヘリから離れて離陸に備えた。藤田医師は、野田頭副所長に申し送りをして、ヘリ内で心電図モニターを付けるのを手伝った。機長席から、消防車両が整備長の指示でメインローターから十分離れたところまで移動するのが見えた。藤田医師がドクターヘリから降り、救急車に向かって走った。機長がエンジンスタートのセルモーターを回した。メインローターの回転音が高まった。藤田医師は救急車の後部席に入った。ドクターヘリの右のスキッドがアスファルトからふわりと浮いた。すぐに左も浮く。ヘリはそのまま垂直上昇し、高度50mほどに達すると、機首を東に向け、10秒後には、機体の横腹を地上隊に見せつけながら、彼らの上空を悠々と通過。30秒後にはキーンという高い音が遠くから聞こえるだけとなった。

ヘリを見送った藤田医師は、救急車で現場に戻った。現場はまだ交通規制中だった。栗原医師と今野部長による初期治療が終わっていた。救急車2台にそれぞれ患者を収容し、八戸ERに向かった。

重症者は、ERから手術室、そして救命救急センターに入院した。予測救命率43％だった。そしてその後もたいへんな治療が続くこととなったが、患者は無事に退院していった。

夢を継ぐ者たち 2

吉岡勇気《よしおかゆうき》

徳島赤十字病院・救急科副部長

1976年、徳島県徳島市生まれ。日本救急医学会専門医／日本外科学会専門医／麻酔科標榜医

●救命救急医療を学ぶために八戸へ

大阪大学医学部を卒業した私が、成人病センターでの麻酔科勤務と、2年間の北海道の帯広厚生病院勤務を経て、後期研修生として八戸市立市民病院に行ったのは2006年4月でした。言うまでもなく、今先生のもとで救命救急医療を学ぶためでした。それまで、今先生が書かれた論文などを読んで、先生のこれからの救命救急医療の在り方についての考え方もわかっていましたし、実際、八戸市立市民病院にも見学に行って、救命救急医療への取り組みぶりに心を揺さぶられたからです。

当時、今先生はまさに八戸市の救命救急医療体制づくりの真っ只中でした。既存の体制の中、

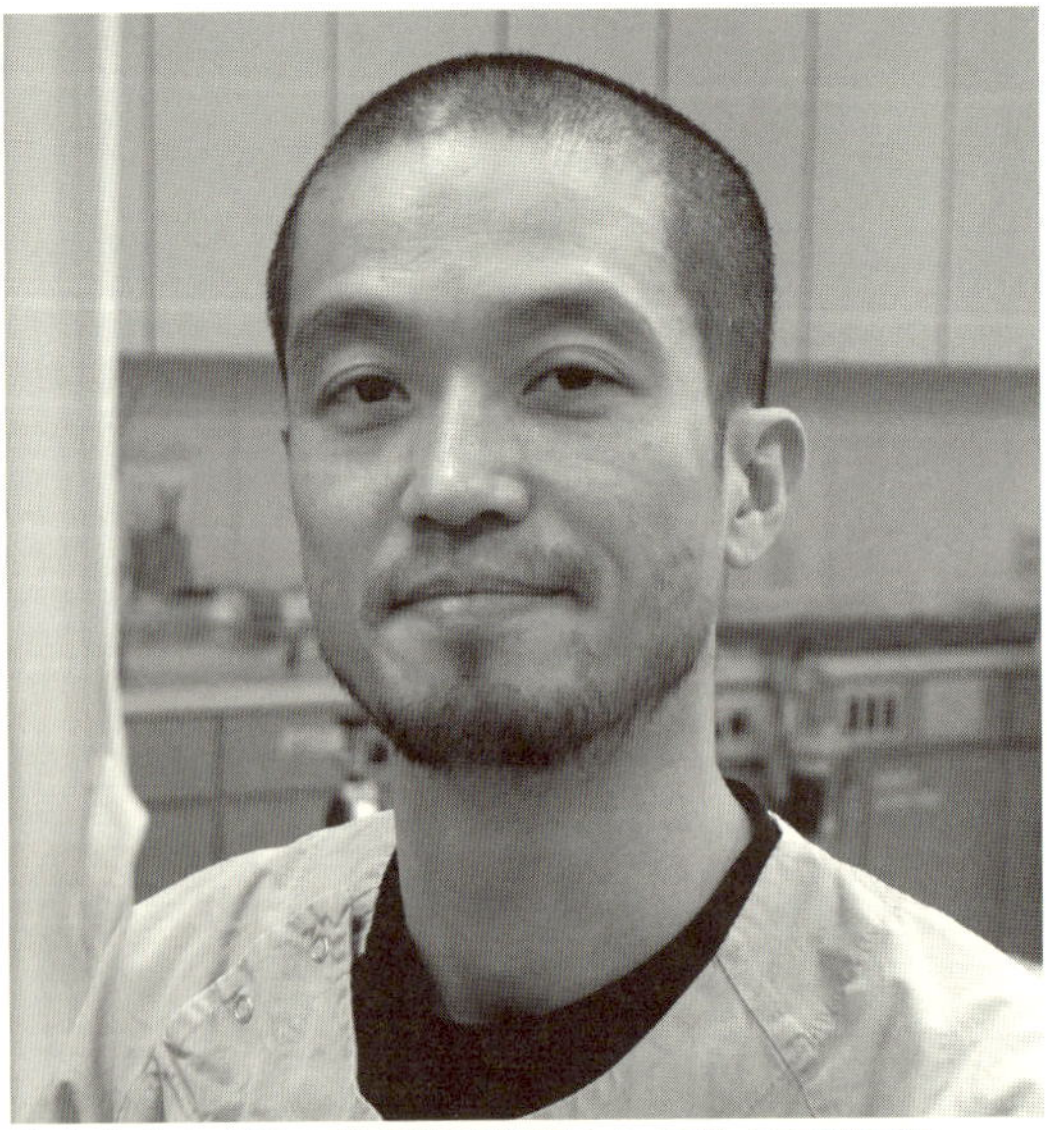

徳島赤十字病院の救急科副部長として働く吉岡医師

新しいシステムをつくり上げるのは実にたいへんなことです。まして青森県の医療界にはまだまだ古い体質が色濃く残っていました。

その中で、今先生はERのスキルアップはもちろん、ドクターヘリ導入のためのいろいろな交渉ごと、さらには消防との連携強化など、まったく休む間もない状態でしたが、私は、今先生から救命救急医療の在り方を学び、私自身が人間として成長するうえで、実に貴重な日々を送ることができました。

そして、八戸市立市民病院で4年間を過ごした私は、2010年4月、兵庫県立淡路医療センター（兵庫県洲本市）に移りました。もともと四国の出身ですし、もっと外科の修練を積んで救命医としての幅を広げたいと考えたからです。

●「家族あっての自分」という教え

この淡路医療センターでの経験も私にとって貴重なものでしたが、当時、小学校1年生だった長男からは「八戸に帰りたい」と泣かれましたね。「八戸にいたときは、お父さんはドクターヘリに乗っていたし、キャンプにも連れて行ってくれたのに、引っ越してきたら、どこにも遊びに連れて行ってくれない」というのです。考えてみると、確かにそうでした。八戸市民市立病院では、「家族あっての自分ですよ！」という今先生の考えもあって、スタッフはオンとオフの切り替えが見事になされていました。だから、子供を連れて遊びに行く余裕もあったのですが、淡路に来てからは、なかなかそうもいかなくなっていたのです。

私が八戸市立市民病院にいた当時の医師の多くは、県外出身者でした。当然、奥さんたちも県外出身者です。そんな中、今先生は、「夫が仕事にかまけて家庭を顧みないようでは家族関係がうまくいくはずはないし、それでは最終的にしっかりした救命救急医療体制も維持できない」と考えていたのだと思います。ですから、奥さんが出産するときには、夫である医師たちにも2週間から4週間の休みをとれるようにしていたほどです。今先生自身はほとんど休みなく働いていましたが、そこまで考えて僻地医療の向上を目指していたのです。

●医療に携わる者の使命

それはさておき、私は2013年に淡路医療センターから民間病院に移ってそこの救急科で2年ほど過ごしたあと、2015年に徳島赤十字病院に移りました。

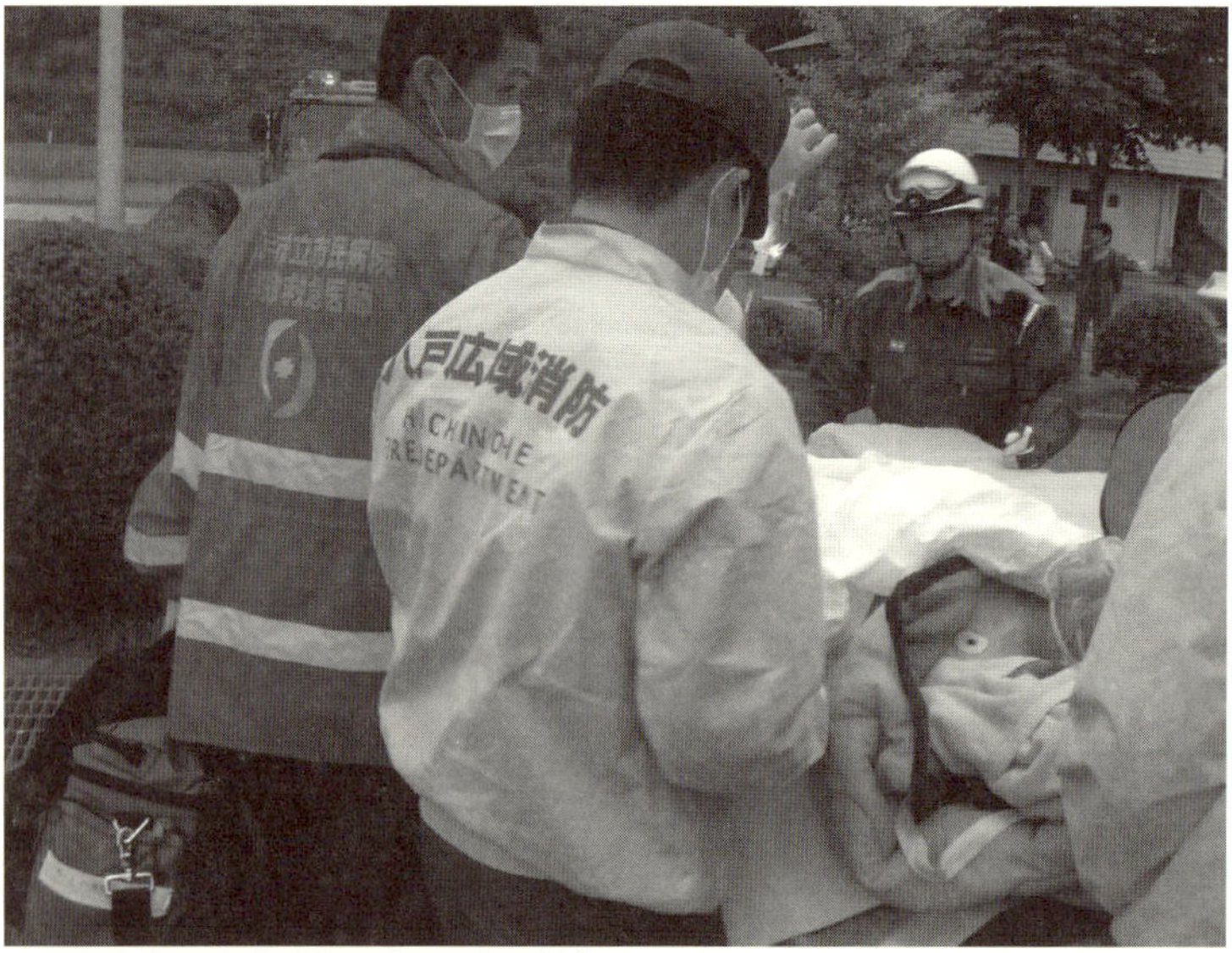

八戸市立市民病院時代の吉岡医師（左）

実はそのとき、徳島県立中央病院に行くことも考えました。県立中央病院はドクターヘリの基地病院だったからです。しかし結局、徳島赤十字病院を選びました。その直前に、私自身が病気になって徳島赤十字病院で治療を受けたという縁もあったからです。

そしてこの年、徳島赤十字病院は、徳島県として初めてドクターカーを導入しました。徳島県では2012年10月から、徳島県立中央病院を基地局としてドクターヘリの運航が始まっていました（運用範囲は徳島県全域、和歌山県西部、淡路島全域、高知県東部）。

しかし、それだけでは十分ではありませんでした。ヘリが出動中だった場合や、ヘリが飛べない悪天候時の場合、あるいは現場が着陸できない市街地だった場合などに対応するためには、ドクターカーが必要だったのです。

徳島赤十字病院での私の仕事は、このドクターカー導入に合わせて、救命救急医療体制をどうつくり上げていくかでした。残念ながら徳島県には救急医が少なく、救命救急医療についてはまだまだ後進県です。しかし、ドクターカーを導入することで、患者さんとのファーストタッチに医師が立ち会い、すぐに治療を始められます。そのおかげで、これまで救えなかった命が救えるようになったのです。そういう意味では、ドクターカーはまさに〝使えるツール〟です。

現在、徳島赤十字病院が保有しているドクターカーは2台です。救急車をベースにし、患者の搬送も可能なワゴン型と、医師の派遣に特化したSUV型です。

出動は救命救急医療専従医師6人で分担し、平日は午前9時～午後7時、土曜は午前9時～午後5時に運用していますが、出動要請の9割は徳島・小松島・阿南の3市消防からで、残りは開業医などの小規模医療機関。2018年5月までの通算出動回数は1500回以上に達しました。年に600回を超える出動は、中国・四国地域でトップです。

今の私にドクターヘリに乗りたいという気持ちがまったくないかと言えば、それは嘘になるでしょう。しかしその一方で、「ドクターヘリはより多くの命を助けるためのツールにすぎない」とも考えるようになっています。ドクターカー、ドクターヘリをうまく連携させることで患者さんを助け、いろいろな病院の医療スタッフをも手伝える体制にする。そういうシステムをつくることも大切だと思うのです。

地方と都市部では〝命の格差〟があります。医療機関が充実している都市部では助かるケースも、田舎では助けられない……。私たち医療に携わる者は、そうした現実を少しでも無くし、標準的な救命救急医療を提供することを目指すべきです。ドクターヘリも、ドクターカーも、そのためのツールであり、最終的にはそれを使いこなすスキルと心を学ぶことが、医療スタッフの使命なのではないかと思っています。

第三章

劇的救命　2016

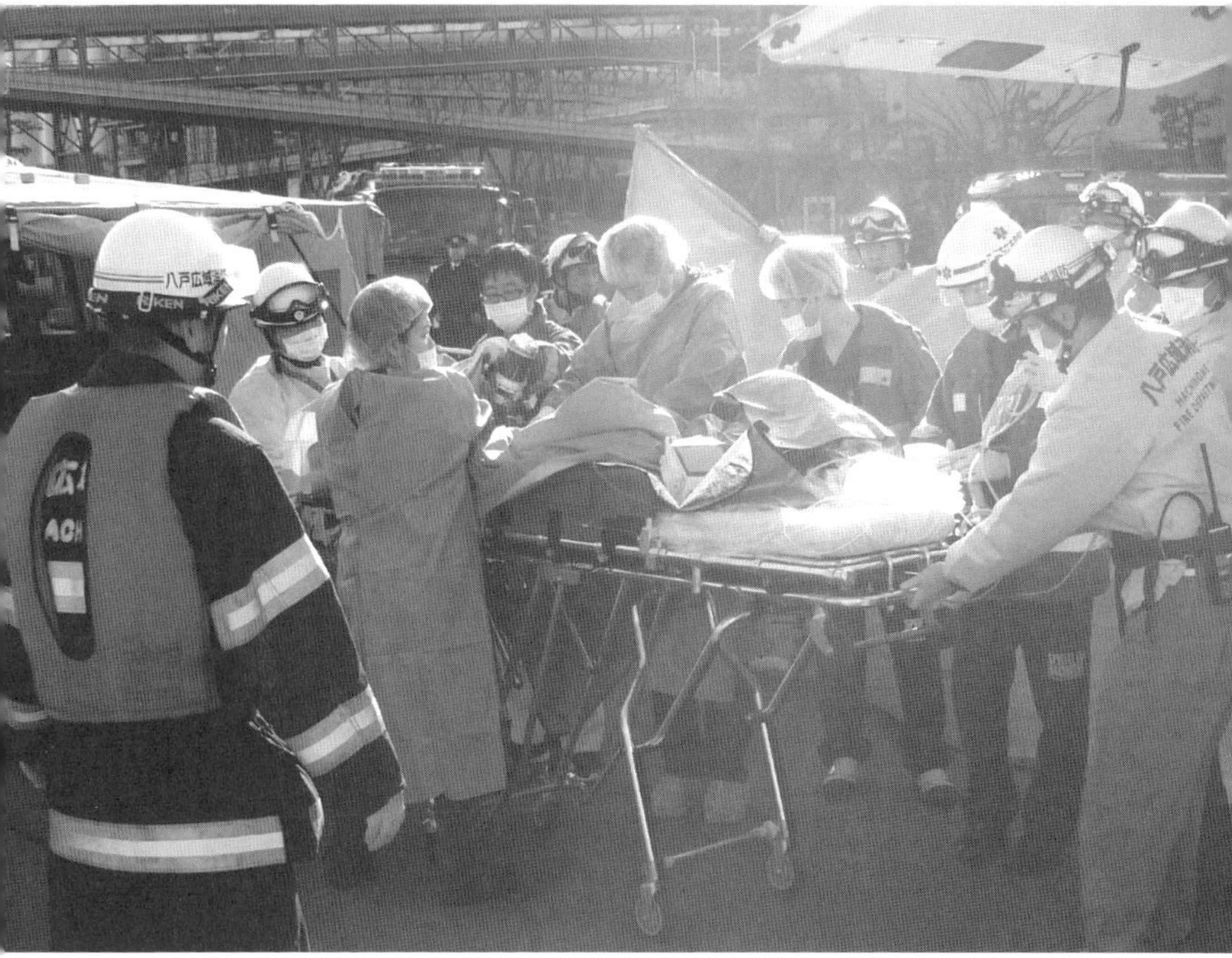

Episode 6

血圧計より自分の感触

2016年の初出動

2016年1月1日のヘリ番は私だった。ヘリの格納庫で、機長、整備長と新年の挨拶を交わした直後の8時26分、CSから「ドクターヘリは出動できるか?」という無線が機長に入った。「これから格納庫から出します。10分後に出動できます」という機長の返事に、「はい、先方に出動可能と伝えます」とCSの声。ヘリの朝の点検はすでに終了していた。私と長谷川医師、それに工藤ナースがドクターヘリ通信指令室へ走り、フライトの準備に入る。

8時38分、八戸ドクターヘリは八戸市立市民病院のヘリポートから離陸した。2016年初の出動だった。元旦の朝日が、階上岳、新井田川の上に見える。ヘリは高度300mで斜めに高度を上げながら右旋回した。左に太平洋が見えた。しばらく飛ぶと目的の集落上空に達した。だが、患者を乗せた救急車はまだ到着していない。ヘリコプターが地上に降りてしまうと無線が通じないことがあるから、救急車からの医療情報をほしいときは着陸地点上空を左旋回して時間を稼ぐ。この日もヘリは救急車からの情報を待って2周目の旋回に入った。ヘリから見える元日の海は穏やかだった。やがて救急隊の無線が入り、「10歳代、心肺停止」という情報を受け取った。

8時48分、八戸ドクターヘリは町の学校グラウンドに着陸。その2分後に救急車も到着した。8時

50分、患者にファースト・コンタクト。患者にはバッテリー駆動の自動胸骨圧迫器「ルーカス」が装着され、作動していた。その場で救急隊長から「接触時CPA（心肺停止）、現在の波形PEA（無脈性電気活動）です」との報告を受けた私は、まず頸動脈と鼠径部の動脈拍動を調べた。頸動脈と鼠径部の動脈の拍動はしっかりしていた。そこで「隊長、ルーカスを止めてください」と指示。「ルーカス止めます」と返事をする隊長に「隊長、収容先は八戸市民病院と整備長に伝えてください」と頼んでふと見ると、開いた救急車の左側面ドアの外で整備長が右親指を立てて、OKサインを出しているのが見えた。私たちのやりとりを聞いていたのだ。

続いて救急隊長が気道チューブを準備するかたわらで、私は人工呼吸で胸の上がりがいいことを目で確認、さらに肺の呼吸音を聴いて異常な音がしないことを確認。さらに右鼠径部の静脈に血管留置針を刺して採血をする。血糖値は２００で低くはない。生理食塩水の輸液５００㎖をすぐにつなげた。また、心臓超音波検査をしたが心臓の動きはいい。

「気管挿管はヘリコプターの中で行います。すぐにヘリコプターに収容します」と隊長に伝えた。

工藤ナースが付き添っていた家族に説明し、ヘリは八戸市立市民病院に向けて離陸した。

ヘリが八戸市立市民病院に着陸したのは9時3分。心臓はよくもった。すぐにERでさまざまな治療が始められ、そのまま救命救急センターで集中治療を継続した。

10代患者の心臓停止の原因を調べるCT検査のために、CT室へ向かっていた9時21分、今度はドクターカー出動要請が入った。八戸市内の住宅で高齢者が餅を喉に詰まらせ、心肺停止状態に陥ったのだ。９時23分、八戸ドクターカーが和田医師と高橋研修医を乗せて出動した。９時31分には現場に到着すると、患者宅前に停車していた救急車の後ろハッチドアは開いており、まさに患者が収容される直前だった。移動するストレッチャーの上では、患者がCPR（心肺蘇生法）を受けていた。

患者が咽喉に詰まらせた餅は、すでに救急隊が現場で取り出していた。患者を救急車内に収容すると、和田医師は胸の上がりを視診し、大丈夫であることを確認。気管挿管の準備をすると同時に、それまで救急隊員が行っていた胸骨圧迫を自動胸骨圧迫器ルーカスに切り替え、呼吸音を聴診したあと、「隊長、出発お願いします」と出発を進言した。それを受け、隊長が救急車を発進させた。カーブで左右に揺れる車内、ルーカスで上下に揺れる体……和田医師はそんな状況の中で、一発で気管挿管を成功させた。患者を乗せた救急車が八戸市立市民病院に到着したのは9時44分のことだった。ERでは、元日勤務の総勢12名の医師と看護師が待ち構えていた。だが残念ながら、その患者の命を救うことはできなかった。

指に感じた患者の脈の強さ

10代患者の救命治療が進められる中、10時16分、八戸より北に位置する町から119番通報が入った。帰宅した妻が倒れている夫を発見したのだという。すぐに救急車が1台出動し、10時21分には現場自宅に到着したが、患者は、右麻痺、意識障害の状態に陥っていた。隊長は脳卒中を疑い、すぐさまドクターヘリ要請をした。消防本部からの要請を受けた八戸ドクターヘリの機長は、この日の朝のフライトで北方面の天候が思わしくないことを自分の目で確認していた。しかし、インターネットや消防の情報をもとに、CSと機長のあいだで協議が行われ、最終的に機長は飛ぶことを決断した。

10時32分、私と長谷川医師、工藤ナースが搭乗したヘリは離陸し、曇り空の八戸を出発した。目的地は北に40㎞だ。高度400mで飛ぶヘリが北に向かうにつれて西の雲が近づいてくる。八甲田山も見えない。「機長、現場まで行けますか？　無理ならドクターカーを走らせます。サンダーバード作戦できますよ」と私が聞くと、機長から「これくらいなら、すこし速度を落とせば大丈夫です」という心強い返事があった。

10時43分、大きな湖近くの駐車場にヘリは着陸した。救急車は先着していた。私と長谷川医師、工藤ナースは救急車内に入った。患者は私の呼びかけで目を開くが、言葉は不明瞭だった。左に麻痺があり、目は右を見つめている。血圧は150とそれほど高くない。脳卒中の症状だ。血糖は167で低くない。首を持ち上げてみると硬い。くも膜下出血が疑われたが、くも膜下出血では片側に麻痺が出ることは少ない。脳出血が髄液に流れているのだろうか？　いずれにしても、すぐにERに運んでCT検査をする必要があった。

「収容は八戸ERだよ、隊長！」という私の声を聞いて、隊長は外に待機していた整備長に「収容は八戸ERです」と伝えた。

そこで私は、患者の血圧の左右差を診る。この患者の場合、血圧は150とそれほど高くない。高血圧でない脳卒中の場合、大動脈解離が考えられる。大動脈解離では血圧の上肢左右差が15～36％に出ることがあるし、心エコーに異常な所見が出ることもある。しかし血圧の左右差に異常はなかった。

その時点で、私は救急車の外にいた患者家族に説明した。

「脳卒中を疑います。これから八戸に向かいます。息子さんは自家用車で八戸市立市民病院に向かってください。今から30〜45分後に、検査結果を携帯電話にお知らせします」

「わかりました。11時半頃ですね」

私は、飛行時間、CT検査時間、方針決定協議時間をざっと計算しながら家族にそう伝えたあと、救急隊員たちの協力を得て、患者をヘリに乗せた。

11時00分、患者を収容した八戸ドクターヘリは駐車場から離陸した。私はヘリが上空まで上がり、水平飛行に移るのを待って血圧を測定した。だが、高血圧を示す数値は出ない。脳出血なら上がることが多いのに……。そこで私は、血圧計の数字より、自分の指に感じる患者の脈の強さと、脳出血の確率の高さから、降圧剤を注射して血圧を下げる治療を開始した。

着陸直前には患者の意識が落ちた。急激な意識の低下は、やはり脳出血だろう。

11時10分、八戸ドクターヘリは八戸市立市民病院のヘリポートに着陸した。すでに、患者を直接CT室へ運ぶことは連絡済みだった。ヘリポートから直接CT室へ向かうと、脳外科医師もCT室で待機していた。そしてCTの結果、脳出血が脳室に漏れ、巨大に広がっていることが判明した。死ぬかもしれない……。私は一瞬そう思った。患者の様子を見て、脳外科医師は「手術します」と即断した。

私は、「家族への電話の約束時間まであと5分です。この番号に電話してください。息子さんです」と私は息子さんの電話番号を伝えた。脳外科医は患者の息子さんと電話で話して、手術の承諾を得たあと、患者とともに手術室に向かった。そして手術は無事に成功した。10代の心肺停止患者も救命救急センターで安定していた。こうして、八戸市立市民病院の２０１６年が始まった。

Episode 7

ツキノワグマの襲撃

携帯電話がつながらない

青森県と岩手県の県境には険しい山脈がそびえている。山の恵みは豊かで、人が立ち入らない山も多い。そこには、ウサギ、カモシカ、タヌキ、キツネ、イノシシ、ツキノワグマなどが生息している。岩手県在住の男性は雪が降りそうなある日の午後、山に入った。歩き疲れたので、腰かけにちょうどいい高さの倒木に近づいた。後ろ向きに腰かけたところ、倒木の下から何か動く気配がした。振り返ると、黒い大きな影が両腕を上にあげて男性に覆いかぶさってきた。腕の先まで入れると、男性の背丈をはるかに超えていた。

クマだ！　そう気がついたが、男性には逃げる間もなかった。ツキノワグマはいきなり襲ってきた。頭に直撃、顔にもう一発、次に右手首に噛みついてきた。倒れた男性は、反撃することもできなかった。もう最期だと思った。自然に大声が出た。その声にひるんだクマは男性の手首から口を離した。男性は力の限り叫び続けた。するとクマは走って森の中に消えていった。

男性は血だらけだった。恐怖で、すぐに現場から逃げたかったが走れなかった。ゆっくり歩いて麓に向かうしかなかった。約1km歩いたが携帯電話はつながらない。男性は血だらけで、麓の親戚の家に向かった。足はやられなかったのでなんとか歩くことはできた。幸運にも親戚は家にいた。血だらけでたどり着いた男性の姿を見て、自宅の固定電話から119番通報した。麓と言っても、まだ山の中で、そこも携帯電話はつながらない不通地帯だったからだ。

15時10分の119番通報を受けて、岩手県の現場消防の救急車が出動、すこし遅れてドクターヘリを要請した。しかし、山の中でなかなか着陸地点を決められない。しかも岩手県ドクターヘリは出動中だった。代わって、八戸のドクターヘリに相談の電話がきた。CSは「天候は問題ない」と判断したが、日没が気になった。なにしろ日没まで30分くらいしかない。ドクターヘリに患者を収容して基地病院に帰ることは可能だろうか？

CSは、ヘリ番の私に電話してきた。私は、クマによる外傷であることと、現場が交通の便が非常に悪いことを考え合わせて、出動することを決めた。機長も、山岳地帯は雲があるが、海岸線を岩手県北まで下りることはできると言う。ただ問題は時間だった。早く離陸しないと現場まで到達できない。日没までの時間が迫っていた。しかし、消防本部から正式の出動要請がなかなかこない。機長、整備長、私、伊藤研修医、工藤ナースは、1分でも早く離陸したいから、ヘリに乗り込み、シートベルトをし、機長はエンジンもスタートさせ、要請を受けたらすぐに離陸できる態勢をとった。

15時30分、待ちに待った正式要請がきた。その数秒後には八戸ドクターヘリは離陸した。ランデブーポイントに患者が来ていれば、ヘリコプタースタッフの現場活動時間を5分に切り詰め、患者をヘリコプターに収容して離陸できるかもしれない。左に太平洋を見ながら機長はそんなことを後方席のわれわれに提案した。だが事態はそう簡単には進まなかった。

岩手の消防が設定したランデブーポイントは、○○市内の高台にある防災へリポートだった。そこから現場までは、車で15〜20分くらいだ。仮に、救急隊が現場活動をテキパキやっても陸路20分は遠すぎる。もう少し近くにないものだろうか。

救急隊の現場到着は15時35分だった。私たちのドクターヘリが離陸したあとで、ようやく患者に接触したようだ。そこで処置をして現場を出発、ランデブーポイントへ向かう。ドクターヘリの現場離陸制限時間の日没まであと20分しかない。はたして間に合うのか？　もし間に合わなければ、陸路で盛岡か八戸へ向かうことになる。

八戸ドクターヘリは、15時45分、ランデブーポイントに着陸した。地元消防の赤車（消防隊の赤い車両）が着陸支援をしてくれた。刻々と時間がなくなる中、私は機長に告げた。

「機長、あと10分待ってわれわれが戻らなければ、ここを離陸して八戸へ帰ってください。われわれは患者を陸路搬送しますから」

「はい、わかりました」

日没は16時9分だ。しかし、患者を乗せた救急車はまだランデブーポイントに到着していない。われわれは消防の赤車に乗り込み、救急車とのドッキングを目指して、ウーウーとサイレンを鳴らしながら山に向かった。もし、すぐ救急車が来れば、すぐそれに乗り込んでランデブーポイントへ戻り、ドクターヘリを使えるかもしれない。幸運を祈りながらの走行だった。

時間切れで陸送に

20分近く走ったところで、前方から来た救急車とドッキングした。残念ながら、すでに機長と約束した時間の10分を超過していた。すでにヘリは離陸したあとだった。

16時5分、私たちは救急車に乗り移り、患者の診療を始めた。冷や汗あり、呼吸は早い。血圧はよし。出血部位は救急隊の圧迫包帯と三角布で止血されていた。顔面と頭部に激しい傷があり、右手首の肉が削げている。診察と超音波診断で、胸と腹に外傷がないことを確認。輸液を開始して止血剤のトランサミンを注射した。

問題は患者をどこに運ぶかだ。八戸市立市民病院までここから約1時間、直近の病院なら20分、盛岡までは2時間だ。私は初期治療が終わった段階で直近の病院に電話した。しかし、「クマ外傷は重症なので、八戸か盛岡に運んでほしい」という返事だった。

となると八戸しかない。救急車は県境の峠を越えて八戸に向かった。

救急車が八戸市立市民病院に着いたのは、17時5分のことだった。そのとき、数時間前に飛んだ南側の空には星がきれいに輝いていた。そして1週間後、患者は元気に転院していった。

Episode 8

心臓カテーテル室の総力戦

痛みに暴れる患者

私と伊藤研修医がヘリ当番だったある日の13時52分、「三戸町で50歳代の男性が胸痛」との119番通報が入った。連絡を受けた救急車は13時57分、現場に到着した。冷や汗があり、持続する胸痛を訴え、痛みが強いのか同じ姿勢をとれず動き回る。暴れるという言い方もできるほどだった。

それを見た救急隊長は、八戸広域消防本部の指令救急課にドクターヘリ要請を進言した。指令救急課は、八戸市、おいらせ町、三戸町、階上町、田子町、新郷村、五戸町、南部町からの救急要請をすべて一括して受ける司令塔だ。着陸地点を瞬時に判断し、ドクターヘリ出動要請ホットラインの電話を鳴らす。その消防本部指令救急課から八戸ＣＳに、14時1分、ドクターヘリ出動要請が入った。ランデブーポイントは「ボートピアなんぶ」の駐車場。アスファルト舗装が広く、着陸しやすいランデブーポイントだ。

要請から4分後の14時5分、私と伊藤研修医、工藤ナースを乗せた八戸ドクターヘリは離陸した。この日、3回目の出動だった。窓ガラスにへばりついて、手を振ってくれる患者さんがいた。もちろん手を振り返す。高度400ｍで馬淵川を越え、名久井岳に近づいたところで高度を下げる。

そのとき、「三戸救急3より、八戸ドクターヘリどうぞ」という無線が入った。「意識清明、脈拍90、暴れるため血圧は測定できない。橈骨動脈は触れる」と患者の情報を伝えられる。暴れるほど胸痛が強いというのは、大動脈解離のときによく見られる症状だ。大動脈痛だろうか？　それとも、よくある心筋梗塞か？　暴れる原因が胸痛なら、痛み止めの医療用麻薬を使えば痛みは軽くなる。暴れる原因が単なる不安なら鎮静剤を使えばいいが、病態に応じて薬を選択する。それが救急医だ。

麻薬や鎮静剤を使うと、意識判定や痛みの場所の特定、血圧の判断ができず、正しい診察ができないことがある。しかし、現場の救急医がそれをふまえて、投薬前に正確に診断している。そしてその判断が病院での診察に使われる。整備長が室内通話で、「暴れる患者はヘリコプターに乗せられません」と話しかけてきた。患者が後部席で暴れると、安全飛行ができないからだ。「大丈夫、きちんと鎮静しますから」と答える私に、整備長は真剣な口調で「お願いします」と言った。

14時13分、着陸態勢に入ったEC135から、白い救急車が見えた。車の屋根に「三戸3」と大きな文字で書いてある。ひと足先にランデブーポイントに着いたようだ。ヘリは、赤車の消防隊に誘導されて着陸。整備長が先に左前ドアから降り、左後ろドアを開けてくれた。

われわれ医療スタッフは自分でヘリのドアを開けない。整備長が着陸地点の安全を確認し、救急車の止まっている方向を確認して、都合のいいドアを1枚開ける。そしてヘリの後部に乗っているわれわれはそのドアから外へ出た。

救急車は左前方に停車していた。消防隊員が1名、救急車のそばにいて、「こちらこちら」と手招きしてくれた。私が左側面ドアから、伊藤研修医と工藤ナースは後ろハッチドアから、救急車内に入った。患者男性は、救急車のストレッチャーの上で、腰を曲げたり、足をのばしたり、寝返りをうったりと、絶えず動いていた。会話は可能で気道は保たれていたが、呼吸数は早く、経皮酸素飽和度は100％だ。患者のただならぬ様子を見て、私は、心筋梗塞か大動脈解離だと直感し、まず痛み止めの麻薬を使い、それから鎮静に入った。鎮静剤を使いすぎると、意識を消失し、呼吸が止まる。そうなれば気管挿管することになるが、この患者の場合、上手に鎮静すればドクターヘリで運べるし、気管挿管も必要ない。

麻薬に続いて、麻酔導入薬・鎮静薬のミダゾラムを5㎎静注すると、ようやく患者の体動は治まった。そこで、伊藤研修医と共同で、心電図12誘導をするための電極を貼った。タブレットに映し出された心電図12誘導を見ると、心筋梗塞に特徴的な波形であるＳＴが上がっている。やはり心筋梗塞だった。そのデータを、インターネット回線で八戸ＥＲへ伝送する。血圧は97、呼吸数は27、脈拍は59。そこで血管拡張作用があるニトログリセリンを使ってみる。案の定、胸痛が軽減した。

「胸の痛みどうですか？」

「楽になりました」

直前まできちんと会話もできなかった患者だが、麻薬、鎮静、ニトログリセリンの効果で多少は楽になったようだ。伊藤研修医が心臓エコー検査をする。大動脈解離で見られる心嚢液はないし、心筋梗塞で低下する心臓の動きも悪くない。また、大動脈解離で見られる両手首の脈拍の強さに左右差もない。だが顔色はまだ不良だし、いつ心臓停止が起きないとも限らない状態だ。そこで私は一刻も早く八戸市立市民病院へと向かうことを決めた。

その頃、八戸ＥＲに送信された心電図は、ＥＲで確認されると同時に、循環器医師の持つタブレットでも同時に確認されていた。年齢、男性、症状、身体所見、心電図より、心筋梗塞の可能性がかなり高い。

循環器医師と藤田医師が、スタッフたちと「これだけ条件が揃っているなら、ヘリポートから直接心臓カテーテル室に患者を入れようか」と相談する。そのほうが早く治療ができるからだ。全員が同意した。実は、ヘリポートから心臓カテーテル室への直接の移動は今までやったことがなかった。まずERで受け入れ、超音波診断やCT検査などを経て、病気の原因を突き止めたうえで、それにふさわしい治療法を決定して行うのが通常だ。だが、この患者の場合は心筋梗塞であることは疑いようがなかったし、なにより一刻の猶予もなかった。そこから、病院の総力戦が始まった。ナース、技師、医師、事務、多くの人間が、数分後に運ばれてくる、まだ見ぬ1人の患者にために動き出した。

ヘリポートから心臓カテーテル室へ直行

14時28分、患者を収容した八戸ドクターヘリは離陸し、八戸市立市民病院へと向かった。現場滞在時間15分で離陸した八戸ドクターヘリが、高度400mで水平飛行に入る。飛行予定時間8分だ。実は、現場活動時間を短縮するために省略したことがあった。それを飛行中に行った。心電図12誘導モニターの画面では、はっきりとST上昇が見えていた。

「工藤さん、採血をしよう」という私の指示に、工藤ナースが患者の腕にゴムの駆血帯《くけつたい》を巻き、針を肘の血管に刺して心臓カテーテル治療に必要な検査用の血液を患者から抜いて、試験管に入れた。

14時36分、ドクターヘリは、八戸市立市民病院に着陸した。伊藤研修医は、先ほど工藤ナースが採血した血液試験管を持ってERに走った。血液検査を至急開始するためだ。待ち構えていた藤田医師たちは、ヘリポート玄関内で患者をストレッチャーに乗せ換えた。私と工藤ナースは、患者に付き添って心臓カテーテル室へ移動する。

心臓カテーテル室には、中央に患者の寝る台、その奥に10台くらいの各種モニター、手前にはカテーテル治療を行う広いスペースがある。さらにその手前は、放射線を通さないガラスで仕切られており、放射線操作機械が並び、壁には数えきれない特殊治療器具が並んでいる。

循環器医師とME（メディカルエンジニア）、そして放射線技師が着替えを済ませて、その心臓カテーテル室で待ち構えてくれていた。患者が血管造影装置の台に移され、患者の鼻に酸素が流された。そのとき、ERナースが循環器医師に「ご家族が到着しました」と話しかけた。

患者の家族は偶然にも八戸市内で働いていた。その家族に現場の救急隊から連絡を入れてもらっていたのだ。循環器医師は、家族に治療の説明をするためにERナースとともに席を立った。一方、心臓カテーテル室では、てきぱきと準備が進められた。そして心臓カテーテル手術は成功した。

翌日、私は顔色が回復した男性と話した。

「ドクターヘリの今明秀です。胸の痛みはどうですか？」

「おかげさまで、すっかり治りました。ありがとうございます」

「どういたしまして」

Episode 9

救急車での開胸手術

一刻の猶予もない

歩行者が車にはねられ、救急車が出動した。同時に、八戸市立市民病院ERでダイレクトコードブルーPHSが鳴る。ドクターカーに乗るのは丸橋医師と私だ。ドクターカーは夜の街を、サイレンを鳴らして猛スピードで走る。国道45号線は片側3車線。運悪く、前方の信号は赤だが、ウーウーサイレンを鳴らし、「ドクターカーが交差点を通ります」と電子音を響かせながら交差点に進入する。すべての車線が停止した。そこに八戸消防指令課から「救急隊現場到着。男性1名。CPA波形はPEA」という無線が入る。つまり、心電図波形があるのに、脈が触れない状態だ。

「ドクターカーはあと3分で到着予定」と丸橋医師は答える。

現場に到着すると、広い片側2車線の道路の左路肩に、銀色の車がフロントを道路標識にぶつけて停車していた。フロントガラスはくもの巣状にヒビが入っている。事故の衝撃でドライバーの頭がぶつかったのだ。事故の様子から推測するに、患者は頭部外傷の可能性が高い。しかし患者の影は見えない。救急車のハッチは閉まっていた。患者が救急車に入っている証拠だった。

私と丸橋医師は、ドクターカーのドライバーに「開胸手術セットが必要なとき、声をかけますから」と声をかけるとドクターカーを降り、救急車のドアを開けた。救急車の中では、CPRが行われていた。患者男性は60歳くらい。胸郭左に変形がある。頭部は後ろで出血している。すぐに丸橋医師が気管挿管の準備を始める。

「隊長、現場時間はいま何分?」と私が聞くと、「15分近いです」という返事。救急隊が現場に到着してから15分経っているということだ。八戸では救急隊の現場活動時間は15分以内が目標だ。

「それじゃ、すぐに車を出して」と私が言うと、救急車は八戸市立市民病院に向かって走り始めた。その車中で丸橋医師が気管挿管する。口の中が血だらけで、苦労しながらだったが成功! 胸の上がりはよい。頸静脈の腫れはなし、皮下気腫なし、呼吸音は左が弱い。

CPRの合間に呼吸音を確認した。私は腕から輸液路《ゆえきろ》をとろうとするが失敗。次も失敗、そして次も失敗、さらに失敗。しかし、出血性死の原因は、腹部、骨盤、胸部だ。輸液路をとりやすい鼠経からの点滴だと、腹部と骨盤から出血が増えるかもしれないから、あくまで腕からの輸液路を確保したい。5回目でやっと輸液路確保に成功し、アドレナリンを1㎎注射した。

続いてFAST(Focused Assessment with Sonography for Trauma:迅速簡易超音波検査法)を行う。FASTとは、外傷患者の体腔内に液体貯留がないかを超音波で調べる検査だが、心嚢液の溜まりと左大量血胸があることは判明した。心嚢とは心臓をつつむように存在している袋状の膜だが、そこに心嚢液と呼ばれる液が溜まっているのに加え、左の胸腔内に出血した血液が大量に溜まった状態になっていた。心臓破裂を疑う。心電図波形はPEA。一刻の猶予もなかった。私はすぐに現場での開胸手術を開始することを決意した。

丸橋医師がメスを握る。左乳頭の下を斜め上に向けて切開する。最初は強く引く。これで皮膚から大胸筋《だいきょうきん》まで一気に切開する。続いて、第5肋間を右指で確認し、そのラインに沿ってメスを走らせる。内側は大胸筋、腋窩《えきか》側は前鋸筋《ぜんきょきん》を切開する。

3番目のメスさばきで肋間筋《ろっかんきん》を優しく切る。そして、右指を強く肋骨のあいだに差し込む。抵抗を感じ、そしてそれがなくなり抜けたら、胸膜に穴が開いた証拠。そこで指を抜いて、左の人差し指と中指を穴に入れ、2本の指のあいだをハサミで左右に切る。普通なら、それでピンク色の肺が見えるはずだった。だが、見えたのは大出血の海だった。生あたたかい赤い血が吹き出し、救急車の床に血液がしたたる。大量血胸《けっきょう》だ。さらに、心タンポナーデもあるはずだった。血液が心膜のあいだに大量に貯留することにより、心臓が圧迫され十分に拡張できない状態だ。

そのとき、「病院に着きました」という隊長の声が聞こえた。夢中で蘇生手技を行っていたせいで、病院到着にも気づいていなかった。救急車が、バックしてERの玄関に入り、停車した直後に後ろドアが開いた。待ち構えていた明石医師が私に尋ねた。

「輸血は緊急O型ですか」

「そうだ」

オレンジ色のバックボードに載せられた男性は、ERベッドに移された。

「開胸心マッサージして」

私は次々に指示を出す。

患者の左胸からの血液の流れが止まらない。

「おかしい。心臓破裂ではないぞ。肋骨骨折も数本、肺損傷も軽い。それで、大量血胸の考えられる原因はただ1つ、胸部大動脈損傷だ。人工呼吸をやめて、大動脈損傷部を見るよ。大動脈損傷なら、好《こう》発《はつ》部《ぶ》位《い》は左鎖骨下動脈分岐のすぐ尾《び》側《そく》だ。そこを診るよ」

すぐに人工呼吸を止めて診てみると、果たして胸部大動脈損傷だった。完全にちぎれていた。これでは、救命不能だ。私たちは救命を断念せざるを得なかった。

進まない移動緊急手術室「ドクターカーV3」の導入

実はこの頃、私は「ドクターカーV3」をなんとか実現しようと活動していた。ドクターカーV3を現場出動させ、現場で手術や緊急処置をすることに対して「待て」が出て、3ヵ月が経っていた。手術室以外で手術を行うことに疑義があるというのだ。

だが、緊急手術は設備の整った手術室で行うとは限らない。あるときは、ドクターカーで、ドクターヘリで、救急車で、そしてあるときはERや集中治療室で……。

救急医は優先順位を考える。ABCDE&ダブルI——すなわち、A：Airway（気道評価）、B：Breathing（呼吸評価）、C：Circulation（循環評価）、D：Dysfunction of central nerve system（中枢神経障害の評価）、E：Exposure & Environmental control（脱衣と体温管理）と、Infection（感染予防）、Ischemia（虚血）の順だ。つまり、循環や呼吸や中枢神経が危機的状況であれば、感染予防にこだわらない。清潔環境の手術室に移動して手術することにこだわらない。ドクターカーV3を使えば、助かる患者もいたかもしれない。私は歯がみする思いに駆られていた。

Episode10

十和田湖畔で心肺停止

雪で視界不良

ある日、低気圧が日本列島を襲った。八戸上空は曇り空で、西の八甲田山も、南西の十和田湖外輪山も見えなかった。その日のドクターヘリ当番は、私と上舘ナース、それにフライトナースのトレーニング中の野村ナースだった。野村ナースは最終評価を受ける日で、合格すれば次回からは一人前のヘリナースとしてひとり立ちすることになっていた。

そんな中、午前7時55分にドクターヘリの要請があった。「十和田湖畔の自宅の外で男性が倒れていた」という。しかし、十和田湖畔の天候は雪。CSの判断は、十和田湖へのドクターヘリの出動は不可能というものだったが、私は、「救急車が山を下って十和田市に近づけば、雲が薄い場所があるはず。そこでランデブーするのはどうだろうか」と提案した。現場の指揮をとる消防もその案に同意し、救急隊を現場に向けて出動させた。

救急隊が現場に到着したのは8時だった。男性に対し、家族がバイスタンダーCPR（救急現場に居合わせた人による心肺蘇生法）を行ったということだったが、心肺停止状態だった。

すぐに救急隊員によるCPRが始められ、救急車は男性を乗せて、8時20分に現場を出発した。しかし、直近の病院まで1時間以上かかる。まして大雪だ。視界も悪いし、道路もでこぼこでタイヤは雪で滑る。救急車はスピードを抑え、安全走行で山を下り始めた。

一方、八戸市立市民病院のドクターヘリは始業前点検を終えて、8時31分に離陸した。進路は北西。先に見えるはずの八甲田山は雲の先だった。ヘリは雪の状況を見ながらの飛行となった。おいらせ町《ちょう》上空まで飛んだところで、機長が言った。

「視界がよくありません。十和田湖近くの焼山までは飛べません。ランデブーポイントを、その麓の奥入瀬《おいらせ》ろまんパークに変更します」

消防は、すでにポンプ隊を焼山スキー場に配置していたが、そのポンプ隊からもドクターヘリに「視《し》程《てい》がよくない」という情報が入る。確かに、西側には分厚い雪雲が見えていた。ヘリは六戸町に近づくと、雲が西から流れてきて状況はますます悪化した。機長の口から「ろまんパークまでも無理です。十和田市陸上競技場に降ろします。天候が悪化しています」という苦渋に満ちた声が漏れた。そのときまで、ろまんパークにも着陸支援のポンプ車が到着していたが、整備長が消防指令課に無線を入れた。

「ろまんパークまでも進行できない。十和田市陸上競技場に着陸します。着陸支援お願いします。また、ドクターとナースを現場まで投入お願いします」

つまり、十和田市陸上競技場に降りた私たち医療スタッフを車輌に乗せて前進させ、患者を乗せて十和田市陸上競技場に向かっている救急車と、どこかで合流させてほしいというわけだ。それを受け、消防はポンプ車1台と指揮車1台を十和田市陸上競技場に向かわせた。八戸ドクターヘリは十和田市上空を左旋回しながら着陸支援が整うのを待った。4回目の旋回中に消防の赤い指揮車が近づいて来るのが見えた。整備長はその赤車に向かって、「これから着陸態勢!」と無線を入れた。

指揮車が陸上競技場横に停車すると、刺し子の黒い消防服に白いヘルメットをかぶった男たちが走り出る。冬場の陸上競技場は、常にドクターヘリ着陸に備えて雪が踏み固められている。消防のドクターヘリ支援態勢に感謝だ。八戸ドクターヘリは白い雪煙を上げて、踏み固められたサークルの中心に着陸した。整備長が開けた左後ろドアから、私とナースが外へ出ると、消防隊が走り寄ってきた。

「救急バッグを持ちます」と若い消防隊員が私の手から、青い救急バッグを受け取った。

私たちが赤い消防指揮車の後部席に乗り込むと、助手席に座っていた隊長の川村救急救命士が、「これから、焼山方面に車で移動します。よろしくお願いします」と言い、状況を教えてくれた。十和田湖から山を下りてこちらに向かう救急車は、現在、国立公園十和田湖で有名な奥入瀬渓流沿いの道路を走っているという。指揮車は、われわれ3名を乗せて、ウーウーサイレンで出発した。

「ドクターカーV3」出動も検討

道路は雪ででこぼこ。緊急走行だがスピードは出せない。左にろまんパークが見えてきたが、すでに着陸支援のポンプ車の影はなかった。指揮車はサイレンを鳴らしながら山道を上がる。川村隊長が後ろを振り向いて伝えてくれる。

「あと6分で、患者を乗せた救急車とドッキングします」

この段階で私は、7月に正式導入したばかりの移動緊急手術室「ドクターカーV3」の出動も検討した。できるだけ早く手術を始める必要がある中、患者に残された時間はどんどん残り少なくなっている。ドクターカーV3はこんなときのために準備したものだ。

「川村隊長、患者が低体温症による心停止であれば、ドクターカーV3を出します。その判断は、患者接触してすぐに、私が決定します」

「了解、V3とのランデブーポイントはどこにしますか?」

「六戸消防でお願いします。念のため、根まわしお願いします」

川村隊長はすぐに、消防指令課に準備の無線を入れた。そのかたわらで、私は携帯電話でダイレクトコードブルーPHSを鳴らした。

「はい、ダイレクトブルー伊藤です」

「ドクターヘリ、今明秀です。陸路、十和田湖の焼山へ向かっています。男性はCPA。偶発性低体温症であれば、復温、蘇生目的PCPS(人工心肺装置)を行う。ドクターカーV3の用意をしておいて。要請は患者に接触してから決める」

「はい、わかりました」

指揮車は、救急車との打ち合わせであらかじめ決めておいた、酒屋さんの店先の駐車スペースに停車した。ちょうど、酒店の店主が除雪ブルドーザーを操作しているところだった。川村隊長が事情を説明する。その1分後、救急車がピーポーサイレンを鳴らしながら近づいてきて、指揮車の後ろに停車した。9時14分、私が左側面ドアから、ナース2名は後ろのハッチドアから、患者が待つ救急車に乗り込んだ。

救急車内では、私とはそう年が違わないと思われる患者に、若い救急隊員が2名で「助けなきゃ、助けてみせる」とばかりに懸命にCPRを行っていた。救急隊員から「心電図波形は心静止。瞳孔も散大」との説明がある。私は、彼らが焦ってまわりが見えなくならないように現場を統制する。

「大丈夫ですよ。これからメスを使いますから、気をつけてくださいね。いったん胸骨圧迫をやめてもらうときもありますが、ちゃんと合図を出しますので、大丈夫ですよ」

これから行うさまざまな処置に驚かないよう、やさしく救急隊に声をかけつつ、患者の頸部、胸部に消毒のイソジンを塗った。それと同時進行で、淡路ナースは20Gで血管を確保する。まさに阿吽《あうん》の呼吸だ。続いて気道確保に移る。

患者の顔面は外傷で血まみれだ。胸骨圧迫の救急隊の手の安全を確保しつつ、輪状甲状靱帯切開を行う。用意したのは6㎜気管チューブだ。チューブの中にはスタイレットを入れておく。そして喉仏の3㎝くらい尾側の皮膚にメスを入れ、一気に気管の中まで進め、その切れ込みに用意した6㎜気管チューブを進めていく。6㎜チューブが深くならないように進めると、すぐに皮膚の高さでチューブを指で持ち、バッグバルブにつなげてバッグを押した。胸が上がる。人工呼吸は成功だ！

そこで胸骨圧迫の担当者を変える。連続2分すると、疲れて胸骨圧迫の質が落ちるからだが、患者の胸郭は、1回1回の胸骨圧迫で不自然に変形する。あばら骨が多数折れている証拠だ。そして、その下の肺がつぶれていることが多い。おそらく、すでに肺破裂が起きているだろう。肺に怪我の穴がある状態で新たに人工呼吸を開始したために、肺の穴から空気がたくさん漏れて緊張性気胸になるはずだ。緊張性気胸とは、肺の穴から胸郭に空気がたくさん漏れて心臓を圧迫する状態で、血圧が低下して酸素化が低下する。

現場での心臓マッサージ

そこで私は、クラッシュプロトコールを行った。両側胸部が圧し潰される外傷のときに、簡単な診察のみで両側の胸に小切開を入れて、おそらく起こっていると思われる肺破裂による緊急性気胸を排除する方法だ。私はまず右胸郭を緊急開胸してメスを3㎝入れた。すると開放された右胸郭から「ボスーッ」という脱気音とともに、たまりかねたように空気が出てきた。右緊張性気胸だった。左も同様にメスを入れたが、こちらからは脱気音がしなかった。続けて、人差し指ほどの太さの胸腔ドレナージチューブを留置する。

アドレナリンを投与した淡路ナースは、現在時刻を告げるとともに「アドレナリン1㎎静注」と隊長に伝え、続けて止血薬のトランサミンを注射する。外傷性ショックの原因の95％は出血だから、いま患者はどこかで大出血を起こしている。救命するには止血処置が必要だ。トランサミンはそれを補助する。

脱気音のあとの胸骨圧迫とアドレナリン投与で心臓が動くかと思ったが、心電図波形は心静止のままだ。「左開胸します」という私の言葉に、淡路ナースはすみやかに反応して介助につく。オレンジ色の外傷バッグから、開胸手術セットを取り出す。

私は「救急隊はいったんCPRを止めて手を放して」と声をかけ、右手に持った丸い刃のメスで一気に12㎝ほど皮膚を切開した。左前側方開胸——救急室緊急開胸手術でよく使う手技で、皮膚、大胸筋、肋間筋、胸膜と切り込んでいく。左開胸は成功、肋骨と肋骨のあいだが3㎝ほどに広がった。そのあいだに開胸器を入れる。歯車を時計まわりに回すと、開胸器の幅が少しずつ開く。5㎝ほど開いた時点で、私は右手を胸に入れた。そして、わずかに開いた隙間に入れた手で、患者の肺をよけながら心臓をつかんだ。心臓は温かく、内腔のボリュームも十分だ。

これはいけるよ。戻ってこい！　私が20回ほど心臓を直接圧迫したところで、患者の心臓は動き始めた。願いが通じた！　止血のための大動脈遮断を手探りで行い、ヘリ収容の準備を開始した。救急車からヘリへ移動するときに、患者の左手が動いた。

「よし！　搬送に気をつけて！」

通常、ドクターシートは患者の頭側だが、左開胸をしているため、私は患者の左側のナースシートに乗り込んだ。そして救急車内でかけた大動脈遮断を確認する。今度は、左側がよく見える。救急車内では、患者の左側は壁になっているため、左開胸手術は難しい。そのとき、徐々に患者の心臓の動きが弱くなってきたのが見えた。アドレナリン投与の指示を出す。

アドレナリンを投与した淡路ナースは、私に人工呼吸器の設定値を確認し、呼吸のホースを接続する。輪状甲状靱帯切開からの挿管チューブは深く入りがちだが、救急隊はしっかり把持《はじ》してくれた。気道管理は完璧だった。Speed（迅速性）、Skill（手技）、Stream（流れ）の3Sがうまくいっている。困難な現場でも、救命処置がうまくいくときには奇跡が起こる。

私たちは劇的救命を信じて処置を続けた。しかし、アドレナリン投与にもかかわらず、さらに心臓の動きは弱まり、PEA（無脈性電気活動）になる。私はヘリ内で再度、直接心臓マッサージを開始した。淡路ナースは時間管理を行いながら、アドレナリンを投与してくれる。病院到着2分前に心拍再開した。ヘリポートには、術衣を着た栗原医師と山内医師が迎えに来てくれていた。気道管理は村田医師が引き継いだ。ERでは、野田頭副所長がスタンバイしていた。

野田頭副所長は、まず右開胸を追加し、右の肺に穴が開いていることを確認。そこで、胸骨を横断して左右の開胸創をつなげ、クラムシェル開胸（左胸腔と右胸腔の両方を切開、ホタテ貝の貝殻が開くように開胸する）に拡大した。フライトスーツの上に水色の手術ガウンを着た私は、患者の右鼠径部の動脈に太い針を刺し、そこから大動脈遮断バルーンを進める。そして開胸大動脈遮断鉗子《かんし》を外し、大動脈の中から動脈を閉塞する。大動脈の中で、バルーンを大きく膨らましたり、小さくしたりすることで、遮断の強さを自由にコントロールできる。急速輸血とともに心臓の拍動が大きくなった。拍動が大きくなれば、大動脈遮断を弱くする。

うまくいっている。循環が回復し、顔色がよくなる。ここからが根本治療――手術室での勝負だ。急いで、救急外来から手術室へ移動し、肺の損傷を修復する手術を行った。手術はうまくいった。患者の循環はさらに安定、救命救急センターに入院となった。心停止時間は31分と長かったが、低酸素性脳症は免れてほしい、私はそう願った。

手術終了後に初めてCTを撮った。目を覆いたくなるような画像だった。体のあちこちやられている。脳の障害もあった。奇跡を信じて、集中治療を行った。しかし、患者の意識が戻ることはなかった。命はつなぐことができたが、意識を戻すことができなかった。患者の笑顔を見たかったが、かなわなかった。

Episode11

救えなかった命

幼児の交通事故

ある日の夕方、幼児はワゴン車にひかれた。家族はすぐに毛布であたため介抱し、119番通報した。すぐに救急隊とポンプ車が同時出動した。ちょうどそのとき、ドクターカー当番の木村医師と栗林医師は八戸市立市民病院から2㎞の別の事案に対応中で、八戸市立市民病院ERに、「間もなくERに患者を運び入れる。今、気管挿管している」という無線を入れた直後だった。

17時46分、ドクターカーに「幼児交通事故、車に轢かれた、ドクターカードライバーは、ドクターカーを病院まで走らせてほしい」という無線要請が入ってきた。無線に出たドクターカードライバーに、「現場は木村医師と栗林医師に任せて、カラのままで八戸市立市民病院に戻ってこい」という指示が出された。ドライバーはすぐに現場を離れ、病院へと向かった。

同時に、八戸市立市民病院のERにいた藤田医師のダイレクトコードブルーPHSが鳴り、「ドクターカーを病院へ向かわせた、医師現場出動できるか？」という連絡が入った。

「ドクターカーが病院に向かっているのであれば、すぐに準備します」

藤田医師と東医師は、ドクターカーバッグを玄関に出し、ドクターカーの帰りを待った。交通事故の現場は、ドクターヘリの活動時間なら間違いなくドクターヘリが出動する距離だった。しかしもう日没で、ドクターヘリは使えない。だから、患者を乗せた救急車には八戸市立市民病院を目指してもらい、ドクターカーは救急車を目指して走り、一刻も早いドッキングとファースト・コンタクトを目指すのだ。ドクターカードライバーは、赤色灯をつけて、病院へ向かう下り坂を高速で下り始めた。17時55分、ドクターカーがERに横づけされた。待っていた藤田医師、東医師は、後部席の左右のドアを開けて、ドクターカーに飛び込んだ。行き先は、消防と連動しているカーナビに赤い線で出ていた。ドクターカーはサイレンを鳴らして出動した。

一刻を争うドッキング

交通事故の現場には救急隊が先着した。幼児の顔色は不良、頻呼吸、橈骨動脈触れず、ショック状態だった。救急隊は幼児をバックボードに固定し、現場を出発し、八戸市立市民病院のある南を目指した。救急車には、ドクターカーが北上していることが伝えられた。隊長は、頻呼吸が激しいことから、出血性ショックを心配していた。

ドクターカーは、7km走った国道で救急車とドッキングした。藤田医師と東医師が接触する。幼児は、目は開くが、ぐったりしていた。顔色が悪い。橈骨動脈も触れない。呼吸音が問題ないことを確かめた。2人が移乗したあと、すぐに走り出した救急車の中で輸液を開始する。だが、針が血管にうまく刺さらない。すぐに、骨髄内針を使う。緊急時に末梢静脈確保が難しいときには、下腿の骨に針を穿刺し、そこから薬剤を投与するのだ。骨髄内針はうまく刺さった。それに生食(生理食塩水)をつなぎ、急速輸液を開始した。

超音波で腹部損傷を診るが、異常ない。しかし血圧計は78だ。おかしい。低い。きっと出血源があるはずだ。幼児の冷たく、湿った腕を触りながら、藤田医師は、ダイレクトコードブルーPHSに「幼児、ショック、輸液は、骨髄内針で確保しました」と連絡を入れた。移送中、幼児の顔色はどんどん悪くなった。ERに着いた頃には、鼠径動脈は触れなくなっていた。

全力を尽くしても……

八戸市立市民病院到着後、私はERですぐに腹部開腹手術に取りかかった。開腹すると、肝臓が大きく砕け、肝臓を圧迫する止血タオルも無力だった。不思議なことに、術野から冷たい血液が湧いてくる。やはり、下大静脈が破れているのか？　だとしたら最重症だ。肝臓をそっと背中側に押し込め、下大静脈の穴を肝臓で塞ごうとした。それでも出血は続いた。

「両側開胸するよ。断ちバサミを出して」

私の指示に前田ナースが、あらかじめ滅菌しておいた工業用ハサミを渡してくれた。左は第5肋間、右は第4肋間で開胸し、あいだの胸骨を断ちバサミで切断する。クラムシェル開胸だ。

直接下大静脈を縫合するために視野をつくる。頭側からは、温められたFFP（Fresh Frozen Plasma：新鮮凍結血漿製剤）を入れる準備が始まっていた。

「低体温、アシドーシス（酸性血症）、血液凝固障害、ショック遷延、死の三徴《さんちょう》が出ている。だけど、圧迫だけでは止血できない。救命率は低い」

私は、肝臓右を切除し、下大静脈を縫合する心づもりでいた。右心房を切開して、5㎜気管チューブ（カフ付）を心臓、そして下大静脈に進める。カフとは、気管チューブの先端にある風船状のもので、それを膨らませて、下半身から流れてくる血液を肝臓周囲に回さないようにすることができる。

あらかじめ、5㎜気管チューブの手前から8㎝のところに、横穴を2つつくっておく。そうすることで、下半身の血液は気管チューブの中を通って心臓に帰る。また、右心房の壁には細糸を縫ってかけておき、5㎜気管チューブと右心房の壁を細糸で縛る。これで肝臓には、下大静脈から血液が行かなくなり、視野がとれた。

「よし、右肝臓を切除する。右肝静脈を結紮《けっさつ》するよ。右肝静脈の切れた下大静脈を縫合止血する」はずだった。だが、最悪の状態であることがわかった。下大静脈と肝臓をつなぐ、右、左、中肝静脈がすべて完全断裂していた。下大静脈と肝臓がつながりを失う。その距離4㎝ほど。下大静脈に穴が2つ開いていた。さらに肝臓は、右だけでなく、左まで破裂していた。これでは救命不能だ。外傷重症度はＡＩＳ（Abbreviated Injury Scale：外傷の種類と解剖学的重症度を表すコード体系）は6点で救命不能の判定だった。

ただただ悔しかった。ドクターカーが現場へ出て、輸液開始。ＥＲで輸血、大動脈閉鎖、そして手術もした。しかし、現実は救命不能な大怪我。私は、まぶしい光が当たるＥＲのベッドから離れて、家族の待つ部屋に移動して言った。「助けられない大怪我でした。全力は尽くしましたが……」。残酷な結果だった。

Episode12

山で3日間遭難の男性

防災ヘリとコラボレーション

キノコ狩りで十和田湖北の山に入った男性が、2日経っても帰ってこないということで、家族から消防に捜索願が出された。捜索にあたったのは、青森県防災航空隊所属の防災ヘリ・しらかみだった。約4時間の捜索の結果、男性を発見した。しかし風が強く、ホバーリングも容易ではない。しかも、しらかみの燃料は底を突いていた。しらかみは給油のため、いったん基地である青森空港に帰ることになった。もちろん、次の飛行では万全の態勢で救出する心積もりだった。

大至急で給油したしらかみは、再び現場へと戻った。だがなぜか、確認していた男の姿は消えていた。しらかみは日没ぎりぎりまで捜索し、基地へと帰投した。

捜索にあたったのは防災ヘリだけではなかった。地上からは、地元消防団中心の捜索隊が山に分け入り、防災ヘリから連絡を受けた発見場所を目指した。片道3時間という厳しい山道の行程だったが、発見に至らないまま夜になり、捜索は中断された。

遭難3日目も、早朝から空と陸から捜索が続けられた。陸では、3隊に分かれての捜索が続けられた。男性の顔を知っている知人や親戚も、捜索隊に加わった。そして午前9時11分、地上部隊によって男性は発見された。彼は、しらかみが前日に姿を確認した地点のすぐ近くの沢の下に倒れていた。夜の暗闇の中、なんとか下山しようとして足を滑らせたのかもしれない。意識がなく、動かない。緊急事態であることが、地上の捜索隊から、しらかみに伝えられた。連絡を受けたしらかみは、すぐに現場上空に向かい、レスキュー隊が沢の下に降下。3名の隊員が地上で救急処置を開始し、ドクターヘリの出動要請をした。

その30分前から、八戸ドクターヘリ通信指令室では県の消防無線を傍受し、展開されている救出劇に注目していたが、9時53分、八戸市立市民病院のドクターヘリ通信指令室のホットラインが鳴った。その連絡で伝えられたミッションは、「十和田市運動公園で、防災ヘリ・しらかみとコラボレーションしろ。傷病者は、遭難3日目の男性1名。意識障害あり。至急出動」というものだった。

9時57分、私たちスタッフを乗せた八戸ドクターヘリは離陸し、高度100mまで鮮やかに上昇して機首を北西に向けた。地上の風は南西から弱い。上空は弱い西風。北西の空は、青く晴れ渡っている。私たちは上空で消防無線に注目していた。

「隊員3名降下し、ただいま傷病者を固定完了。これからホイストする」という防災ヘリの声が聞こえてくる。怪我人をヘリに引っ張り上げる作業に入るというのだ。そこで、八戸ドクターヘリは消防本部に連絡した。

「青森ドクターヘリから十和田消防本部。青森ドクターヘリはあと3分で十和田市運動場に着陸です。どうぞ」

「了解。ドクターヘリは北側に着陸してください。防災ヘリはグラウンドの南側です。どうぞ」

「着陸の場所の件、了解。風向きを教えてください。どうぞ」

「無風状態です。どうぞ」

そこに、しらかみから消防本部への無線が入る。

「防災ヘリ・しらかみから十和田消防本部。しらかみは、ただいま傷病者を収容し、十和田市運動公園に向かう。どうぞ」

「十和田消防本部、了解。ドクターヘリは先行着陸しています」

偶発性低体温症

八戸ドクターヘリが着陸して約10分後、南の空から、しらかみのエンジン音が聞こえてきた。そして、しらかみは八戸ドクターヘリから50mほど離れて着陸した。捜索に協力する多くの市民の姿もあった。しらかみのエンジン音が低くなり、メインローターの回転が落ちると、右のドアが開けられ、オレンジ色のつなぎに白いヘルメット姿の、しらかみの航空隊長が降りてきて手招きする。私は、背を低くして、防災ヘリに近づき、防災ヘリのステップを踏んで中に入った。

傷病者は、青いバックボードに固定されて、酸素マスクがあてがわれていた。第一印象は「Sick」（重症）だ。呼びかけに反応なし。呼吸は浅く1分に8回。脈拍は鼠径、頸動脈で触れず。痛み刺激で、手で払いのける動作をする。顔色は土色。ABCDすべてに異常がある。生命に危機的状況だ。

「しらかみから降ろしてください。ドクターヘリのストレッチャー上で緊急処置を開始します」

私の声で、しらかみの隊員はすばやく動き出した。私は、しらかみのダウンウォッシュの外20mで待機していた光銭医師に駆け寄り、告げた。

「偶発性低体温症。頸動脈触れず。呼吸あり。手足は動く。E1／V1／M5（E1：痛み刺激でも開眼しない、V1：発語なし、M5：疼痛部位を認識する）。気管挿管、大量輸液。血糖検査。心電図12誘導。FAST（迅速簡易超音波検査法）をグラウンドで行います。頸動脈は触れなくても、動いているので心臓停止ではない。CPRは不要」

その間に消防隊は、プライバシー保護のため、ブルーシートで壁をつくった。その壁の中で緊急処置が始められた。バッグマスクで呼吸補助する。輸液ルートを取るために、両腕をゴムの駆血帯で巻いたが静脈は見えない。冷たい皮膚、乾いた皮膚だ。低体温症のため、血管が縮んでいる。さらにひどい脱水だ。右鼠径部を触った。しかし動脈の拍動はない。心電図計は心拍数1分間に18回で、Jウェイブが見える。Jウェイブとは、低体温症などのときに見られる特有の波動だ。そのJウェイブの振幅が大きく、幅が広い。「体温は28度を軽く下回っているな。計れないかもしれないけど、鼓膜温を見てみて」と私が言うと、ナースがすぐに耳に体温計をあてがい、「LOWです」と言った。

続けて私は、鼠径部の静脈で血管を確保しようとした。普通、鼠径部の静脈を穿刺する場合は、動脈の拍動を触れて、そのすぐ内側に針を進めるのだが、肝心の動脈の拍動がわからない。こんなときは、経験がものを言う。16Gの太い留置針を持って、ここだと思ったところに一気に針を進め、針先に少しの抵抗を感じたところで、それを貫いて針を止めた。そして針につけた注射筒に陰圧をかけると、黒い血が勢いよく逆流した。そこで「よし、ここだ」とばかりに、針の外のテフロン部分を押し込む。それで穿刺成功だ。すぐにドクターヘリ内で事前に温めておいた生理食塩水を急速輸液する。

「血糖は？」「60です」

60は低い。低体温症ではよく血糖が下がる。そこで50％ブドウ糖を40㎖注射し、続けて気管挿管に移る。男性は、まばたきはしないし、喉の反射もない。瞳孔の光反射もない。しかし、口を開けようとせず、管を入れることに抵抗した。だが、いつ心臓が停止するかわからない状態だ。やはり、気管挿管が必須だ。

麻酔薬のプロポフォールを1㎖注射すると、10秒後に開口できるようになった。すかさず光銭医師が挿管する。一発で成功！　そこで私は、「患者をヘリに収容！　行先は八戸市立市民病院！」と指示を出し、さらに八戸市立市病院ERのダイレクトコードブルーPHSにも電話する。

「偶発性低体温症。頸動脈触知できず。E1／V1／M5。PCPS用意お願いします」

「挿管しているんですか？　PCPSですね。復温ですね」という吉岡医師の声が返ってきた。

10時45分、八戸ドクターヘリは、しらかみのクルー、十和田消防、市民に見送られて離陸した。八戸市立市民病院救命救急センターまでは10分。現場で始めた輸液が1000㎖入った。そして10時54分、八戸ドクターヘリは、八戸市立市民病院のヘリポートに着陸した。ヘリポートには、救急医がほぼ全員集合状態だった。

男性患者の呼吸は16回に、心拍数は25回に増えていた。初療室へ向かう短い廊下で、私はみんなに患者の状態を申し送りした。初療室では、今まさに、PCPSの設定準備が終わろうとしているときだった。小橋ME（臨床工学技士）が、指揮を執っていた。

初療室への入室は11時4分、頸動脈が弱く触れた。

「さあ、クリティカル（危機的状況）だぞ。劇的救命するぞ」

私はみんなに気合を入れた。すでに、安部医師と高田医師が、手術ガウンを着はじめていた。

動き始めた人工心肺

町田医師が男性患者の両鼠径部をイソジン消毒する。小路医師が肛門に温度計を入れる。24・5度だった。河野医師は超音波検査で内臓損傷がないことを確認した。吉岡医師は気管チューブの位置確認を行った。佐藤医師は心電図12誘導を検査、明石医師は右腕から点滴を取ろうとしていたし、軽米医師は瞳孔反射と意識レベルを見ている。吉岡医師は、ＰＣＰＳのチューブを揃えはじめた。総力戦だ。

11時15分、穿刺開始。11時17分、突然、心電図で心臓が停止し、頸動脈が触れなくなった。すぐに明石医師が胸骨圧迫を始めた。ナースはすぐに医師が胸骨圧迫のために使う足台を用意する。そしてタイマーのスイッチが押された。正確な薬剤投与時間を測定するためだ。電子音のメトロノームは1分間に１００回のリズムを教えてくれる。「低体温だから、薬剤投与は控える、ですね」と河野医師が念を押す。「ＰＣＰＳをまず急ぐ」と吉岡医師が指示を出す。

高田、安部の2人の医師の連携で、ＰＣＰＳチューブを血管内に入れる手術を開始した。それほど難しい手術ではない。動脈と静脈にそれぞれ入った。

11時26分、ＰＣＰＳ本体と男性患者を連結。人工心肺が動き始めた。11時27分、明石医師は胸骨圧迫を終了した。人工心臓で血流が確保されたから、もう必要ない。心電図波形は徐脈《じょみゃく》、ＰＥＡの状態で、心臓はみずからの動きを停止していた。

それから8分が経過した11時35分、心室細動が出現した。だが、私は「まだ電気ショックは待って。もう少し、ＰＣＰＳで心臓に酸素が行ってから」と少し待たせて、直腸温が27度になったところで、「よし、ショックだ。１５０ジュールで！」と指示を出した。それを聞いた昆医師が、「離れてください。かけます」と周囲に声をかけ、患者の胸に除細動器の電極を押しあて、「ショック！」と言いながら、患者に電気ショックを与えた。その直後、患者の心拍が戻った。「心拍再開！ ショック一発です」と昆医師が声を上げた。

12時15分段階で体温は32℃。意識レベルはＥ３／ＶＴ／Ｍ５。呼びかけに開眼し、気管挿管されていて、痛み刺激で手が逃げる。腕は元気よく動く。ちなみに、意識障害のＧＣＳ（Glasgow Coma Scale）では、患者の開眼（Ｅ）、言語（Ｖ）、運動（Ｍ）という３つの視点からそれぞれに点数をつけ、その合計点数で患者の意識状態を判断する。点数は15点満点で、正常では15点、深昏睡状態では３点となる。ちなみに、Ｅ３／ＶＴ／Ｍ５のうち、ＶＴのＴとは、挿管などで発声ができない場合の表記で１点と計算する。

「それじゃ、脳の評価をＣＴで」と私。催眠鎮静剤のドルミカムを投与して、患者を頭部ＣＴへと移動させる。ＰＣＰＳはバッテリー駆動にする。ＰＣＰＳによる体温の加温と心拍出の補助は有効だった。14時には34℃台になった。脳のＣＴは問題なく、心電図の繰り返し検査も問題なしだったし、Ｊウェイブも消えてきた。そして、男性患者は14時30分に救命救急センターに入院した。

「これなら本日中にＰＣＰＳを終了できるかも。夕方17時くらい開始で、チューブ抜去手術の用意をして」と指示を出す。体温35・5℃、血圧105となっていた。よしいいぞ！

「無尿なので、持続透析を始めました」と安部医師。

「これでいい。体温が回復し、血圧が正常になればPCPSを終了するぞ。体外循環ポンプを外せば血液還流量が増えて、血圧が上がるだろう」と私。

「今、昇圧剤を使っています。それが不要になる？」と安部医師が質問する。

「貧血の改善と、凝固障害の改善が必要だ。もうひとふんばりだ、安部先生！」

私はそう言って、30分後にはPCPSを離脱する予定とした。その間に安部医師は、カップ麺を買いに席を立った。空腹を感じたのだろう。食べられるときに食べる。それも救命救急医の大切な資質の1つだ。

19時、私は予定どおりにPCPSの離脱手術を開始した。手術は救命救急センター集中治療室でそのまま行う。手術室へは移動しない。まず、チューブを抜く。鼠径部の動脈の血管縫合、そして次に静脈の縫合だ。出血はなく、手術はうまくいった。予想どおり血圧が120に上がった。昇圧剤はすでに切っている。20時30分、男性の家族に状況を説明した。

「峠は越えましたよ。人工心臓は外しました。しかし今、腎臓の治療を始めています。透析です。意識が戻るのはまだ先です。透析は1～2週間必要になります。急性腎不全ですから、永遠に透析が必要になることはありません」

患者に透析の機器がつけられていた。畠山MEがベッドサイドで機器を監視している。カップ麺を食べ、血糖値が上がって元気が出てきた安部医師は、電子カルテに1日の詳細を記載していた。彼が男性患者の主治医を務める。

深夜2時、「そろそろ帰るから」と安部医師に言い残して、私は帰宅した。タクシーで帰った。もう歩く元気は残っていなかった。

父ちゃん、がんばったね

翌朝の回診で、患者の血圧、体温、呼吸数がうまくいっていることを確認した。腹部膨隆《ぼうりゅう》がある。腹部を押すと痛がる顔になる。心臓停止や低体温ショックが長く続くと腸が腐ることがある。そこですぐに、エコー診断と膀胱内圧の測定を行った。膀胱内圧の正常値は10㎜Hg以下で、20㎜Hgを超えると手術などを考える必要があるが、調べた結果、膀胱内圧が14㎜Hgとやや高かったものの、手術の必要はなさそうだった。

3日目に尿が出始めた。5日目、まだ意識は戻らない。7日目には気管切開を行い、9日目から高気圧酸素療法を開始した。脳に酸素を吹き込み、意識を戻すためだ。そして12日目、ついに患者に笑顔が戻った。気管切開で声は出ないが、口パクで会話ができたし、じゃんけんもできた。

「父ちゃん、がんばったね。生きてるよ。早く元気になって家に帰ろう」

74歳の奥様は顔をもみくちゃにして泣いて喜んだ。

「ここまでくれば、生きますよ。よかったですね」

しばらくのあいだ、奥様は私の手を握って離してくれなかった。

Episode13

トラックに轢かれた2歳の女の子

ER室での緊急開腹

女の子が道路で転んだ。母親はすぐに抱き上げようとした。しかし、そこにトラックが走ってきて、大きなタイヤが女の子の、頭、顔、胸、腹部の上を通過した。女の子は泣き声を上げる暇もなかった。頭が真っ白になった母親……。だが、少し先に診療所の看板が見えた。母親は、気丈にも女の子を抱き上げ、必死で診療所へ走った。

診療所からのドクターヘリ要請を受けた消防本部から、八戸市立市民病院にドクターヘリ出動要請が入った。それを受けた八戸ドクターヘリは猛スピードで50㎞の距離を現場へ向かい、現場に着いた河野医師から、八戸市立市民病院ERのダイレクトコードブルーPHSに患者の情報が入れられた。

「冷や汗あり、頻脈、顔色不良、意識障害。輸液1ルート確保。これから離陸します」

その連絡を受けたのは軽米医師だった。私が「重症、軽症?」と確認すると、「重症です。意識障害、頭部外傷かと思われます」という返事だった。

しばらくすると、八戸に近づいたドクターヘリの河野医師から、「酸素飽和度低い。肺挫傷ある。開眼も刺激でする程度に悪化」と無線が入った。

そして16時32分、八戸ドクターヘリは八戸市立市民病院のヘリポートに着陸した。すぐに女の子を

ERに移動させながら意識を確認するが、声が出ない。眼が開かない。手を動かさない。吉村医師が走りながら「挿管準備だ。GCS4点」と指示を出す。つまり、女の子の意識状態は深昏睡状態の一歩手前で、極めて危険な状態にあった。

女の子がERに着くと、先まわりしていた吉村医師が、喉頭鏡をすかさず女の子の口に入れ、4㎜チューブを気管挿管、人工呼吸を止めて呼吸状態を観察した。呼吸数は毎分40回。左右両方の胸が上下するが、橈骨動脈は弱く速いし、冷や汗があった。ショック＋意識障害だ。再び人工呼吸を始める。私が聴診器で呼吸音を確認すると、右の肺呼吸音がおかしい。肺挫傷だ。こんなときは、気管挿管後に、肺の穴から空気がどんどん出ていき、胸膜と肺のあいだに空気が溜まってしまう気胸になりやすいから要注意だ。

胸部レントゲン撮影のためのフィルムを女の子の背中に敷くと、軽米医師がすかさずFAST（迅速簡易超音波検査法）をする。結果は「腹部出血あり」だった。そのとき「血圧が現場と違う」と河野医師が指摘した。そこで輸液を早めにして、丸橋医師が手首の動脈に針を入れた。精密に血圧を測定するために、直接、動脈圧を測定するのだ。重症が予想される場合には必須の措置だ。血圧値は70㎜Hgだった。幼児は大人より血圧が低く、正常で90㎜Hgくらいだが、明らかに低いショック症状を起こしていた。

気道、呼吸、循環の評価の次は意識と瞳孔、さらに四肢の麻痺の状態を診る。中枢神経の反応を知るためだ。吉村医師が気管挿管する前に診たときの意識は、前述したようにGCS4点だった。瞳孔は正常、手足は現場で動いていたというから、頸髄損傷ではない。やはり頭部外傷か。とはいえ、重症頭部外傷の5〜10％に頸髄頸椎損傷が隠れているので、頸髄損傷の可能性も捨てきれない。

すでに急速加温輸血装置・レベルワンシステムから赤い輸血が女の子の体内に流されていたが、輸血すれば血圧が反応して上がるはずなのに、女の子の頻脈は変わらない。「おかしい」と感じた河野医師が、もう一度ＦＡＳＴをすると、予想どおり、腹部からの出血の増量が確認された。ＥＲのベッドに横たわる女の子を見ると、腹部膨隆こそないものの、確かに顔色が悪い。

女の子はＥＲ入室後、どんどん状態が悪化していた。頭部外傷の治療でもっとも大事なことは、血圧と酸素化をいち早く正常に戻すことである。頭部外傷はショックと低酸素に弱い。たとえば多発外傷患者に対しては、通常ならば手術前に腹部ＣＴを撮るような場合でも、頭部外傷があるつもりで対応し、素早く止血手術をして、ＣＴ検査より先に脳の血流を戻すのが先決だ。

そこで私はもう一度、超音波検査をするように指示しつつ、「出血が多い。輸液に反応しない腹部出血だから開腹手術をする。手術室用意！　15分後に開始だ」と、声を上げた。

本当はすぐにでも手術したいところだが、手術室の準備時間も必要だから「15分後」にしたのだ。ところが、手術室と連絡をとった吉村医師が曇った顔で答えた。

「それが、手術室準備30分かかるそうです」

それを聞いた私は、「よし、ここで開く」と、救急室での緊急開腹手術を宣言した。吉岡医師が小さな女の子の腹部、胸部、大腿を茶色いイソジンで消毒したところで、私は「開胸セット、開腹セット。室温上げて、吸引は2ルート、家族に説明するよ」と、スタッフに宣言した。時計の針は17時5分を指していた。

そのとき、女の子の両親がERに入ってきた。母親の肩を父親が抱いている。2人とも若い。すでに、ナースが数回にわたり経過を説明していたが、私が話すのは初めてだった。

「救命救急センターの今です。腹部出血、頭部外傷、肺外傷で重症です。命がかかっています。CT検査もできていません。手術室の準備を待てません。今から、ここで手術をします。必ず救います。これまでも、このくらいの怪我の子供を何度も救ってきましたから。手術時間は30分以内です」

私は夫婦の眼をしっかり見てから振り返り、ERベッドに数歩進んだ。ナースが母親の肩を抱き、夫婦を待合室へ誘導した。すでに吉岡医師、軽米医師、丸橋医師が、頸から膝までを消毒し、布をかけて、準備を整えてくれていた。そして17時13分、2m隣には肺炎の患者が、3m前には眩暈の患者がいるERでの手術が始まった。眼の前の女の子の予想救命率は低い。しかし、凝固障害と低体温が出る前に止血できれば、勝利を呼び込めるはずだった。

精進一生、救助一瞬

私はERでメスを走らせた。かわいい臍が不憫だった。臍上10cm、臍下5cmの大開腹だ。私は心停止に備えて、「アドレナリン0・1mg注射して」と指示した。それに応えたのは、沖縄から転勤してきた角田医師だった。出血性ショックで開腹すると、急な腹部圧開放で心臓停止する。さらに子供の場合は迷走神経反射が起きやすく、徐脈発作に弱い。メスを腹膜手前で止める。耳で脈拍が速くなったのを聞いた。アドレナリンが女の子の心臓に届いたのだ。

私は手を動かす。鉗子を持って腹膜の正中《せいちゅう》に突き刺して開腹した。黒い血が吹き出る。左の人差し指、中指を腹部に入れて、そのあいだをハサミで一気に切る。あふれ出る血流で、ハサミの刃先が見えない。副損傷を防ぐため、2本の指で腹膜を持ち上げながら開腹を急いだ。急ぐのは、心停止を防ぐために大動脈を閉鎖するためだ。血の海の中に私は右手を入れた。

「血圧30です」という吉村医師の声が聞こえた。直接、動脈に入れていたカテーテルがここで威力を発揮する。この血圧では腕の脈拍は触れない。カテーテルを動脈に入れているからこそ測定できる。

私は冷静だった。この子のようなパターンは以前もあった。肝臓の外側区（肝臓左部分）と胃袋のあいだに背骨がある。その背骨の真ん中より少し左を大動脈が足方向に流れている。胃袋小彎《しょうわん》付近で腹腔動脈が大動脈から分かれる。肝臓の外側区を少し頭側に押し上げ、胃袋を足側に押し下げる。そしてそのあいだの背骨を触れる。右の人差し指と中指の2本を背骨に進めると背骨の2cm左に大動脈のやわらかい管を感じた。その大動脈を背骨に押し付けて強く押した。大動脈を閉鎖し、血流を止めるためだ。この措置を「大動脈クランプ」という。

私は「大動脈クランプ開始！」と宣言し、時計を見た。手術開始が17時13分、大動脈クランプが17時15分、大動脈閉鎖までの時間はわずか2分だった。うまくいっている。

八戸市立市民病院の劇的救命チームは、頭側、右、左、そして手術野に分かれて治療にあたっていた。全員が、女の子の命を救うために、懸命にそれぞれの役割を果たそうとしていた。確かに、予測救命率は低い。ショック、昏睡、腹部頭部外傷、僻地で受傷……。誰が考えても分が悪い。しかし、これまでの修練の結果を、今日この患者のために注ぎ込む。救命できなければ、われわれの存在価値はない。高額なドクターカーやドクターヘリを運用している価値はない。女の子を必ず救うのだ。

伊藤医師が「交差試験なしのO型輸血をレベルワンで入れています」と報告する。通常の手術では、血液型不適合による重大な副作用が起こるのを防ぐために、血液の交差適合試験（クロスマッチ）を行うが、そんな余裕などなかった。私は言った。

「収縮期血圧が90になるまで待つよ。腹部出血は大動脈閉鎖でコントロールできている。輸血で循環を持ち上げてちょうだい。頭部外傷のためにも……」

「精進一生、救助一瞬」という、15年前にベテランの救急救命士から聞いた言葉が頭をよぎった。

命綱の大動脈クランプ

私の右手は女の子の小さなおなかに入れっぱなしで、命綱の大動脈クランプ中だ。使えるのは左手だけだ。吉岡隆文医師が、私に代わって臍から尾側の開腹を行い、吸引器を腹部に入れる。私の右手指に触れる大動脈の弱い拍動が少し強くなる。みんなが、ようやく落ち着きを取り戻し、洗練した手術になってきた。そこで私は、吉岡医師に肝円索《かんえんさく》を切ってもらった。肝円索がそのままでは、引っ張られて肝臓損傷が大きくなるからだ。ちなみに、肝円索は胎児だった頃に使っていた臍静脈の名残だから、切除してもかまわない。

丸橋医師が入れた動脈ラインがよく効いており、血圧がデジタルで示される。「血圧70です」と吉村医師。いったん、ほぼ心停止に近い30まで落ちていた血圧が徐々に上がってきた。

そこで私は、丸橋医師に右腹壁を外側へ引っ張ってもらい、右手は大動脈を押さえたまま、フリーになっていた左手を肝臓の右に入れた。肝臓右葉が激しく砕けていた。出血源は肝臓だった。

私は、左手で肝臓の右に圧迫タオルを入れた。吉岡医師が左腹壁を天井側に引っ張り上げたところで脾臓を見るが、私の右手が邪魔をして視野が悪く、脾臓は見えない。それでも脾臓を圧迫するために盲目的にタオルを脾臓周囲に入れ、さらに両側の結腸外側にタオルを入れた。これで腹部4ヵ所のタオルパッキングは終了だ。続いて私は、「ショック遷延《せんえん》、頭部外傷合併、アシドーシスより、ダメージコントロール手術にします」と宣言した。ショック遷延とはショック状態が続くこと、アシドーシスとは血液中の酸の産生が血圧低下と低酸素のために過剰になっていることで、「酸性血症」とも言う。いずれにしても一刻の猶予もなかった。

「あと少しだ。血圧90になったら大動脈クランプを外して、すぐに肝動脈と門脈を一括閉鎖するプリングル（鉗子による止血）をする。使うのはサテンスキー鉗子。それから、損傷部の確認をする」

会話のあいだも、私は右手を動かさない。命綱の大動脈クランプを続ける。この数分間にどんな手術手技を選択するかで、女の子の命が決定する。手術時間が5分経過した。「血圧90」と伊藤医師。たった5分で血圧を上げることに成功した。その5分のために、手術室ではなく、ERでの開腹に踏み切ったのだ。これが必ず頭部外傷にいい効果をもたらすはずだ。みんながそう思った。

「大動脈を開放するよ。すぐにサテンスキー鉗子をちょうだい」

私は、大動脈の流れを元どおりにして、すかさず肝臓出血を止めるために肝動脈と門脈を閉鎖する手技に移った。右手を腹部から抜いた。その瞬間、大動脈は膨れ上がり、足側に血を通す。ナースが、赤く染まった私の右手の平にハサミのような形状をしたサテンスキー鉗子を渡してくれた。鉗子はぴたりと私の右手の平に吸いついた。上手な介助だった。

「下がります。血圧70です」と伊藤医師、その声とほぼ同時に女の子の下半身に血流が流れ、血圧が下がり始める。そこで私は、小指ほどの胆嚢の背側を左人差し指と親指でさぐり、肝十二指腸靱帯を探した。大人と違って靱帯の張りが弱く、やわらかい。そこに、サテンスキー鉗子を入れた。

「肝十二指腸靱帯をクランプします。プリングル完了」と私。

「まだ下がります。血圧60です」と伊藤医師。

「大丈夫、少し待てば上がる。まだ輸血が足りないんだ」と私。

5分間でできる輸血は限られている。レベルワン装置は急速輸血専用の装置だが、輸血量はまだ足りていない。頭側に陣取る劇的救命チームが踏ん張り、輸血を続ける中、私は続けて、左手で右肝臓のタオルを上から押さえて肝臓の破裂部位を直接圧迫した。手術の目的は血圧を上げることにある。繰り返すが、頭部外傷で低血圧はまずい。仮に肝臓の止血ができても、低血圧が長引けば、脳の機能が落ちて脳後遺症が出る。幸いプリングル後、血圧は1分で上がり始め、循環が回復した。幸運だ。次に移る。

「損傷の確認をするよ。脾臓よし。腸間膜よし」と言いながら、肝臓の出血部から遠い部位からタオルを外す。

最後は肝臓だ。ここで、肝臓を横隔膜から持ち上げて、損傷部を眼で確認しようとすると出血が大きくなるものだ。また、止血しかかっている損傷部を針糸で縫合すると再び出血する。しかし、いつまでもプリングルを続けるわけにもいかない。

「肝臓周囲タオルパッキング術を終えたら、頭部外傷手術が必要かどうか、頭部CT撮影する。頭部外傷手術の必要の決定と実行が次の優先順位だ。その次は血管造影室へ移動して、肝臓の動脈塞栓術TAE。頭の手術の有無にかかわらず、肝臓のTAEはするよ。血管造影室をあたためておいて、準備を始めてください」

TAEとは内臓の損傷部分までカテーテルを進め、動脈を塞ぐ薬を入れて止血する処置だ。私の指示で、貫和医師が血管造影室に電話を入れた。

女の子の右の肝臓に破裂している場所があった。破裂が小さくなるようにタオルを2方向から入れる。子供なのでタオルは半分に切った。横隔膜に沿って細くしたタオルを肝臓右の表面に入れ、肝臓左からはタオルを右方向に力が加わるように入れる。そのタオルをさらに右方向に押すように、脾臓近くにもタオルを入れた。

17時25分、プリングルをはずした。出血はない。血圧は100。腹部は皮膚のみ縫合した。早ければ明日、遅くてもあさってには2回目の手術をする。時間節約のため、皮膚をベースボール縫合ですばやく合わせた。ベースボール縫合とは、野球の硬球の赤い糸の縫い方である。皮膚が内反するので腹水の漏出が防げる。

そして17時30分、手術終了。手術時間はわずか17分。女の子の顔色はピンク色だった。体温低下はない。17時35分、大人用ERベッドの3分1しか使わない小さな女の子を乗せて、劇的救命チームはCT室へ移動した。

「脳外科医師にCT室まで来てもらって、待機してもらって。それからCT室の室温はやや高めにして」と私が指示すると、伊藤医師が高田脳外科医師に電話した。CT室への移動中に私は麻酔担当医から情報をもらう。

「輸血量はどれくらいした？」

「3単位、600㎖です。凍結血漿FFPも4単位です」と貫和医師。

こうした手術でどれぐらい輸血したかは大きな問題だ。

大量出血時に補液ばかりしていると、「希釈性凝固障害」を招く恐れが高くなる。止血のために必要な血小板や凝固因子（特にフィブリノゲン）が漏出して、出血が止まらなくなるのだ。それを防ぐために、FFPと赤血球製剤を1対1で輸血するが、全血液量の60％以上の出血時はさらに血小板輸血を考慮しなければならない。80％以上の出血になれば、血小板輸血は必須だ。

女の子の体重は13kg。7％が血液量とすれば、900㎖がこの子の血液量だ。輸血600㎖といえば全血液の60％以上だった。

私は「血小板輸血はもう準備して。この先まだまだ出血するよ」と指示を出した。血小板は血液の種類の中でも非常に寿命の短い成分で、血小板輸血製剤は血液採取後から4日後までに使う必要がある。そのため、大量にストックするわけにいかず、青森市から取り寄せる必要があった。私はその段階で、ER内で待機していた両親に会いに行き、説明した。

「助けましたよ。ただしこれから頭のCTです。その結果で頭の手術になります。15分後に説明します。CT室前で待っていてください」

私は、青い術衣を脱いで感染用ゴミ箱に捨てた。下に着ていた空色のスクラブ（医療用シャツ）は汗びっしょりで深い紺色になっていた。

血管造影室での肝臓塞栓術

気管挿管された女の子はＣＴ台に寝ていた。血圧は１００。「ＣＴは頭から骨盤までお願いします」と軽米医師が技師に指示を出す。最近のＣＴ撮影は早い。ＣＴ室のモニターで頭のＣＴを見た。すぐに手術を必要とするような部位は認められない。

「よし、手術適応なし。このままでいける。丸橋先生、肝臓血管造影に取りかかって」という軽米医師の声に、丸橋医師は「はい」と答えて走り去った。

脳外科の高田医師にも詳しくＣＴ画像を見てもらった。やはり、手術は必要ないという判断だった。しかし、肺挫傷がひどかった。

「肺挫傷は、人工呼吸で粘るよ」と言う私に、軽米医師は「次は血管造影室ですね」と念を押す。

「そうだ、次の優先順位は頭ではない。肝臓ＴＡＥ（肝動脈塞栓術）だ」と私は答えた。

劇的救命チームは女の子をＥＲベッドに乗せて、17時55分、今度は血管造影室へ移動した。私は再び、両親に説明した。

「心配した頭の怪我は軽いです。よかったですね。ただし、右肺がつぶれています。これは重症です。今度は、肝臓破裂に対して、血管の中から止血する手術を行います。子供なので、血管が細くて難しい。1時間くらいかかります」

私が血管造影室に行くと、すでに丸橋医師と貫和医師が手術ガウンを着ていた。そして18時10分、血管造影が始められた。私もすぐに手術ガウンをまとう。実は私がこれまで、血管造影で塞栓術を成功させた最年少は5歳児だった。2歳児はまだ経験がない。しかし、出血性ショックの肝臓破裂は、ダメージコントロール手術とTAEのコンビネーションで救命するのが鉄則であり、女の子を救うには、TAEは必要不可欠だ。そのTAEに、2歳児には若干太い4フレンチカテーテル（1フレンチはおよそ0・33㎜）で挑む。これより細いカテーテルは病院にはない。

丸橋医師は、数回のカテーテル操作でシェファードフック（血管造影用のカテーテル）を腹腔動脈に入れることに成功した。すぐに造影剤をカテーテルに流す。そのとき、吉村医師が、「脈が速くなりました。変です」と声を上げた。しかし私は、そんな事態を予期していた。カテーテルからの注射で、止まっていた動脈から出血しだしたのだ。

吉村医師は輸血のスピードを速める。

「大丈夫、今、出血しても、TAEで止められる。それに重症頭部外傷はない。あと15分踏ん張れ！」

丸橋医師は4フレンチカテーテルの中に針金ほどのマイクロカテーテルを入れ、レントゲンを見ながら、カテーテルの位置決めをする。

「ここでいい。深追いはやめよう。右肝動脈が太いところで詰まっても大丈夫だ。肝臓は生きる。それより出血が続いている。早く決着をつけよう」

ヒトの循環血液量は、体重の約7％といわれているが、女の子に輸血した血液量はもうすぐ循環血液量を超えようとしていた。

「血小板数はいくら？」と聞くと、即座に和田医師から「10万です」と返事があった。ヒトの血小板数の基準値は14～38万個／μℓだ。5万個以下になると止血できなくなる。

「注文した血小板輸血はあと1時間半で青森市から到着します」という和田医師の報告に、私は「よし、きっと1時間半後に、血小板輸血に感謝すると思うよ。いまは10万でも、出血量は80％を超えていると必ず必要になる」と答えながら、マイクロカテーテルからマイクロコイルを挿入して出血している右肝動脈に2個詰めた。

「脈拍落ち着きました」と吉村医師。

「さすが子供だ。素直だ。脈拍もかわいい」私のジョークに誰も笑わなかった。

19時10分、TAEは成功した。女の子は2階救命救急センターへ移動。19時23分にはふかふかのあたたかいCCM（Critical Care Medicine room：救命救急室）のベッドに寝かされた。血圧110。

「初回CTから3時間後に、もう一度頭部リピートCTで、悪化していないことを見る」

「はい」全員が同意した。

気がつくと、フライトスーツを着たままの河野医師がそばにいた。彼は、ドクターヘリで女の子を搬送したあと、心臓外科の患者を青森県立中央病院に搬送してきたのだ。

彼は言った。「現場じゃ、腹部出血わかりませんでした。超音波は異常なかったんです。ただし、顔色が悪く、頭部外傷だけにしてはおかしいと思いました」

私はそれに答えて言った。「その勘、当たったね。あと1時間遅く受傷していたら、ドクターヘリは日没で出動しないから、この子の命はなかったね」

スキップして退院していった女の子

3時間後のリピートCTで脳損傷の悪化はなかった。血圧、脈拍、体温、呼吸数も安定していた。

「よし、明日の状態を見て、早ければ、初回手術から20時間で、2回目の手術をするよ。いつもなら48時間が最適だけど、今回は、完全清潔な手術室でなく、ERで開腹している。腹部の感染が心配だ。だから早く、感染しやすい止血タオルを取りたい。ABCDE&ダブルI（Infection、Ischemia）だ。A：気道評価、B：呼吸評価、C：循環評価、D：中枢神経障害の評価、E：脱衣と体温管理がよければ、次に感染（Infection）と虚血（Ischemia）のダブルIを気にする。明日はまさにダブルIが優先となる」

私はつい講義してしまった。3年目の貫和、和田、長谷川、山内、角田医師は、首を縦にうなずきながら聞き入っていた。講義は彼らに有効。丸橋、吉村の6年目医師は聞こえないふりをしていた。彼らにしてみれば、まさに自明の理だった。

翌日、予定どおり2回目の開腹手術が行われた。肝臓を圧迫している止血タオルを抜き、腹部の創を縫合した。そして、肺挫傷を治すのにはさらに10日間を要した。その間は人工呼吸だったが、パソコンでは予測救命率34・5%と計算された女の子は、3ヵ月後に、元気にスキップしながら退院していった。

Episode14

予測救命率39％からの生還

患者はロードアンドゴー

八戸救命で修業した医師が、また1人旅立つ。八戸市立市民病院の研修医5期生の吉村医師だ。研修医修了後に八戸救命に所属して、救急専門医の資格を取得した。送別会には90人が集まった。

その翌日、十和田消防に119番通報が入った。作業中にフォークリフトの荷台と倉庫天井の鉄鋼のあいだに挟まれた男性が重体だという。救出に約3分かかったようだ。すぐに十和田消防の六戸《ろくのへ》救急隊が出動して患者と接触したが、昏睡状態JCS300で呼吸も弱く、患者はまさに、ロードアンドゴーの状態だった。ロードアンドゴーとは、重症外傷現場においては生命にかかわる損傷の観察・処置のみを行い、他の観察・処置はすべて省略して、5分以内に救急車に収容、迅速に病院に搬送しなければならないとされる状態だ。

六戸救急隊は、八戸市立市民病院救命救急センターを搬送先の第一選択とし、十和田消防は、すぐに八戸市立市民病院ERのダイレクトコードブルーPHSに、患者の収容要請とドクターカーの出動を打診する連絡を入れた。六戸から八戸まで陸路で40分だが、その日は八戸で夏のお祭り（八戸三社大祭）が開催されるため、大渋滞が予想された。それでも、ダイレクトコードブルーPHSに出た吉村医師は、「ドクターカー出動ＯＫです」と答え、すぐにドクターカーの出動準備を始めた。

吉村医師が乗り込んだドクターカーはすぐに、赤いLEDフラッシュを光らせながら、大音量サイレンで走り出した。救急車の赤色灯と違い、ドクターカーLEDのまぶしい光は、周囲の人家の外壁や青い道路標識も真っ赤に、黒いアスファルトはオレンジ色に染める。打ち合わせたドッキングポイントに近付くと、六戸救急車の赤色灯が見えてきた。

接触した患者はあまりに状態が悪かった。顔の緊張が取れ、その表情はまるで死んだようだ。救急隊がバッグバルブで懸命の人工呼吸を行っていたが、呼吸に胸の筋肉は使われていない。首の筋肉のみで呼吸をする下顎呼吸だった。頸動脈は触れる。脈拍は80回。

吉村医師は、銀色の喉頭鏡を喉に入れた。このような切迫した状況で、気管挿管の失敗は死に直結する。挿管困難を予想して、挿管補助器具のガムエラスティックブジーを使う。

喉頭を展開し、ガムエラスティックブジーを入れると、気管のこつこつ感が手に伝わってくる。気管支の細いところでブジーを停止、そこから2㎝引き戻し、気管チューブをブジーに沿わせて進めていく。通常、挿管が成功すれば咳が出る。しかし、CPAや昏睡状態では咳が出ない。患者からは咳が出なかった。昏睡状態が続く。

挿管チューブの位置確認は大事だ。慎重に確認する。胸の上がりよし。胃のゴボゴボ音なし。二酸化炭素モニターは、呼吸に合わせて上がり下がりを示している。肺の呼吸音は右上、左上、右腋窩《えきか》、左腋窩よし、もう一度、胃の音を確認するが音はしない。患者の指先に付けたパルスオキシメーター（血中酸素飽和度を測定する医療器具）が、経皮酸素飽和度100％を示すいい音色に変わった。

よしいいぞ！　胸部と首の診察をもう一度行い、血圧を見て、心嚢液の確認と腹腔内出血の確認を超音波で行うことにする。

吉村医師は、輸液ルートを確保するために、患者の腕にゴムを巻いて血管を探す。だが血管が浮き出ない。橈骨動脈は弱く、速い。冷や汗あり。2分後にはパルスオキシメーターの音色が再び低音になった。酸素飽和度の検知器の指の位置を変えてみる。やはり低酸素状態だ。人工呼吸のバッグバルブの硬さを確かめてみる。気のせいか硬い。そこで吉村医師は「DOPE」を確認する。挿管後に患者の容態が急変したときには、血管確保をあと回しにしてでも、D（tube Displacement：気管チューブの位置異常）、O（tube Obstruciton：チューブの閉塞）、P（Pneumothorax：気胸）、E（Equipment failure：器械の不具合）を見直すのが鉄則だ。吉村医師はDOPEを1つひとつ確かめた。

酸素化が悪くなる気胸の所見を探す。胸の皮膚の下に空気を触れる。肺胞が破裂したりした場合に、皮下組織に空気が溜まってしまう状態だ。呼吸音の低下はよくわからない。胸の上がりは先ほどより悪い。胸をたたくとポンポン音がする。吉村医師は、「やはり気胸だ。循環が悪くなる前に胸腔ドレーンを入れるよ」と救急隊員に声をかけた。胸腔ドレーンとは、胸腔内に貯留した空気や胸水、血液などを排出させ、肺の換気がスムーズに行われるようにするためのチューブだ。ドクターカーの救急バッグには、32F胸腔ドレーンが2本入っている。

救急車内で緊急手術

吉村医師は手術手袋をつけると、患者の右肋間を開くために、隊長に患者の右腕を上げてもらう。そして右手でメスを持ち、左指で第5肋間を確認する。目印は乳頭だ。乳頭を外側に真横に線を引いて、中腋下線《ちゅうえきかせん》で交わればそこが第5肋間だ。皮膚を3㎝切開する。鉗子を使って筋肉を広げ、胸膜を貫く。プシューと音がして、次に血液が出た。そこで32Fチューブの内側に入っている硬い槍のような金属針は捨てて、フニャフニャのチューブを鉗子で把持して、胸に押し込んだ。金属針を入れたまま挿入して、誤って心臓を突き刺す事故が過去に起きていることを学んでいたからである。

チューブから音が聞こえた。シューシューという、細いチューブを気流が通るときに共鳴する音だ。呼吸音だ！　うまくいった。次に左側。これもうまくいった。その段階で、吉村医師が「隊長、出発してください」と言うと、隊長が「機関員、ゆっくり車を出して」と命じた。車の窓にはカーテンがかかり、外はどうなっているかわからないが、おそらくドクターカーも後ろについて来ているはずだ。

吉村医師は揺れる車内で、輸液のための針を患者の腕に刺した。

続けて超音波検査を行うが腹部の出血はない。意識はJCS300、瞳孔不同はない。瞳孔不同とは、瞳孔の直径の差が0・4㎜以上になる状態で、脳障害を強く示唆する。一連の措置を施した吉村医師は、ダイレクトコードブルーPHSを鳴らした。

「ドクターカーの患者、A（Airway：気道）、B（Breathing：呼吸）、C（Circulation：循環）、D（Dysfunction of central nerve system：中枢神経障害の評価）の全部に異常あり。GCS4、外傷性窒息、両側フレイルチェスト、気胸、気管挿管、両側胸腔ドレーン、輸液全開です」

どれくらいたっただろうか……。自分の車ではあっという間の距離だが、重症患者を乗せた救急車の中では外を見る余裕はない。患者を生かしてERへ届けられるか？　やっていないことはないか？

必要なことはこれだけか？　見のがしはないか？　首から骨盤までを目で見て、変化を探す。モニターを眺める。手で脈を触る。胸の上がりを見つめる。そこで吉村医師は、隊長に「ＧＵＭＢＡ、聞いていますか」と聞いた。「ＧＵＭＢＡ」とは、救急隊が救急現場で傷病者に接触した際に、現病歴や既往歴などの必要な情報を簡潔かつ正確に行えるようまとめられた問診項目のことで、Ｇ（Gen-in：原因）、Ｕ（Uttae：訴え）、Ｍ（Mesi：めし）、Ｂ（Byoki：病気）、Ａ（Allergy：アレルギー）のことだ。だが隊長は、「まだ家族と接触しておらず、確認できていない」と言う。

そのときサイレンが止んだ。八戸市立市民病院に着いたらしい。窓の外を見ると、ブルーのスクラブを着た救急医がたくさんいた。みんな玄関前で待っている。吉村医師はバッグバルブを押し続けた。彼のゴム手袋の中には逆さにすると流れるくらい汗が溜まっていた。

予測救命率39％

患者はすぐにＥＲに運ばれ、胸と骨盤のレントゲンが撮られ、結果がモニターに映し出された。上縦隔《じゅうかく》の拡大、両側多発肋骨骨折、両側肺挫傷が確認される。胸腔ドレーンの位置も、気管チューブの位置もいい。血圧は安定していたので、すぐにＣＴ室に移動してＣＴ撮影を行う。「よくやった吉村！」誰ともなく大きな声で称え、肩を叩く。だが、ＣＴの結果、腕頭《わんとう》動脈損傷と縦隔血腫があること、そして胸骨骨折があることも判明した。患者はすぐにＣＣＭ室（救命救急室）に運ばれ、人工呼吸、体温コントロールの措置が施された。この日はこのまま様子を見ることにして、常温コントロールと鎮静が始められた。問題は肺挫傷による低酸素状態だった。

翌朝まで人工呼吸した結果、ＰＥＥＰ（positive end expiratory pressure：呼気終末陽圧）は10㎝水柱、酸素30％まで改善した。そして鎮静を止めると、患者は開眼し、意識が戻った。すぐにＣＴの再検査。腕頭動脈損傷の程度に変化はないか。もし急速に拡大すれば、緊急手術をすることになるが問題なし。縦隔の拡大増大もなし。その段階で、弘前大学医学部附属病院高度救命センターに電話して、センターの心臓外科医と話をした。八戸市立市民病院の心臓外科は他の手術があり対応できない。患者の心臓手術をお願いするためだった。

「外傷性窒息、腕頭動脈損傷、両側フレイルチェスト、既往なし。60歳代男性、昨夜フォークリフトに挟まれた。ドクターカー接触時、Ｅ１／Ｖ２／Ｍ１、循環良し、呼吸30回以上、両側フレイルチェスト、気管挿管後、両側緊張性気胸あり両側ドレーン。結膜溢血点多数。腕頭動脈再建の手術をお願いしたい。予測救命率39％」

「いいですよ。ヘリ搬送ですか」

「40分後、離陸します」

重症患者を乗せたドクターヘリは、太平洋を見ながら離陸した。八戸―弘前間は空路で20分。２つの救命救急センターの連携だ。「助かれば劇的救命だよ。勝因は、ドクターカーだね」と、私は吉村医師の肩を叩いた。その後、男性の大動脈手術が無事に成功したという連絡が入った。ブルーのスクラブの背中の「SPIRITS OF HACHINOHE」の文字がよく似合う男は、もうすぐ八戸を卒業する。

Episode15

県境でのサンダーバード作戦

殺虫剤を服用した三次救急選定患者

8時22分、北部上北消防に「30歳代女性、殺虫剤を飲んだ、意識はいい」という119番通報があった。それを受けて出動した救急車「北消7」は、8時27分に現場に到着。患者の服用薬物が500mℓと大量だったと判明したため三次選定とし、8時30分、ドクターヘリの出動要請をした。それを受け、私と西川ナースを乗せた八戸ドクターヘリは、8時33分に八戸市立市民病院のヘリポートを離陸した。ちなみに三次救急とは、複数診療科にわたる高度な処置を必要とする患者を意味し、「救命救急センター」や「高度救命救急センター」が対応することになる。

およそ10分後、七戸町を越えたあたりから、北消7と無線交信ができるようになる。だが逆に、このあたりから八戸市立市民病院との通信ができなくなる。私は直接、北消7に無線を入れた。

「八戸ドクターヘリより、北消7どうぞ」

「北消7です。八戸ドクターヘリどうぞ」

「患者情報を送ってください」

「薬物は、殺虫剤です。500mℓ大量服用です。さらに縊頸《いっけい》（首吊り）です。血圧98と低下。脈拍は110。意識はJCS1ケタ」

「瞳孔サイズはどうですか?」

殺虫剤は有機リンを成分とするものが多い。それなら縮瞳《しゅくどう》（瞳孔が縮むこと）するはずだ。返ってきたのは、「2㎜です。対光反射は迅速です」という予想どおりの答えだった。

「はい了解しました。以上、八戸ドクターヘリ」

私と西川ナースを乗せたヘリは、8時48分、野辺地町《のへじまち》の潮騒公園に着陸した。患者の顔色は悪い。縊頸による頸椎骨折を考えて、頸椎を保護するために全脊柱固定されている。意識は問題ない。嘔気もない。縊頸の影響はないようだ。すぐに輸液を開始した。このように、思い詰めて自殺を企てる患者は、数日間食事をしていないことが多い。脱水症状があるはずだ。それに、服薬するとき、殺虫剤だけでなく睡眠薬も一緒に飲むことが多い。私は救急隊長に意見を聞いた。

「この患者はどこの人? 県病（青森県立中央病院）がいい? それとも八戸（八戸市立市民病院）?」

「青森市の人ですから、県病がいいでしょう」

私はいったん外へ出て、機長に「搬送先は未定。とりあえず、ヘリに収容しよう」と伝え、救急車の外の家族のもとに駆け寄って意向を聞いた。家族は青森県立中央病院を希望した。そこで私は青森県立中央病院に電話を入れ、電話に出た齋藤医師に事情を説明して収容許可をもらった。

「機長! 収容は県病です」という私の声に、機長は八戸市立市民病院CSに電話を入れた。それを受けた八戸市立市民病院CSは、青森消防へ電話を入れたうえで、青森県立中央病院にも患者の名前や生年年月日を伝えた。

9時6分、ドクターヘリは潮騒公園を離陸した。ヘリ内で嘔吐することなく、安全に搬送できた。家族には、車で青森市へ向かってもらう。約45分かかる。家族の携帯電話の番号を控えた。

帰投途中に水難事故

9時15分、八戸ドクターヘリは青森県立中央病院のヘリポートに着陸した。ヘリポートには、同病院のドクターカーが待機していた。青いスクラブの齋藤医師もいた。患者を受け渡し、申し送りをして、9時25分、八戸ドクターヘリは離陸した。帰りは、八甲田山の北斜面を通り、田代平に抜ける。風もなく、日差しも強い。ドクターヘリの曲面ガラスに、太陽光が差し込んできた。高度700m、太陽に近い。そのまま、野辺地町の烏帽子《えぼし》岳、さらに野辺地湾を遠く左に見て十和田市も通過した。

9時40分、三戸郡の五戸町《ごのへまち》上空に差しかかったところで、八戸市民市立病院のCSから、「ただいま、階上町で水難事故が発生しています。ドクターヘリの現在地はどこですか?」という問い合わせの無線が入った。

「五戸町上空です、病院まであと7分」と答える整備長に、CSは「80歳代男性、うに採り漁で、卒倒、溺水《できすい》、意識なし。救急隊が現場へ向かっている。ドクターヘリは、階上町へ出動できるか? 残り燃料は持つか?」と聞いてきた。

整備長は即座に、「八戸ドクターヘリの燃料はもつ。階上町出動できる」と返す。CSは「了解。ドクターヘリ、八戸市立市民病院のヘリポートへ着陸なしで、現場直行に了解した」と応じた。

実は、この通信の10分前の9時30分、八戸消防に「階上町で水難事故発生」の119番通報が入っていた。八戸消防はそれを受け、9時37分にドクターヘリの現在地確認を八戸市立市民病院CSに問い合わせた。しかし「まだ、八甲田山上空」という返事だったため、9時38分にドクターカーの出動要請に切り替え、2分後の9時40分には八戸ドクターカーが階上町に向かって出動していた。そんな状況の中、9時40分、私たちが乗った八戸ドクターヘリが五戸町上空まできたところで、CSから改めて八戸ドクターヘリに現在位置を確認する無線が入ったのだ。私は聞いた。

「八戸ドクターヘリから八戸市立市民病院、ドクターカー出動はどうなっていますか？」

「すでに出動しました。サンダーバード作戦です」

「サンダーバード作戦、八戸ドクターヘリ了解、以上」

こうして、ドクターカーとドクターヘリの2つを同時に出動させる「サンダーバード作戦」がスタートした。

ドクターヘリは道仏海岸へ

消防はドクターヘリ出動時には、ふだん使っている八戸消防無線周波数を、ドクターヘリと共通波に変更する。この周波数で、消防本部、救急車、支援ポンプ車、ドクターヘリ、ドクターカーがみんな話せる。そしてドクターヘリ通信指令室でも無線会話を傍受している。

八戸消防の救急隊が現場に到着したのは、9時44分だった。一方、八戸ドクターヘリは、9時50分に八戸市立市民病院上空を通過して階上町へと向かった。同時にドクターヘリとドクターカー、そして八戸消防救急隊との直接通信が開始された。

「八戸ドクターヘリから、八戸ドクターカーどうぞ」

「こちら八戸ドクターカーです。八戸ドクターヘリどうぞ」

「八戸ドクターカーの現在地と現場までの時間をお知らせください、どうぞ」

「国道45号線に入りました。あと15分です」

「八戸ドクターヘリ、了解。サンダーバード作戦です。安全第一でお願いします」

私は機長に尋ねた。

「ランデブーポイントは、海岸ですか？」

「そのとおり、あと4分くらい」

「八戸ドクターヘリより、階上救急7、どうぞ。患者情報を送ってください」という整備長の声が続いた。すぐに救急隊からの返答があった。

「JCS200、橈骨動脈触れます。呼吸は浅く20回、目立った外傷なし」

「八戸ドクターヘリ、了解」

この「橈骨動脈、触れます」という情報は重要だ。脈拍がギリギリ触れるときに、その血圧を推定できる。血圧が下がってくると、脈拍の強さが弱くなる。血圧80（収縮期血圧、上の血圧）になると、橈骨動脈はようやく触れる。70になると、もう橈骨動脈は触れなくなり、鼠径部の動脈がようやく触れる。もっと下がって60になると、鼠径部の動脈も触れなくなり、頸動脈でようやく触れる程度となる。さらに下がって、たとえば血圧40になると血圧計で測定できなくなるが、頸動脈は太いので40でも触れる。40以下に下がると頸動脈も触れづらくなる。そしてまったく触れなくなるときが心停止だ。

私は西川ナースに、「気管挿管、鎮静剤はプロポフォール。血糖検査を忘れないように。心電図は12誘導必要だ」と指示をする。私の言葉が終わる前に、西川ナースは、両手で「準備済み」とばかりに、ビニール袋の器具を掲げて見せてくれた。

9時53分、ヘリはランデブーポイントの上空で旋回を始めた。

「八戸ドクターヘリから、八戸ドクターカー、現在地は？」

「階上町に入りました。どうぞ」

「サンダーバード作戦です。がんばりましょう。こちらが先に現場に着きます」

「八戸ドクターカー、了解」

眼下には、潜水服姿の男性や、かごを持った女性、そのほかにも多くの漁業関連の人々が見えた。消防救急車が1台、その先には、赤いポンプ車が停車している。海沿いの細い道だけが、人と車で混み合っていた。その道を、患者が乗せられた担架が移動するのが見えた。

「あそこの緑地帯に降りますよ。先生、救急車まですぐです」と機長。

「八戸ドクターヘリより、階上タンク車76どうぞ、救急車横の緑地帯に下ります。着陸支援お願いできますか？」と整備長。

「いま、患者収容中で、手が離せない、少し待て」という消防隊からの無線を受けて、機長はスロットルを上げて再び高度をとった。もう1回左旋回すると「八戸消防より、八戸ドクターヘリどうぞ。誘導開始する」という無線が入った。

「八戸ドクターヘリ了解」

機長が高度を下ろしていく。帽子が飛びそうになり、手で押さえている男性が見えた。赤い服の女性は顔を下に向けて、風をしのいでいる。海岸のこまかいごみが飛び散る。ゴーグルを当てた消防士がこちらを見つめながら、両腕を上げ下げする。運よく道路を通過する車はいない。

「下りますよ」と機長。整備長は大きく体を出して、着陸地の起伏を確認して「後ろはOKです」と声を上げる。私もヘリの後部ドアの窓から、後ろの安全を見つめる。丈の長い海芝が揺れる。9時55分、階上町の道仏《どうぶつ》海岸の緑地帯に八戸ドクターヘリは着陸した。

整備長が左ドアを開けると、私、西川ナースの順で降りる。まだ、メインローターは回っている。私は腰を曲げてヘリコプターから直角に遠ざかる。5mも離れれば、もう風はほとんどない。走って向かうのは20m先の救急車。ハッチが開けられており、出迎え態勢十分だ。

9時56分に患者と接触。第一印象は重症だった。気道開通、呼吸浅い、循環よし。ただし徐脈、体は冷たい。意識E1/V1/M4で痛み刺激で逃げるだけ。目は開かない。私は、「意識がない原因は何だ?」と、脳をフル回転させながら指示を出す。

「最初に気管挿管、次に血糖検査。それから輸液、最後にエコーと心電図。体温測定はヘリで」

救急車の後ろドアは開けておいてもらう。ドクターカーの医師が着いたらすぐに治療に参入してもらうためだ。運よく気温が高い。患者が冷えることはない。私は、銀色の喉頭鏡を持ち、「気管吸引と、嘔吐時の膿盆《のうぼん》を準備してね。それからバッグバルブマスク酸素付きで」と指示をする。喉頭鏡を喉に押し込んでも患者は抵抗しなかった。昏睡状態だ。

「鎮静は不要、このまま、挿管するよ、喉押さえて」

溺水だと嘔吐することが多い。輪状軟骨を押さえて後ろの食道をつぶす。この手技をセリック(selick)法といい、嘔吐予防になる。患者の喉頭はよく見えた。気管挿管に必要なのは、管を入れる技術ではなく、声門を見るために喉頭鏡を押し込み、引き上げる技術だ。

私は、「声門通過、2cm進める」とはっきりとした声でまわりに伝え、さらに「カフに10cc空気を入れて」と指示する。カフとは、気管チューブの先端部分に付いている風船状のもので、空気を注入して膨らませ、人工呼吸中のガス漏れと誤嚥を防止するためのものだ。そしてさらに私の指示は続く。

「口のところで、チューブの根元を持ってちょうだい」

「チューブの位置を確認するよ。バッグバルブをこっちに、酸素は10ℓ/分」

「胸郭挙上よし、胃の音よし」

聴診器を耳につける。

「五点聴診、右、左、右腋窩、左腋窩、胃の音よし、五点聴診よし。固定お願い」

「サチュレーション(酸素飽和度)をチェック、一酸化炭素チェック」

ここまでは順当だ。もう一度、血圧を見て、モニターを見ると、脈拍45の徐脈だった。冷や汗はかいていない、血圧低下なしの昏睡状態、目撃者ありの突然発症……。いったい原因は何なんだ!

そう考えながら、私は、西川ナースに、「先に血糖チェックして、体温が下がっているので、血管が収縮して血管確保は一度でうまくいかないかもしれないから」と指示を出す。西川ナースはすぐに血糖値をチェック。血糖値は正常だった。そこで、西川ナースに血管ルートの確保をお願いする。

そのとき、「八戸ドクターカー、現場到着」という無線が救急車内に響いた。10時12分だった。10秒後には、原医師と光銭医師が救急車に乗り込んできた。

「原先生、外傷はないけれど、超音波見て」

「西川さん、次は心電図12誘導」

「隊長、血圧の上肢左右差見てね」

「家族から病歴聞いて、意識障害の鑑別で、前に進めないでいるから」

次々に指示を出しながら、私が隊長に「隊長、ヘリ搬送するよ、収容先は八戸救命。患者をどうやってヘリに移すか指示を！」と聞くと、すかさず隊長が答えた。

「まず、患者を外へ出して、救急車ストレッチャーで移動します。道路路肩と、緑地帯の境界の高さ50㎝の杭を挟んで、ヘリストレッチャーに平行移動させます」「ＯＫ」

そのとき、心電図を見た光銭医師が、「心電図12誘導は幅が狭いＱＲＳ、ＲＲ間隔は絶対不整、心拍数遅い、Ｐ波不明。やっぱり心房細動だ。それじゃ、血栓が飛んだ？」と指摘する。ＱＲＳとは心室が興奮した際に発せられる電気のこと、ＲＲ間隔絶対不整とは、不整脈のことである。不整脈時には、心臓に血栓ができやすい。血栓が心臓から脳へ飛ぶのを脳梗塞と言う。そこで私は、「脳梗塞？　そうか、心臓発作じゃなかったんだ」と納得した。そして次の指示を出した。

「原先生と私はドクターヘリ、光銭医師はドクターカーで家族を１人乗せて病院へ帰って。途中で詳細な病歴を取ってね」

10時10分、ドクターヘリは現場を離陸し、10時14分に八戸市立市民病院ヘリポートに着陸、患者はすぐにER室に移された。頭部CT撮影は問題なし、心エコーも大きな異常はなしだった。少ししてドクターカーも帰着、光銭医師がすぐにER室に入ってきて、ドクターカーの車内で家族から聞いた情報を伝えてくれた。

「発症時刻は119番通報の10分前です。1回目の潜水に問題なし。休憩後の2回目も問題なし。しかし、休憩後の3回目の素潜りのあとで、患者は岩にもたれかかっています。溺水ではありません。家族が全部目撃しています。心房細動からの脳梗塞なら、血液検査しだいで、血栓溶解療法に持ち込めますよ」

そして光銭医師は、「PT-INRは1・5です。やや延長ありますが、t-PAを使える制限範囲内です」と言った。PT-INR（prothrombin time-international normalized ratio：プロトロンビン時間国際標準比）は、わかりやすく言えば「血のサラサラ度合」を示す指標である。健康な人なら1・0だが、その数値が高くなるとt-PA（血栓溶解療法）は使えないが、1・5ならt-PAは可能だというわけだ。感心だ。よく勉強している。

それに対し、私は「先にラジカット（脳保護薬）を注射しよう。動脈ライン穿刺して、繊細な血圧コントロールが必要だから」と言い、血栓溶解剤を持続投与するように指示した。その30分後、患者は目が開き、私と握手することもできた。「サンダーバード作戦成功」だった。

家族に廊下で、「県境の階上町には、何度もドクターヘリが来ています。住民はみんな、ドクターヘリに感謝していますよ」と言われた。私は、つい目頭を熱くした。

Episode16

頸部外傷でサンダーバード作戦

救急救命士が果たす大きな役割

サンダーバード作戦は、八戸市立市民病院のスタッフだけで成し遂げられるものではない。多くの人々の協力があってはじめて成功するものだ。その中でも消防の救急救命士の果たす役割は大きい。

北国の初夏、ある日曜の夕方、隊長の野田救急救命士と川村救急救命士は、所属する消防署で待機中だった。そのとき、十和田地域広域事務組合十和田消防庁舎内に設置されている上十三《かみとうさん》消防指令センターに「交通事故発生」の119番通報が入った。センターの巨大液晶には管轄する市街地の地図が映し出されており、その地図に電話の場所が瞬時に示された。

指令センターは、すぐに直近のポンプ車と救急車を同時出動させることを決め、野田隊長と川村救急救命士に出動要請を入れた。2人は救急車に飛び乗って、事故現場に向かう。途中、無線で多数傷病者である可能性があるという情報も飛び込んできた。

現場に到着すると、店舗に車が突っ込んで激しくガラスが散乱し、その中に負傷者が倒れていた。流血がひどい。2人はそれを見て、患者が相当の出血をしていることを覚悟した。

野田隊長が患者に接触した。橈骨動脈は触れない。昏睡状態。頻呼吸。野田隊長はその情報を無線で指令センターに連絡した。それを青森県立中央病院のドクターヘリCSも傍受し、「多数傷病者で、重症だと、八戸ヘリと青森県病ヘリの2機要請になるかもしれないな」と考えていた。

一方、現場の野田隊長は時計を気にしていた。時刻は17時40分……。その日のドクターヘリの運航時間は17時までだった。それでも野田隊長は、ダメもとで、まず八戸ドクターヘリCSに電話を入れた。時間外出動に応じてくれることも過去にあったからだ。

だが、「ドクターヘリは出動中のため、対応できません」という返事だった。時間外だが、まだ別件で出動中だと言うのだ。また、八戸CSは「青森県病ドクターヘリは出られるかもしれない。聞いてみますか?」と言う。そこで野田隊長は、「お願いします!」と言って電話を切って、青森県病ヘリの出動可否を確認する前に、八戸市立市民病院のダイレクトコードブルーPHSを鳴らした。ドクターヘリが無理ならドクターカーだ! とにかくできるだけ早く、患者のもとに医師を呼び寄せる必要があったからだ。「ショック状態、収容依頼とショックに対する輸液の指示要請です。ドクターカーの出動をお願いします」という野田隊長の要請に、ダイレクトコードブルーPHSに出た東医師が、「すぐ出動します!」と返事をした。野田隊長は、さらに上十三消防指令センターに、「青森県病のドクターヘリの出動要請してください。傷病者はショック状態」と電話を入れた。ちょうどそのとき、青森ドクターヘリは、別事案からの帰院後、給油が終わり、まさに格納庫に仕舞われようとしていたが、その日、青森県立中央病院のヘリ当番だった花田医師に八戸CSから電話が入った。

「交通事故で多数傷病者発生。八戸ヘリは出動中。青森県病ヘリにも要請が来るかもしれません。もしきたら、どうしますか? 時間外です」

「機長に聞いてみよう」

まさにそのとき、上十三消防指令センターからのドクターヘリ出動要請が入ってきた。要請を受けた青森ドクターヘリCSは、すぐに花田医師に打診した。

「花田先生、上十三消防から要請です。八戸ヘリは他事案出動中。重複要請です。行きますか？」

「出動しましょう」

花田医師は迷うことなく出動することを決定、機長も迷うことなくそれに賛同した。

「八戸＋青森チーム」でサンダーバード作戦

野田隊長には、八戸ドクターカーと青森ドクターヘリの空陸同時出動のサンダーバード作戦が発動されていることがすぐに伝えられた。青森ドクターヘリは、日没間際の空に離陸した。向かうは、八甲田山の東側の現場だ。一方、青森ドクターヘリが離陸した頃、東医師の乗る八戸ドクターカーは、すでに高速道路のインターを目指していた。しかし、日曜夕方の八戸市内の道路は渋滞していた。その東医師に、消防無線で患者情報が入った。

「傷病者1名。男性。頸部外傷、ガラスが突き刺さったため、出血性ショック」

東医師は、ドクターカーの荷台から青い外傷バッグを引っ張り出した。

片や、順調に飛行して目的地上空に入った青森ドクターヘリにも、東医師に伝えられたのと同じ情報が伝えられた。青森ドクターヘリの機長は、ヘリを着陸態勢に入れながら、「花田先生、日没が迫っています。収容病院はどうしますか？　どちらでも選択できるのなら、日没時間を考えたら、青森市に帰ったほうがいいです」と進言した。上十三消防指令センターは、傷病者1名であることと、青森ドクターヘリが着陸態勢に入ったことを受け、八戸ドクターカーのキャンセルを無線で東医師に伝えた。それを聞いた八戸ドクターカーのドライバーは、「キャンセル了解。これより八戸へ帰ります」と答え、ピーポーサイレンのスイッチを切って、静かに国道を引き返した。

一方、現場では、野田救急救命士と川村救急救命士の2人が患者に輸液を開始していた。血圧48／36。呼吸数40回。脈拍120回。意識はぼんやりしている、呼びかけで目が開く程度だ。頸部からの出血による出血性ショックだ。そこで急速輸液を行い、現場を出発。青森ドクターヘリとのランデブーポイントへの移動を開始した。その救急車の中で、野田隊長はざっくり切れた患者の頸部の出血に両手を入れて圧迫止血を試みる。

青森ドクターヘリが着陸すると、花田医師は、到着したばかりの救急車に乗り移り、患者に接触した。患者の首の傷から鮮血が流れている。それを野田隊長がガーゼで押さえている。救急救命士がショックに対して行った輸液は、全開で入っていた。

花田医師は、救急バッグから鉗子を取り出し、頸部の出血に向かって少し進めて、ペアン鉗子をしっかり閉めた。すると、出血の勢いが減った。切れている動脈にうまく到達できたらしい。しかし、血餅《けっぺい》（凝固した血液）で詳細は不明だ。その段階で、青森ドクターヘリは現場を離陸した。向かうは八戸市立市民病院だった。「この状況で、長距離搬送は危ない。直近の八戸に運びます」という花田医師の判断だった。整備長と機長はもちろん了承した。

ドクターカーが戻るより先に、青森ドクターヘリは八戸市立市民病院のヘリポートに着陸した。すぐにERに運ばれた男性は、手足を動かした。両手も握った。顔面の動きは確認できていない。呂律《ろれつ》障害があるかどうかも確認ができていない。頸動脈が切れると、脳の血流が止まるので脳梗塞を起こす。その結果、手足の麻痺、顔面の麻痺、呂律がまわらない、などの症状が出るかもしれなかった。

ERでは、ショックに対して気管挿管を行い、輸血を行った。手術室の準備はすでにできていた。副所長の野田頭医師が男性とともに手術室へ移動。手術用の無影灯の眩しい光と、やわらかい室温の中、男性は手術台に寝かせられ、手術が始まった。切れている頸動脈は、ペアン鉗子でじょうずに止血され、脳動脈の半分の血流が止まっていた。早く再開させないと脳梗塞を起こして、後遺症が残る。

時間との闘いの中、野田頭医師は、頸動脈をつなぐ手術を行った。切れた頸動脈のかなり奥にもガラス片が突き刺さり、神経も傷つけていたが、野田頭医師の腕は確かだった。

それから1ヵ月後、患者は退院した。残念ながら、声がかすれる、飲み込みがうまくできない、疲れやすい、などの後遺症がわずかに残った。だが、頸動脈が切れたことによる脳梗塞の症状はまったくなかった。幸運だった。

救急救命士の野田隊長が現場で患者と接触したとき、バイタルサインから計算した予測救命率は85%。八戸ERに入室したバイタルサインからの計算では98%だった。助かって当然の数字かもしれない。だが、救急救命士が今のように輸液をできない時代だったら、あるいはドクターヘリがなかった時代だったら、助からなかったかもしれない命だった。プリベンタブルデス（防ぎ得る死）からの救命とは言えないかもしれないが、少なくとも機能障害は抑えられた。なにより、2人の救急救命士の判断と処置とスピードが光った事案だった。

Episode17

トラック玉突き事故

胸痛を訴えた男性

その日は、私と初めてフライトする木村研修医、それに和島ナースがヘリ番だった。朝のミーティングで、整備長が「全県快晴です」と言うのに続き、機長が「1日中出動可能です」と太鼓判を押した。とにかく、気持ちのいい青空が広がっていた。

9時23分、ドクターヘリの出動要請がきた。男性が胸痛を訴えているという。ヘリは9時29分に離陸、三戸郡三戸町の三戸中央病院の駐車場を目指した。三戸中央病院では、常設ヘリポートを建設する代わりに、駐車場の一部をヘリコプターの着陸地に決め、そのエリアに車を停めないことにしていた。お金をかけずに、病院敷地内のヘリポートと同等の使い方ができる。ただし、柵で囲われているわけではないので、離着陸時は消防の警備が必要となる。

上空450mを飛行中に、「三戸救急3より八戸ドクターヘリどうぞ。自宅で胸痛を訴えた男性患者です。胸痛は30分間持続しています」という無線連絡が入った。「冷や汗はありますか」と聞く私に、救急隊員から答えが返ってきた。

「冷や汗ありません。バイタルサインを送ります。意識は清明です。どうぞ」

「糖尿病既往ありますか」

「ないです、どうぞ。酸素投与、半座位《はんざい》で運びます」（半座位とは、上半身を約45度起こした体位。心臓病のときによく使われる）

「心電図12誘導を検査しますから、胸と四肢を脱衣しておいてください」

「心電図12誘導は、今、測定中です。どうぞ」

9時37分、八戸ドクターヘリは消防の誘導で三戸中央病院の駐車場に着陸した。着陸して1分半後、患者を乗せた救急車がサイレンを鳴らしながら到着した。整備長が右後ろのドアを開けてくれ、木村研修医、私、和島ナースの順で機外に出た。3人は2m先の白い救急車に近付く。救急隊員が「こちらへ」と手招きした。私は左前スライドドアから、木村研修医と和島ナースは後ろのハッチドアから救急車内に入った。男性の顔色はよくはないが、冷や汗はなかった。胸痛は少し落ち着いたという。糖尿病、高血圧、喫煙、45歳以上男性、と心筋梗塞の危険因子は揃っていた。

このような場合、過小評価はまずい。心電図12誘導を見ると、異常を示す陰性Tが波形の一部に見られるが、心筋梗塞に見られるST上昇はない。聴診でも呼吸音に異常ないし、貧血もない。これなら右室心筋梗塞はないはずなので口の中にニトログリセリンを2回スプレーした。右室心筋梗塞のある患者にニトログリセリンをスプレーすると血圧が低下する。

私たちが、こうして三戸中央病院の駐車場で患者を診ていた頃、七戸町《しちのへまち》の山岳地帯で山菜採りに行って遭難していた高齢者が発見されていた。衰弱していたので、八戸市立市民病院への転送依頼とそのためのドクターヘリの要請が入ったが、八戸ドクターヘリは私たちを乗せて出動中だったため、八戸CSは青森ドクターヘリを推薦。青森ドクターヘリが要請を受け、数分後に離陸した。

一方、男性は胸痛の症状こそあるが、循環は安定していたし、不整脈もなかった。そこで時間節約のために、救急車での血管確保はやらず、飛行中に行うことにしていた。離陸して2分で水平飛行に入ると、和島ナースがゴムを患者の左腕に巻き、肘静脈に20Gの針を刺して血管を確保した。血圧182という数字がモニター画面に表示された。再測定したがやはり血圧が高い。もう一度ニトログリセリンスプレーを口の中に行った。

9時57分、ドクターヘリは八戸市立市民病院のヘリポートに着陸した。ERには循環器内科医が待機していた。ERで検査したが、私がヘリで検査した心電図12誘導にも、ERで新たに検査した心電図12誘導にも陰性Tがあった。虚血性心疾患の際にしばしば見られる所見だ。しかし心臓超音波は異常ない。診断結果は不安定狭心症だった。

そもそも狭心症とは、心臓の筋肉に酸素や栄養を送っている冠動脈という血管が詰まりかけて、心臓の筋肉に十分な血液が届かずに酸素不足になる症状だが、その中でも心筋梗塞になる危険性が高い状態のものを不安定狭心症と言う。そこで、循環器科医師はすぐに心臓カテーテル治療を始めた。

シンクロした2機のエンジン音

11時41分、「トラック2台の玉突き事故」という119番通報が青森市消防に入った。11時54分には救急隊が現場に到着した。2名がひしゃげた車体に挟まれて脱出できない。1名は冷や汗をかいている。救急隊長はドクターヘリの出動要請をかけ、青森消防指令課が、青森ドクターヘリの通信指令室へ電話を入れた。だが、「青森ドクターヘリは野辺地町に出動中。八戸ドクターヘリを要請してください」という返事だった。

その直後に、八戸ドクターヘリの通信指令室に出動要請があった。4分後、八戸ドクターヘリは離陸した。飛行ルートはみちのく有料道路沿いに青森市に出て、陸奥湾を越えて、津軽半島の付け根地区に行く。県南の水田は、稲刈りの最中だった。黄金色の稲がある田んぼと、刈り取ったあとの灰色の田んぼが混じる。山野に入ると、ブナの黄色い森が美しい。ところどころに、楓の紅が目立つ。針葉樹の緑もきれいなコントラストをつくる。

八甲田山の北の峰を眺めながら、八戸ドクターヘリは青森市に出た。東岳《あずまだけ》を右に見て野内川《のないがわ》の下流を下に越える。右後ろを振り返ると、浅虫海岸の緑の島・湯ノ島、茶色い島裸島、西に岩肌が目立つ鴎島《ごめじま》、きれいな茂浦島《もうらじま》、眼を凝らしてようやく見える双子島、半島の山の続きに見える大島など、青森湾を彩る美しい島々が見えた。

野内川河口を越えると、青い海に無数のウキが浮かんでいる。ホタテ貝の養殖網だ。オレンジ色のウキが多い。ところどころに白い波の泡が見える。水深50mくらいだろうか。海の色が徐々に藍色になる。そこに、青森ドクターヘリのCSから無線が入った。

「青森ドクターヘリが野辺地の事案を終えて、トラック追突事案に出動した。すでに、現場に着陸している。傷病者は2名なので、八戸へリはそのまま現場近くのランデブーポイントに向かってほしい」

それを受け、八戸ドクターヘリは津軽半島付け根の海岸から陸に向かった。海岸沿いの国道には、松の木がところどころに見える。松の国道を越えて、水田地帯に入った。県南の田んぼより稲刈りが進んでいる。青森平野の広大な水田を北から南に分断する2本の直線が見えた。北海道新幹線の高架橋だ。その線路に沿うように、国道バイパスが走る。そのバイパスに、消防の赤い車と白い車、そばにトラックが見えた。交通事故現場だ。交差点で追突事故が起こったらしい。

現場は道路封鎖されている。現場から西に向かう農道に、青森ドクターヘリがお尻を向こうに向けて駐機している。おかしい、現場直近に着陸できるのに、現場から300m以上離れて駐機している。どうしてだろう?

八戸ドクターヘリは、青森ドクターヘリが着陸している方向に高度を落としていき、青森ドクターヘリを飛び越え、その先で着陸した。すぐに青森ドクターヘリの整備長が近寄ってきて、東に方向を指さし、「まだ、救助中です」と言った。私、木村研修医、和島ナースはそれぞれ救急バッグを持ってヘリを降り、農道を小走りに進んだ。

着陸した農道の周辺の田んぼは稲刈りが終了していたが、少し走ると、そこのまわりの田んぼはまだ黄金色の稲がある。黄金色は事故現場近くまで続いていた。そうだったんだ! ヘリは2機とも収穫直前の水田を避け、稲刈りを終了した場所近くを選んで着陸していたのだ。コメが豊作に実った稲に、ヘリのダウンウォッシュが吹きかかると収穫に影響が出るかもしれない。機長と整備長は、そんなことまで考えて着陸地点を選択していたのだ。

救助隊は車両の屋根とドアを切り裂き、オイルジャッキでつぶれた運転室を広げて、挟まった2人を救助しようとしていた。青森県立中央病院の花田フライトドクターが輸液を開始する。長時間の狭圧でクラッシュ・圧挫症候群が起こる。その結果、救助後に高カリウムで心停止することがある。だから、輸液することで尿量を稼いでカリウムを排出させるのだ。

八戸ドクターヘリが着陸してから16分後に2名は救助され、1名は青森ヘリチームが、もう1名は八戸ヘリチームが、それぞれのヘリに収容した。

機長同士が、「同時にエンジンを回すよ。先に八戸が離陸してちょうだい」と声をかけ合っていた。

後日、私が、同時にエンジンを回す理由を機長に尋ねたら、次のように教えてくれた。

「メインローターに強い風が当たると、ばたついて壊れることがあるが、回転数が上がると、風が当たっても壊れない。いちばん不安定なのが地上に待機しているとき。だから、羽を守るために同時にエンジンを回しました。また、八戸ヘリが先に離陸したのは、風に向かって離陸する進行方向に八戸ヘリがいたからです」

同時に回された2機のエンジン音はシンクロして、いつもと違う音に聞こえた。救助後、14分で八戸ヘリは患者を収容し離陸した。

東通村の患者

その日の14時40分には、下北半島の東通村《ひがしどおりむら》から「作業中の男性が屋根から墜落した」という119番通報があり、救急車・東通救急1が出動した。現場は海岸から山岳地域に入った場所だったが、11分後には傷病者に接触。14時56分、八戸ドクターヘリ通信指令室に、「骨盤の痛みあり。骨盤骨折も疑うのでドクターヘリ要請」という出動要請がきた。

14時59分、八戸ドクターヘリは離陸し、太平洋に海岸線をまっすぐに北上する。三沢市では、小川原湖を左に見る。六ヶ所村では、尾駮沼《おぶちぬま》、平沼を左に見る。六ヶ所村の原子力施設から少し離れてドクターヘリは北上を続けた。途中で無線が混線した。どうやら青森ドクターヘリが近くにいるらしい。機長と整備長はすでに承知済みだったようだ。整備長に聞く。

「青森ヘリが近くにいるんですか？」

「はい、むつ市に飛んでいますよ」

「えっ、さっき2機が青森市方面でいっしょ、今度は2機が下北半島でいっしょですね」

「そうです」

青森ドクターヘリとむつ市の消防の無線交信が落ち着いた頃を見計らって、八戸ヘリの整備長は地上の消防に無線を入れ、ランデブーポイントを打ち合わせた。

ランデブーポイントには、八戸ヘリが先着した。上空を旋回し、赤車が来るのを待つ。約5分間上空を旋回しているうちに赤車・東通タンク1が到着した。赤車は漁港駐車場に着陸誘導するつもりのようだ。だが、整備長が待ったをかけた。

「八戸ドクターヘリより、東通タンク1どうぞ。その場所は漁船に近すぎるので、西側の防波堤近くの駐車場にしてくれませんか」

東通タンク1から応答がない。東通タンク1の携帯無線機とドクターヘリの無線機がうまくつながらない。八戸ドクターヘリはさらに旋回を繰り返す。白い東通救急1の車影が下に見えた。整備長は東通救急1に無線を入れた。

「八戸ドクターヘリより、東通救急1どうぞ。着陸地点は、そこより、さらに西の防波堤近くにお願いします」

「東通救急1、了解」

消防の誘導で八戸ドタクーヘリは安全に着陸、私たちはすぐに患者に接触した。患者は、青森県立中央病院への搬送を希望した。私は呟いた。「まだまだだな、八戸は……」

下北半島からだと青森市と八戸市への距離はそれほど変わらない。外傷専門施設は、東北では東北大学病院と八戸市立市民病院の2ヵ所のみだ。八戸市立市民病院の外傷診療の質はきわめて高い。しかし、まだまだ県民の認知度は低い。

だが、そんな思いを患者に口にすることはない。当たり前だが、患者本位だ。

「はい、いいですよ。すぐに青森県病に問い合わせしますから、安心してください」

私は、携帯電話で青森県病ERを呼んだ。電話に出たのはナースだった。私は簡単に病状を伝え、離陸してから詳細を伝えようと思った。だが、「医師の意見を聞きますから」という声とともに保留の音楽が流れてきた。そして2分後に音楽が止まって「収容できます」との返事がきた。

患者を八戸ドクターヘリに収容し、離陸する。向かうは青森市。太平洋から下北半島を越えて、陸奥湾に入る。そして 青森県病に無事着いた。総合診療科の葛西部長がヘリポートに迎えに来てくれた。患者を託し、ヘリに給油して離陸。16時42分、八戸市立市民病院に帰投した。

八戸市立市民病院救命救急センターは頑張っているけど、まだまだ認知されていない。だからこそもっと頑張れる。目指すは全国区トップだ！

夢を継ぐ者たち 3

高田《たかだ》忠明《ただあき》

徳島赤十字病院・集中治療科副部長

1977年、沖縄県那覇市生まれ。日本救急医学会専門医／日本集中治療医学会専門医／日本航空医療学会認定指導者／日本DMAT隊員

●理工学部から医学部へ

私が医者を志したのは大学2年生のとき、立て続けに交通事故を目撃したのがきっかけでした。私はそれまで、慶應大学理工学部で車のエンジニアを目指していましたが、事故で負傷した人を目の前にしても、自分にできることは何一つありませんでした。そこで医者を志し、2年修了後に横浜市立大学医学部に入り直したのです。

医学部卒業後、初期研修を行ったのは横須賀共済病院でした。かずかずの診療科をローテーションでまわる中、私は救急医の中でも外傷に特化した外傷医になりたいと思い、研鑽を積んでいました。しかし、実際に救急医療の現場に立ってみると、実は内科疾患の患者さんのほうが多いことを知り、一人前の救急医になるには、内科と外科をバランスよく学ぶ必要があると考えるようになりました。

そんな私が八戸市立市民病院へと移ったのは2008年、31歳のときのことです。横須賀共済病院の救命救急センター長に今先生を紹介され、八戸市立市民病院に見学に行ったのがきっかけでした。ありがたいことに、初期研修2年目の秋に結婚した妻も「永住するわけじゃないでしょ。人生

という長い旅の中で、青森もいいんじゃない」と賛成してくれました。

●八戸市立市民病院で見た奇跡

八戸市立市民病院で私がまず驚いたのは、〝心臓が止まって搬送されてきた患者や重症外傷患者が、次々に普通に歩いて帰っていく〟という奇跡でした。医学生のときから病院見学をしてきましたが、そんなことが日常的に起こる病院はそう多くはありませんでした。

当時、今先生は救命救急センター長としての日常業務も多忙をきわめていましたし、青森にドクターヘリを飛ばすための準備でたいへんな時期を迎えていました。そんな中でも、今先生は病院の医療スタッフばかりではなく、救急隊員なども指導してスキルアップを図っていました。

その結果、救急隊員の病院前救護のスキルは非常に高いものでしたし、まず信頼できる八戸市立市民

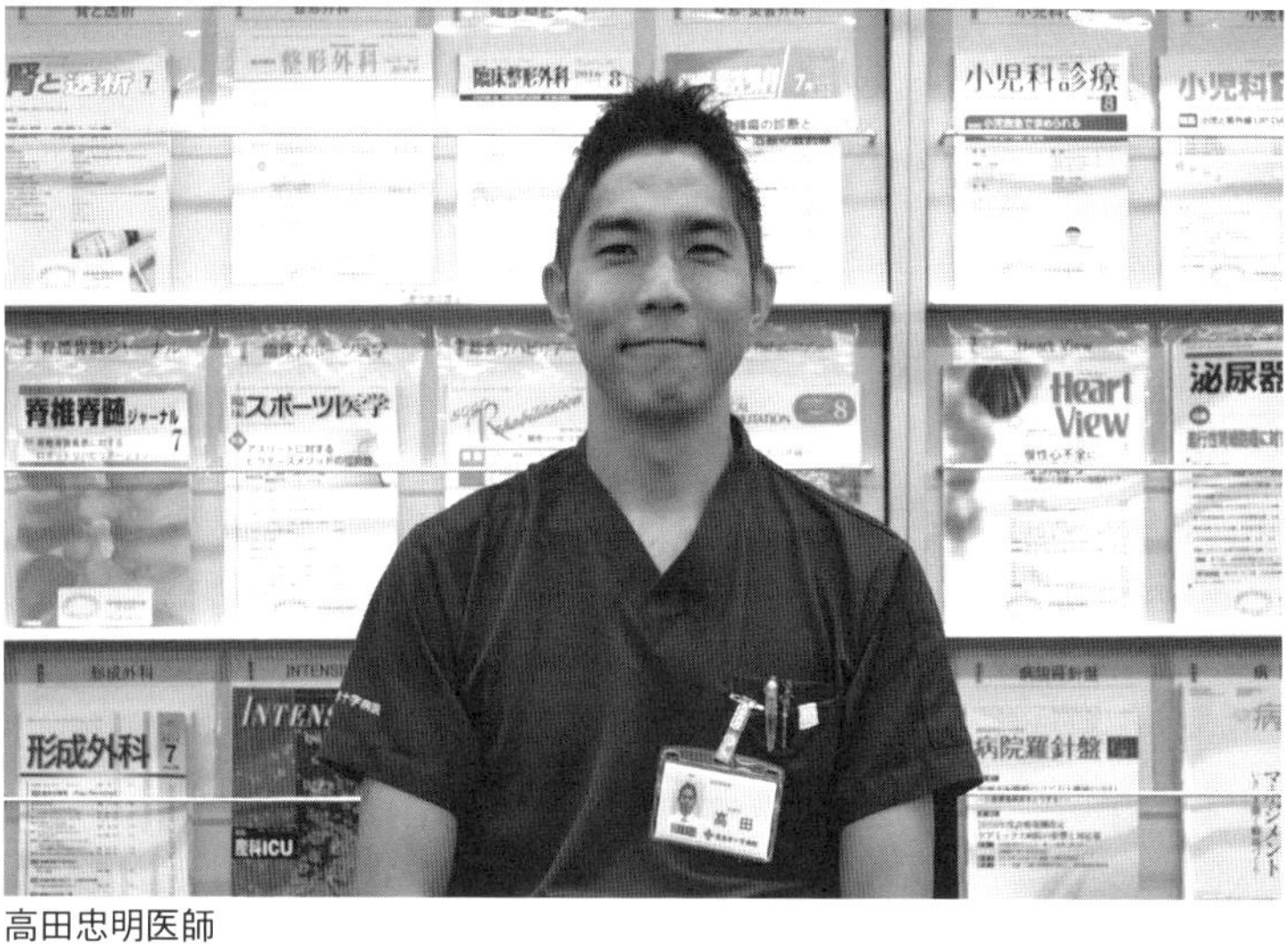

高田忠明医師

病院を搬送先に選ぶのが常でした。

地方では、軽症から中等症の患者でも、近隣病院にはなかなか受け入れてもらえない、受け入れる態勢ができていないという現実があり、結果的に地域の核となる病院に搬送されます。青森県の三八《さんぱち》上北《かみきた》地方では、まさに八戸市立市民病院が地域医療の中核を担っており、次々と患者が運ばれてきます。そのため、私が診る患者数も一挙に横須賀時代の倍以上になりました。

そんな八戸市立市民病院ですが、私が行った当時は、まだまだ発展途上でした。

中心になっていたのは8年目ぐらいの先生方で、もともと救急が専門だったわけではありません。私も医者になってまだ3年目でした。それでも多くの命を救えたのは、卓越したスキルがあったからではなく、「とにかく目の前の患者を助けるんだ」という情熱があったからだと思います。そして、多くの患者さんを診ているうちに、みんなのスキルもどんどん

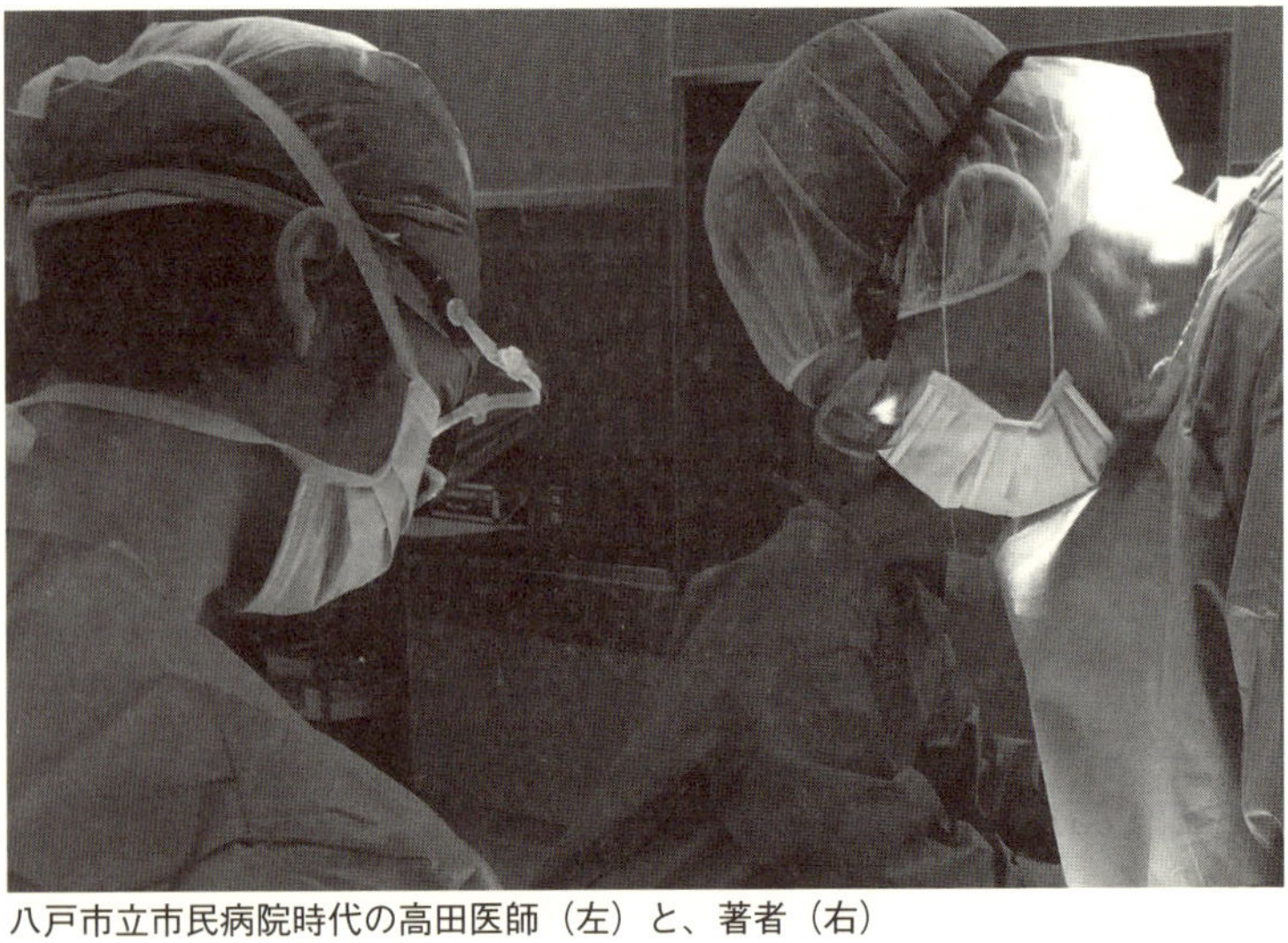

八戸市立市民病院時代の高田医師（左）と、著者（右）

上がっていき、日常的に劇的な救命医療が行われるようになったのだと思います。私自身、八戸市立市民病院で働いているときには自覚していませんでしたが、学会などで外部の人と話をすると、「あぁ、八戸市立市民病院は、ほかとはまったく違う世界なんだ」と感じたものです。

●新天地・沖縄、そして徳島へ

私が八戸市立市民病院に移ってまる3年が過ぎようとしていた２０１１年3月11日、東日本大震災が起きました。家族が受けた衝撃は拭いがたいものがあり、恐怖を口にするようになりました。それをきっかけに、岡山県の倉敷中央病院のＩＣＵ勤務をしたのち、沖縄県の浦添総合病院に移ることとなりました。

浦添総合病院では、２００５年から患者の救急ヘリ搬送を独自に行っていたこともあり、２００８年12月からは全国で15機目となるドクターヘリを運航

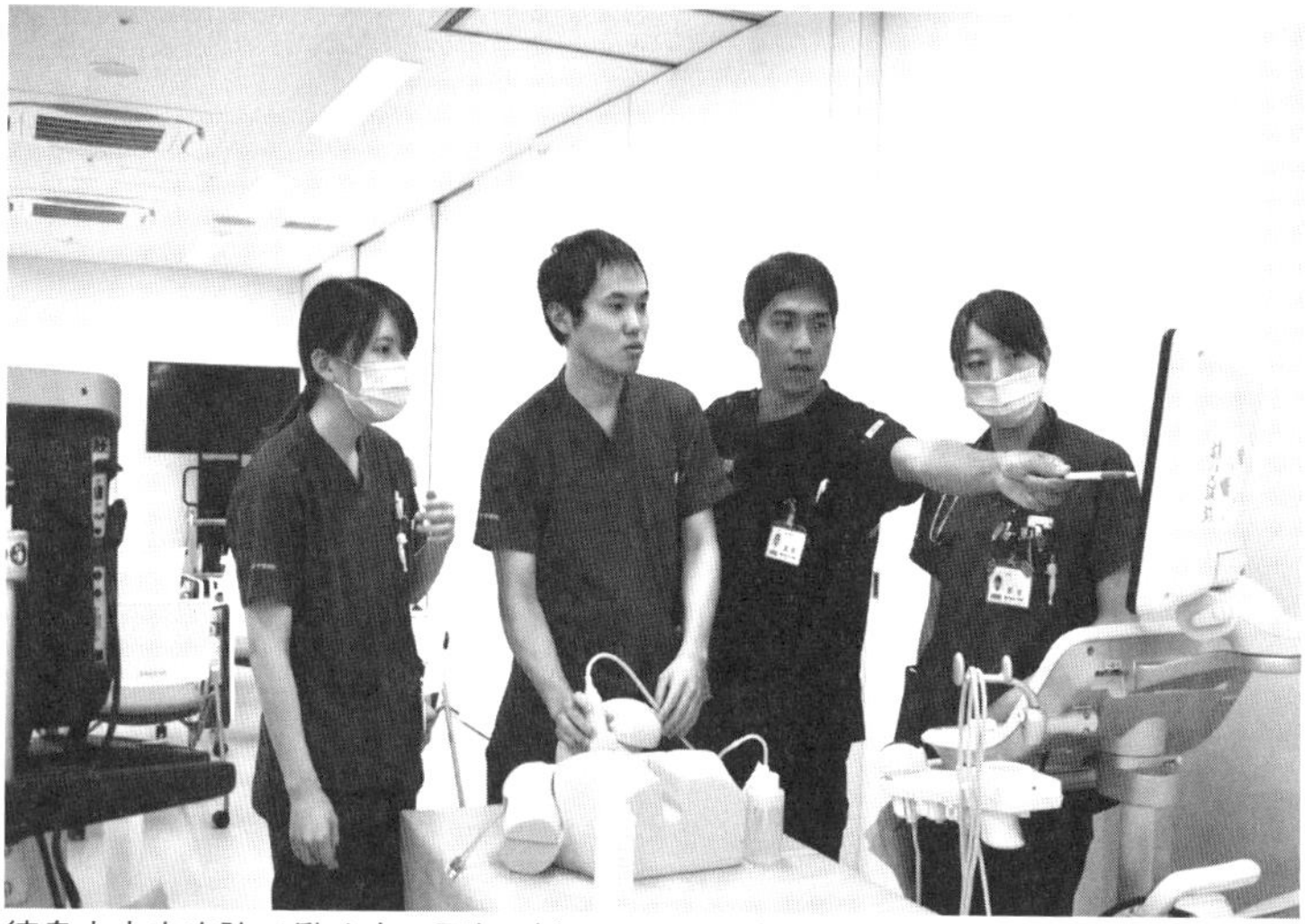

徳島赤十字病院で働く高田医師（右から２人目）

していました。私にとっては、まさに〝八戸で学んだことが活かせる場所〟でした。そして、その浦添総合病院で3年半勤務したあと、2015年8月、徳島県小松島市の徳島赤十字病院へと移りました。

私は、八戸市立市民病院を離れるとき、今先生から言われたことを思い出します。

「八戸は非日常だと知ったうえで、うまくやりなさい」と。

「行った先々には、それぞれの地域がかかえる現実がある。そこに〝八戸方式〟を押しつけようとすると無理が生じる。その地域の中で、またいっしょに働くスタッフたちとのコミュニケーションを大事にしながら、よりよい医療体制を一歩一歩築いていくことが大切だ」という教えです。

幸い、徳島赤十字病院救急科には、八戸市立市民病院時代の先輩で、私を徳島赤十字病院に呼んでくださった吉岡勇気先生がいらっしゃいます。これからは、さらに徳島県の救急医療の質の向上を目指して、後輩の育成や救急医療体制の構築にあたっていきたいと思っています。

第四章

劇的救命

2017

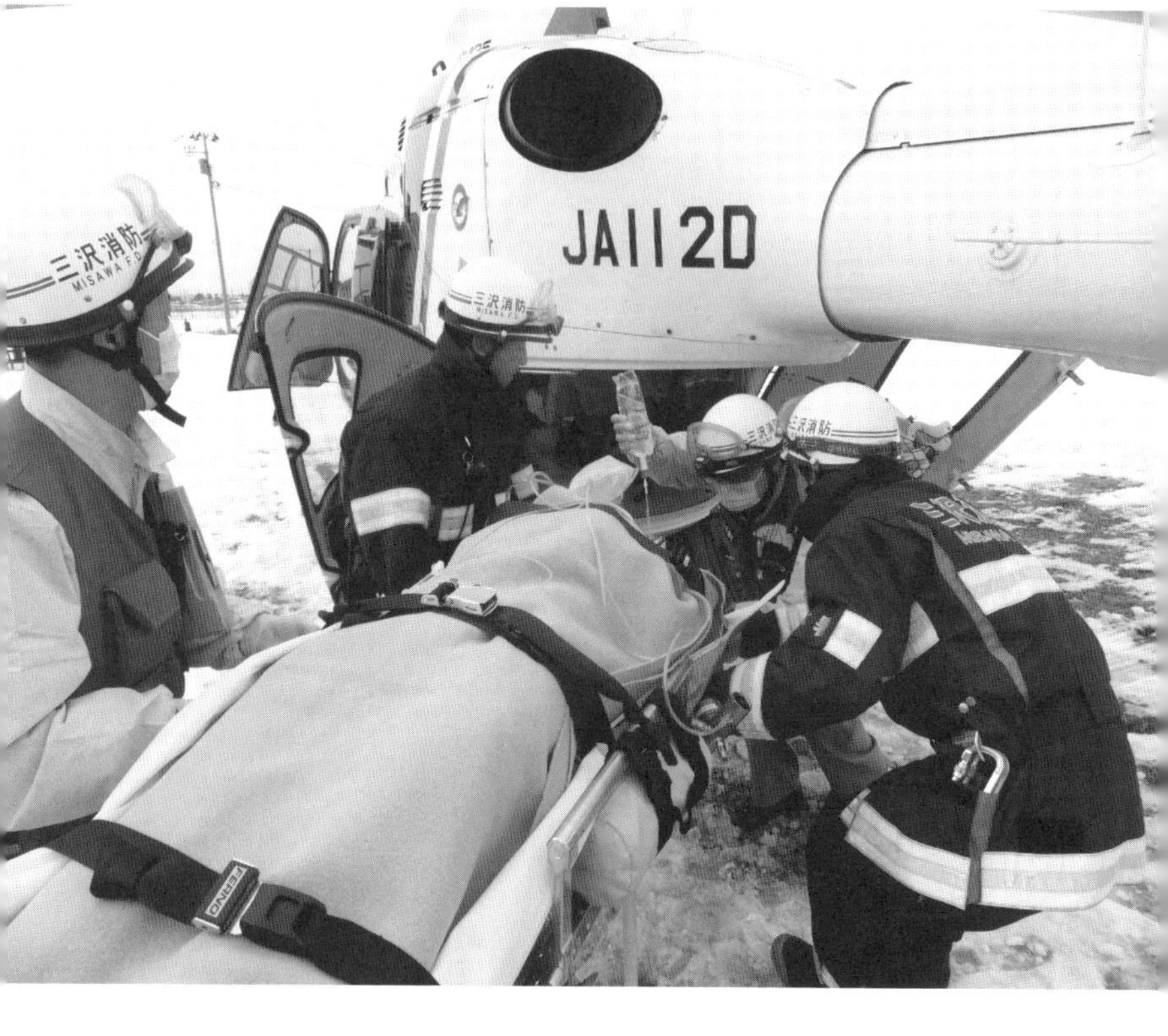

移動緊急手術室「ドクターカーV3」出動

出動までの時間は5分！

２０１７年1月12日、ドクターヘリのスタンバイが終了した夕方、十和田消防から「十和田市で交通事故。意識ない。ショック状態」というドクターカー出動要請が入った。それを受け、藤田医師と伊沢医師がドクターカー１号で出発した。八戸ドクターカーは、八戸市と周辺の市町村が出資して運営するドクターカーだ。国からの特別交付もあるが、八戸市がもっとも多く出資している。それでも八戸市長は言う。「困っている患者がいるときは、範囲外へも出動してよろしい」と——。

十和田市は八戸から北に約30㎞で、ドクターヘリなら12分くらいだが、陸路では１時間近くかかる。昏睡状態になるくらいのショックなら、止血術か輸血をしないと搬送途中で心臓が止まる可能性が高い。そこで私は、移動緊急手術室「ドクターカーV3」の出動を決定した。

「十和田市の交通事故にドクターカーV3を出す。O型輸血4単位用意して。開腹、開胸セット用意して、吸引セットも積むよ。５分後出動しよう」

八戸市立市民病院ＥＲでは、すぐに患者受け入れの準備が始まった。この日のドクターカーV3当番である伊藤医師を含め、ＥＲには多くの救急医が揃っていた。

私の声に、伊藤医師は、ドクターカーV3のエンジンキーを持ってＥＲから消えた。黒木研修医はO

型輸血をもらいに行くために検査室へ走る。村田医師は、「移動緊急手術室で外へ。O型輸血を持ち出します。4単位。払い出しお願いします」と検査室に電話する。そして近藤医師は、救急室受付へ走って、「身元不明、救急○○番、男でカルテをつくってください」と頼んだ。伊藤医師が、ドクターカーV3を、赤色灯を回転させながら、バックでER玄関前に付けた。そして、出動までの時間目標の5分をわずかに超過したが、ドクターカーV3は、出血性ショックの交通事故患者に向けて出動した。

「八戸移動緊急手術室ドクターカーV3より、上十三消防指令センターどうぞ。ドクターカーV3は、十和田市交通事案に出動します。ランデブーポイントの設定を八戸消防、十和田消防で相談して決めてください」

「上十三消防指令センター、了解」

病院正面を出たところで、ドクターカーV3のサイレンスイッチをオンにし、国道45線を北上する。目指すは、十和田市方面だ。ただし、先行しているドクターカー1号がどこで救急車とドッキングするかで、ドクターカーV3のランデブーポイントも決まる。最遠で十和田市の南東の六戸町、最短で六戸町の南のおいらせ町、このどちらかであろうと予測した。

ランデブーポイントは、おいらせ消防署

まもなく、八戸消防から無線が入った。

「ドクターカーV3は、おいらせ消防署をランデブーポイントとする」

「八戸ドクターカーV_3、了解」

上十三消防指令センターと八戸消防が相談した結果だろう。第二みちのく有料道路の下田百石《しもだももいし》ICを降り、イオンモール下田を過ぎて少し北に向かうと、道路沿いに、おいらせ消防署がある。そこに近づいたドクターカーV_3は、ウィンカーを点滅させながら速度を落とした。

おいらせ消防署では車庫の一部分を開けてくれていた。そこに、ドクターカーV_3は頭から入っていった。まもなく十和田救急隊とドクターカー1号がドッキングしたという無線が入った。

おいらせ消防署では辻井指導救命士が指揮をとっていた。消防隊と救急隊総出で、ドクターカーV_3の尾部に手術室をつくる。消防隊員たちがスチール製の柱を2本、車両の後方2mに立て、柱と車両のハッチドアをつなぐ天井部分の骨組みを組み立てる。また別の消防隊員たちは床に防水シートを敷き、排気管を外へ誘導する延長ホースを接続した。シルバーのテントを引き出した。その間に、伊藤医師は手術器具を並べる机を組み立てる。

外は冬の零下の気温だったが、消防署のシャッターが閉まっているせいか、寒さは感じない。着々と受け入れ態勢が整う中、ドクターカーV_3に無線が入った。「意識障害あり、昏睡状態、循環はよし。心臓破裂ない。腹腔内出血ない。大量血胸ない」という。ドクターカー1号で先行していた藤田医師からだった。その無線に近藤医師が答えた。

「ショックでなければ手術室の必要はないですね」

「そう思います」

「輸血はどうしますか?」

「輸血はもらいたい」

オーバートリアージ

近藤医師からの情報は全員に伝えられた。3分でほぼ出来上がった手術室だったが、幸運にも使う必要はなくなった。その5分後に、十和田救急車がおいらせ消防に到着した。救急車のスライドドアが開く。

「今所長、乗ってください。万が一、手術が必要ならERに着いてからです。輸血はこちらでもらいます」

藤田医師の指示に、私が輸血パックを持って救急車に乗り込むと、救急車はすぐに、八戸市立市民病院ERを目指して走り始めた。そして30分後、救急車は八戸市立市民病院に到着した。CT検査では頭部外傷だった。すぐに部長の今野医師が手術を開始した。

出血性ショックに対するドクターカーV3の出動決定は難しい。確実性を求めると、出動まで時間を要する。素早い出動だと、今回のように空振りするオーバートリアージになることもある。

もちろん遠隔地から搬送される出血性ショックには、オーバートリアージが容認されると思うし、それを恐れてはいけないと思うが、今後の経験を積んで、ドクターカーV3のきちんとした出動決断基準を決めていきたい……。私はそんなことを考えていた。

Episode19

ドクターカー、ジェット機、消防ヘリによる命のリレー

脳死下臓器提供手術

その日は、八戸市立市民病院で、脳死した患者の提供を受けた臓器提供手術が行われることになっていた。冬の青森の朝の冷え込みはきつい。西日本から北国に来た移植医たちは、自身の軽装に後悔していた。6時前に宿泊していたホテルを出た彼らは、身震いしながら八戸市立市民病院に向かった。日の出は午前7時ちょうどだ。まだ真っ暗な外に出た移植医たちは深呼吸してから、今日の重大な手術の成功を天に祈った。

八戸市立市民病院に到着した移植医たちと、八戸市立市民病院の医療スタッフは、2時間のミーティングのあと、手術室へ移動、8時に脳死下臓器提供手術が始められた。

患者からいただいた心臓はやわらかくて、健康だった。煙草を吸わない男性の心臓は丈夫だった。このきれいな心臓なら、きっと移植はうまくいく。

提供された心臓は、ドクターカー2号とジェット機、東京消防庁のヘリコプターを乗り継いで東京大学へ向かうことになっていた。

ドクターカー2号のドライバーは副所長の野田頭医師だ。安全確認のために助手席には私が乗り込む。後部席には東京大学の移植医2名と、30分前まで患者の体で鼓動を打っていた心臓だ。大切な心

臓は、生食（生理食塩水）とビニール袋を使って三重に包んで、優しくクーラーボックスに入れられている。

ドクターカー2号は八戸飛行場に向かった。約15分で八戸飛行場に着いた。すでに、中日本航空の白いサイテーション（セスナ社製のビジネスジェット）が駐機していた。ドクタージェットとしてもよく使われる機体だ。名古屋空港を、その日の朝に離陸して、八戸に午前9時頃着陸、すでに給油を終えて、エンジンアイドリング状態だった。

貰い患者の心臓が、ドクターカーからジェット機、そして消防ヘリコプターへとリレーされ、別の場所で、別の患者の命をつなぐのだ。心臓を乗せたサイテーションは、ジェットエンジンの轟音を響かせて大空に向かって離陸していった。

提供されるのは、心臓ばかりではない。肝臓は2つに分けられて、2人の肝臓不全患者に移植される。小さな左部分は大阪大学で10歳未満の子供が待っている。また、大きな右部分を待っているのは名古屋大学の60歳代男性だ。

腎臓は2つある。そのうち1つの腎臓と膵臓は東京女子医大で30歳代女性に移植される。残りの腎臓は八戸市立市民病院で40歳代男性に移植される。さらに眼球は弘前大学へ運ばれる。

肝臓を2つに分ける手術は難しい。体から取り出してから2つに分けるので、血管と胆管の区別がつかない。細い管をすべて糸で結んでから切離する繊細な手術が行われる。分離手術に時間を要するので、肝臓は三沢空港から午後の定期便で伊丹空港に向かう予定だった。

しかし、2つに分離する手術に手間取った。予定時間をオーバーしたせいで、三沢発のJALの時間が目前に迫っていた。

私は、その時間、手術室から退室していたため、そうした問題が起きていることを知らずにいたが、院長から電話がかかってきた。

「肝臓を三沢空港に運ぶための余裕時間がない。タクシー移動だと間に合わないかもしれない。ドクターカーを出せるか」

「はい、いいですよ。三沢空港までですね。今すぐですか?」

「10分以内」

「すぐ用意します」

ドクターカー2度目の出動

日常緊急用のドクターカー1号は、いつでも即座に出動できるように、救命救急センターの玄関前に駐車しているが、ドクターカー2号はヘリポート横の車庫に入っている。午前中に、心臓と東京大学の医師を乗せて八戸空港に出動したばかりだった。ちなみに、2台あるドクターカーは、医師が救急、緊急と判断すればいつでも使える。正確にはドクターカーV3を加えれば3台だ。

私は、ERに置いてあるドクターカー2号のカギと車庫のカギを持ち出し、ERから職員玄関へ向かい、さらに車庫に走った。すでに、臓器移植ネットワークの職員と病院事務職員が職員玄関で心配そうに待機していた。

肝臓を運ぶためにドクターカー2号を出すことは、院長からスタッフに伝わっていた。車庫のカギはリモコンだ。私は外を走りながら、リモコンの白いスイッチを押す。走りつく頃に、車庫のシャッターが全開になっているはずだ。

予想どおり、車庫のシャッターはほぼ開いていた。車庫に入ると、ドクターカー2号のオレンジ色の車止めを外し、右前ドアを開けて乗り込み、スイッチを右に捻る。3000ccのターボエンジンが回り出す。私は、ギアをドライブに入れて、ゆっくりと車を出しながら、シャッターの閉まるスイッチを押した。

1時間前から雪が降り始めていた北の空は明るくなっている。大丈夫だ。三沢空港は北方面だ。運転席下にある赤色灯スイッチを押した。

車庫を出て、200mくらい徐行で走り、職員玄関に車をつけた。まだ、移植医の姿は見えない。

「よかった、間に合った。ロスタイムない」

私は、運転席から降りて、時計まわりに車の後ろへ回った。

そして、外へ出ていた臓器移植ネットワークの職員と病院事務員、院長の方へ歩く。すると、自動ドアから移植医の2人が大きなクーラーバッグを持って出てきた。自動ドアから車まで5m。彼らはまっすぐ車に向かう。私は、反時計まわりに車の後ろを回り、運転席に座り、後部席に座った2人に挨拶をした。

「救命救急センター所長今明秀です。緊急事態ですので、ドライバーは私です。よろしくお願いします。三沢空港まで30分から40分です」

「所長みずから恐れ入ります」

「いえ、ドライバーを用意できませんでした。でも大丈夫です。緊急走行の運転経験は専属ドライバーの次に私はありますから」

運転席右下にあるピーポーサイレンスイッチを押すと、けたたましいピーポー音が天井から室内に響いた。３０００ccターボエンジンの低い排気音とサイレンがシンクロする。

見送りの院長や職員に会釈をして、私は緊急自動車ドライバーになりきった。以後、私は、後部席と会話することなく、運転に集中して前を見た。医療のことは考えない。

公道を走るまわりの車たちは、優しく車線を譲ってくれた。ドクターカーが完全に認知されているこの街の有利点だ。離陸の30分前に空港に到着した。そこで２人の医師と初めてまともな会話をして別れた。

帰りは通常走行で走った。病院へは１時間後に着いた。臓器提供手術はすべてが終了していた。そして、八戸市立市民病院では40歳代男性への腎臓移植手術が始まっていた。臓器提供手術と臓器移植手術、その両方を同時にできる施設は国内にそう多くない。病院の総合力だと思う。

Episode20

国道で正面衝突事故

トラックにめり込んだワンボックスカー

冬のある日、三戸郡南部町の国道で交通事故が発生した。大型車とワンボックスカーの正面衝突で、複数の傷病者が出た。すぐに救急車が3台、消防車3台に加えて、梅谷医師、私、工藤ナースが搭乗した八戸ドクターヘリと、栗原医師が搭乗した八戸ドクターカーを同時に出動させるサンダーバード作戦が始められた。

ドクターヘリと救急車のランデブーポイントは南部町医療センターヘリポートに決定した。現場はもちろん、そこにも誘導のために、赤い消防の車が向かう。

上空から見えた国道は事故渋滞していた。高度300mから、衝突したトラックの前が大きく壊れているのが見えた。そこにワンボックスカーがめり込んでいる。

機長と整備長は、南部町医療センターヘリポートより近い場所に着陸場所の候補地がないか、上空から探す。あった！　事故現場より北400mに公園があった。地面は芝地だ。まわりに、飛び散るようなものはない。ゆっくりと高度を落とす。近づいて突起物はないことをさらに目視する。そこで整備長は、事故現場で活動中の救急車に無線を入れた。

「安全確認をお願いしたい。この下に着陸する」

機長は高度を保つ。救急隊の動きを空から見きわめる。ヘリからの連絡を受けた消防の赤い車が動き出したのを確認して、機長は高度を下げる。エンジン音が太い音に変わり、振動が大きくなった。地面の芝の1本1本が見える。その芝がダウンウォッシュで流れる。

国道から青い防御服の救急隊員が走ってくる。八戸ドクターヘリは芝地にぴたりと着地した。機体の重量でスキッドがわずかに芝に食い込むが、機体は水平に安定した。

すぐに右後ろドアが整備長によって開けられた。梅谷医師、私、工藤ナースの順に降りた。まだ、メインローターが天井で回っている。それぞれ救急バッグを持ち、低い姿勢で危険域を出ると、事故現場までの400mを走った。

整備長は、芝のぬかるみを確認する。この10数分あと、患者を乗せたストレッチャーがヘリコプターに近づくことになる。そのときに、地面が大丈夫かどうか。もし、ぬかるみが深ければ、予定しているランデブーポイントへ飛んで移動するつもりだ。

CPA患者を救急車内で開胸手術

マラソンで鍛えた梅谷医師は、400mくらいの駆け足では呼吸は乱れない。私はというと、年齢よりは頑丈なつもりだが、呼吸数は30回を上まわっていた。工藤ナースはもっと呼吸が速かった。だが、一刻の猶予もない。すぐに、ひしゃげた車体に挟まれたトラック運転手の救出を指揮している現場指揮隊長に、「隊長、ドクターヘリ到着しました。どこに接触すればいいですか?」と隊長の指示を仰いだ。

そして、「救急車内のＣＰＡ（心肺停止患者）を優先してください」と言う隊長の言葉に従い、救急車内に収容されたばかりの高齢男性に接触した。

心電図はＰＥＡ（無脈性電気活動）で、呼吸はないが胸部が動揺しているＣＰＡだった。この患者の蘇生が可能なら３人で緊急処置する。もし救命不能なら、梅谷医師を現在救出作業中の外傷者救出に向けなければならないところだ。

ＣＰＡの男性に対して、梅谷医師は気管挿管することを決めた。左胸が変形し、左呼吸音が弱い。こうした胸の外傷は気胸、血胸、心タンポナーデを疑わなければならない。私は経験からそう思った。国内の外傷外科の第一線で仕事をしている医師の中で、私が最高齢に近い。国内では最多経験者かもしれない。患者には腹部膨隆もある。腹部骨盤出血も予想された。私たちは、すぐさま救急車内で左開胸手術を開始した。左腕を挙上し、左肋間を広げる。

「メス、テンブレード」と私は工藤ナースに指示した。メスには丸刃と尖った刃がある。

開胸手術には丸い刃を使う。偶数番号が丸刃、奇数番号が尖った刃。テン(10)ブレードとは10番丸刃のことだ。私は、その10番丸刃メスを工藤ナースから受け取ると、患者の乳頭の下にゆるやかな弧を描くように８㎝ほど切り込みを入れ、皮膚と脂肪はそのまま一気に切った。さらに下の赤い筋肉を２回目のメスさばきで切る。３回目は、注意深く一部分のみにメスをこすり、黒い胸膜を破る。そして指をこじ入れ、開胸の穴を広げた。続いてメスを静かに左右に注意深く進め、左右に開胸創を広げた。

この間、ハサミも鉗子も使わない。現場開胸ではスピードが大事だ。道具が用意できる時間を待ってはならない。両手で第5と第4肋骨を持ち、あいだを広げた。そのあいだに右手を差し込み、患者の心臓をつかむ。

心臓が止まっていれば、親指と残り4本の指で、優しく深く、心臓を押しつぶしたり、離したりする。開胸心マッサージだ。これを2分行い、次に下半身の血流を止めて脳に血液を集中させるために、大動脈を横隔膜の上で閉鎖しなければならない。

私は、ここで工藤ナースに「サテンスキー大動脈鉗子」と指示した。そして背骨の左端にくっついている大動脈を肺の裏で触った。右親指と右人差し指でピンチ（ものをつまむときの形）をつくって、弾力性のある胸膜にわずかに穴を開ける。このとき、大きく開けると肋間動脈を傷つけることがあり、そのあと止血がたいへんになるので注意が必要だ。そして、大動脈をピンチの中につかむ。

工藤ナースは、サテンスキー鉗子の入った滅菌袋の端を切り開き、袋の先から鉗子がわずかに出るようにして差し出す。

心臓は動いているが、脈拍は遅かった。拍動が停止している大動脈は、食道に触った感じと似ている。経験が少ないと、食道と大動脈を間違える。私は工藤ナースが差し出したステンスキー鉗子で、大動脈をしっかり閉鎖して、心臓マッサージを始めた。

誰をドクターヘリで搬送するか

患者はもう1人いた。その患者のバイタルサインはＯＫ。気道呼吸循環は異常ない。しかし、腹部外傷で腹部に圧痛があった。そこで今まさに、栗原医師が搭乗して現場に向かっているドクターカーと患者を乗せた救急車と途中でドッキングさせ、そのまま八戸市民病院に搬送することとした。

問題は、開胸した高齢男性と、車に挟まれていた3人目の患者の、どちらをドクターヘリで運ぶかであった。梅谷医師が運ばれてきたトラックドライバーに接触すると、下腿骨折の疑いはあるが、循環は安定していた。そこで私は、その患者を梅谷医師に救急車で陸路搬送するよう頼み、開胸手術中の男性を私と工藤ナースでドクターヘリ搬送することにした。

八戸市立市民病院には、栗原医師と腹部外傷の患者が先着した。すぐに手術室で腹部外傷手術の準備が始まった。少し遅れて、ドクターヘリで開胸手術の患者が到着、私と工藤ナースでＥＲに入れた。さらに20分後、陸路搬送の下腿骨折患者が梅谷医師によって搬入された。

こうして、ドクターヘリが現場直近に着陸。国道をドクターカー1号が現場に向けて前進し、救急車と途中でドッキングする。ドクターヘリ医師が現場で二手に分かれて、それぞれを救急救命士と共同で緊急処置し、優先順位をつけて、それぞれを搬送し、すべての重傷外傷患者をマンパワーのある八戸ＥＲに集約するというサンダーバード作戦は成功したのだった。

Episode21

工場で転落事故

転落で両側大腿骨骨折

八戸港沿いに立つ工場の高い煙突が病院から見える。煙突からたなびく白い煙が風向きを教えてくれる。この日の14時頃、その工場の1つで転落事故が起き、119番通報があった。「男性作業員が倒れている。高いところから落ちたかもしれない。意識なし」という報を受け、八戸消防は救急車を1台出動させた。

八戸市立市民病院ERのダイレクトコードブルーPHSが鳴った。その日のドクターカー番は藤田医師、ヘリ番は木村医師だった。渋滞がなければドクターカーのほうが速い。

ダイレクトコードブルーPHSによる出動要請から2分でドクターカー1号は出動した。ドクターカー1号が海岸道路を北上しているとき、「意識JCS200。ショック状態」という消防無線が入った。昏睡状態ということだ。

ドクターカーが工場の正門から入った。目の前に救急車が停車していた。患者は救急車内に収容されたばかりで、オレンジ色のバックボードに固定されている。顔には、茶色の煤《すす》がついている。靴下は濡れていた。

藤田医師が患者に接触した。患者の声は出ない。呼吸は胸がよく上がる。橈骨動脈は弱い。手は握る。救急隊の処置がよかったのか、意識は改善していた。

藤田医師は、呼吸音を聞いた。それも問題ない。藤田医師は、救急隊長に「収容は八戸ERです。出発お願いします」と出発を進言。救急車は、ピーポーサイレンを鳴らして出発した。

藤田医師は、走行中の救急車から、ERへ患者の情報を提供し、緊急処置の準備の指示をした。胸部の診察では問題なし。超音波検査で心臓破裂なし。腹部出血もない。ただし、下肢の長さが左右で違うことから、転落による骨盤骨折を疑われる。

走行中の救急車内で、藤田医師は、「骨盤骨折による出血性ショックを考えます。バックボードの骨盤部のベルトをいったん外して、サムスリングを巻きます」と隊長に伝えた。サムスリングとは、骨盤を外周から圧迫・固定し、出血を止めるための応急手当用具だ。そのサムスリングを患者の骨盤に巻いたとき、藤田医師は、患者の両側大腿が変形し、腫れていることを目に留めた。

「隊長、大腿の腫れは接触時からですか?」

「はい、でもこれほどではなかった」

それを聞き、藤田医師は両側大腿骨骨折と大腿動脈損傷を考えた。両側大腿骨骨折は出血性ショックの代表的な原因で、危険な外傷だ。藤田医師は、輸液ルートから生食を全開で流すと八戸ERに置いてきたダイレクトコードブルーPHSに電話を入れた。

「頭部外傷、骨盤外傷、両側大腿骨骨折によるショックと意識障害です。大腿動脈損傷もあるかもしれません。輸液全開で、さらにサムスリングを巻いています。大動脈遮断の準備。O型輸血準備してください」

電話を受けたERでは、栗原医師と梅谷医師が手術用の青いガウンを着て、患者の到着に備えた。大動脈遮断バルーンカテーテルを使うためだ。その5分後、オレンジ色のバックボードに固定された患者がERに搬入された。

すぐに今野医師が患者の様子を診る。発語なし。呼吸が速い。橈骨動脈触れない。鼠径部で動脈は弱く触れる。体は冷えている。患者はショック状態だった。

ヘリ番でつなぎを着て待機中だった木村医師が、右手から動脈ラインをとる。ショック状態のときに、正確な血圧測定をするには、動脈に直接針を留置して測定するのが一番だ。

同時に、伊藤医師が2つ目の点滴ルートをとり、急速加温輸液輸血装置レベルワンを接続した。ショック状態で体温低下しているし、さらに冬の外気温が輪をかける。靴下も濡れていて、体温を低下させている。その体温低下で凝固障害が起こる。それを阻止し、復温するために、レベルワンで加温した輸血や輸液を行う必要があった。そして、藤田医師の指示で、血液型不明のままで開始するO型輸血が始められた。

その間に、栗原医師と梅谷医師は鼠径部の大動脈の位置を超音波検査で確認して、大動脈遮断バルーンカテーテルを左鼠径部の動脈から入れた。胸部の大動脈でバルーンを膨らませて、大動脈の血流を下腹部から下に行かないようにするためだ。

木村医師が入れた動脈ラインで血圧が測定できた。血圧100。輸血は続けられた。また、大量輸血を予想し、凍結血漿の輸血も開始した。

そこで今野医師が筋弛緩薬を投与して、患者の口にビデオ喉頭鏡（エアウェイスコープ）を入れて気管挿管した。一発で成功した。

出血が止まらない

血圧の安定、呼吸の安定を待って、患者をCT室に移動させると、私は患者の母親に病状を説明した。まだ40歳代くらいの母親は、私の説明を聞いているうちに震えだした。私は彼女の肩を支えた。

手術室の準備ができたところで、整形外科医師と一緒に患者を手術室へ移動させた。手術室には、2名の整形外科医師と救急医4名の合計6名が集合していた。そんな中、両側大腿骨折と動脈損傷の手術が始まった。麻酔係は、梅谷医師と伊藤医師だ。

大腿動脈と大腿骨折からの出血が止まらない。骨折と筋肉損傷、動脈損傷で、筋肉内圧（コンパートメント圧）が、80㎜Hgと急上昇しているのだ。血圧から筋肉内圧を引いた数字が筋肉に届く血流量となるが、患者の場合、それがゼロに近い。これでは筋肉と神経が壊死《えし》する。そこで、皮膚切開と筋膜切開を入れた。それにより筋肉内圧は低下したが、次の瞬間、開放した筋肉から動脈色の出血が吹き出し、患者は、血圧低下、脈拍上昇、アシドーシス、無尿状態に陥った。手術はすでに夕方にかかっていた。患者への総輸血量は、ERと手術室で20単位を超えた。そのため凝固障害も出てきて、ますます、止血ができなくなっていた。

私は、ガウンを着て手術室に入り、大腿出血を収束させるための止血術を開始したが、筋肉内からの出血は止まらない。筋肉内出血に対して、穴掘り型の止血操作は成功しない。

比較的大きく切開して確実に止血するべきだ。また、骨折骨髄からの出血は凝固機能が戻るのを待つしかないが、それには、凍結血漿輸血が必要だ。

私は、筋肉を開いて出血部の見当をつけると、止血タオル2枚を出血部位近くに押し込み、圧迫した。すると出血が減った。出血部はタオル近くにある。圧迫して止まるなら、凍結血漿輸血で凝固機能が戻るまで圧迫を続ければいい。

そして、切開したばかりの皮膚に太い絹糸をかけて創を縮小し、止血タオルを上から押さえ、内腔に溜まった血液や滲出液を吸引するために、18Fのサンプチューブ（ドレナージ用胃管カテーテル）を入れ、プラスチックバッグを創の表面にあてがい、周囲を太い糸で十数ヵ所を縫合固定し、プラスチックバッグの上をフィルムドレープ（手術の際、必要な個所を覆うカバー）でカバーした。その結果、150回を超えていた脈拍は90回台に戻り、出血の勢いが止まった。

男性の大腿の出血の勢いは治まったが、完全ではない。血管造影で塞栓術が確実だ。そこで私は、血管造影室の準備をお願いした。それに、呼応して藤田医師が放射技師に電話した。

しかし、男性は骨折手術用の牽引手術台に固定されていたし、頭側には、おびただしい静脈ラインや加温装置があった。それを整理して、血管造影室に到着させるには、短く見ても30分は要する状況だった。

それなら、手術室でレントゲンイメージを使い、血管造影して血管内治療をしたほうがいいのではないか。早くできれば、輸血量を減らせるし、凝固機能の回復も早くなる。

そう考えた私は、昆医師と田中医師に手術室の骨折牽引手術台の上で患者の血管造影を頼んだ。手術室での血管造影検査で、深大腿動脈にあった出血部はすぐにわかった。そして、血管内塞栓術・TAEもうまくいった。

実は、その最中にPHSが鳴り、藤田医師が手術室から姿を消したのに気がついていた。その藤田医師が手術室に戻ってきて、私に報告した。

「入院患者さんが、心筋梗塞になりました。心臓カテーテル室へ移動前に、心肺停止になりました。難治性VF（心室細動）に対して、PCPS（人工心肺装置）を導入しました」

「重症外傷の手術とPCPSを同時並行でやっていたんだ」と私が言うと、「はい」と明るい返事が返ってきた。

われわれは輸血を継続しながら、男性を手術台からベッドに移した。血管造影と止血術で止血は完了した。

真夜中の0時を過ぎた頃、ようやく、男性を救命救急センターに入院させることができた。隣のベッドには、胸腔ドレーンがつながっている患者が寝ていた。

「あれ、この患者は何？」と私が聞くと、「工場転落外傷のすぐあとに、屋根から転落した外傷にドクターヘリが出ています。そのとき木村医師が運んできた、もう1人の重症外傷です。気胸、背骨の破裂骨折、骨盤骨折です」と近藤医師が説明してくれた。

私が知らないうちに、ERスタッフは別の重症患者の命も救っていた。

研修医の挑戦

路肩工事現場への着陸

その日の午後のドクターヘリ要請は、交通事故の現場からだった。道路の雪にハンドルを取られ、車がスリップ、路肩の街路灯に激突して運転席が大破した。119番通報は、「運転席で、口から血を吐いている。意識はある」というものだった。

ランデブーポイントは現場近くにはない。ドクターヘリが早いか、ドクターカーが早いか、病院から13㎞地点では判断できない。そこで八戸消防はサンダーバード作戦を決行した。ヘリ番は私と救急医志望の佐々木研修医、ドクターカーは近藤医師と栗原医師だった。私たちは、同時に病院を出て、陸路と空路で北へ向かった。

先着したのはドクターヘリだった。交通事故現場の海岸道路は渋滞していた。右に青い太平洋、その内側には灰色の巨大な工場。その内側にある海岸道路で事故は起きていた。事故現場の中央には赤車と白車が停車していた。その反対側の歩道に立っている電柱に普通自動車がぶつかり、運転席に右後部席がめりこんでいる。運転席の屋根の半分はなくなり、半分は変形、ドアもなくなっていた。

ドクターヘリは当初予定されたランデブーポイントのフェリー埠頭の岸壁ではなく、事故現場近くの路肩工事の空き地に着陸できそうだった。もし、フェリー埠頭岸壁に着陸すれば、そこから現場まで赤車による陸路移動になる。そうなれば、ドクターカーのほうが先に患者と接触することになるだろう。せっかく、ヘリで早く着いたのに時間が惜しい。整備長は上空から消防隊に無線を入れた。

「ドクターヘリは、事故現場東の路肩工事現場に着陸します。誘導お願いします」

空からは一目瞭然なのだが、交通事故現場にいる消防隊には、路肩工事の場所はすぐに判断つかなかった。地上で右、左に迷っていた消防隊だったが、ドクターヘリの降下方角を見て、見当がついたようだ。そこまで行って、路肩工事の関係者と話をしているのが上空から確認できた。工事関係者は工事現場から離れる。海岸道路の事故現場周辺と反対側の車線の交通を消防隊が止めたのを確認して、八戸ドクターヘリはゆっくりと高度を下げ、誰もいなくなった路肩工事現場に着陸した。その少し前、八戸消防はドクターヘリの先着が確定した段階で、現場に向かっていたドクターカーの出動を中止した。ドクターカーは国道をUターンして病院へ戻っていった。

ヘリが着陸したあと、私は整備長に、「患者収容はここですか？　それとも、ヘリは移動してフェリー埠頭ですか？」と聞き、「ここです」という整備長の声を確認した。もし、着陸した場所が患者を乗せたストレッチャーが近づけないような状況だったら、あらかじめ決められたランデブーポイントに移動する可能性もあるからだ。救助現場活動用のヘルメットをかぶった私、佐々木研修医、ナースの3人は、消防隊の誘導で、事故現場から南10mに停車していた救急車に向けて走った。その距離約200m。

事故現場は上空から見たよりさらに凄惨なものだった。いったいどうすればこのように電柱と車がぶつかるのか。運転席は大破し、形がない。これでは、運転手は重症に違いない。ひょっとしたら、心臓停止しているかもしれないという思いがよぎった。救急車までたどり着いた私たちは、ハッチドアをノックしてから開けた。車内では、救急隊長はＣＰＲ（心肺蘇生法）をしていた。

「通報時は呼吸ありだったようです。救急隊接触時はＣＰＡ（心肺停止）。心電図波形はＰＥＡ（無脈性電気活動）です」と説明があった。

まだ若い患者は激しい顔面外傷を負い、口腔内から血液が飛び出ていた。胸骨を押すＣＰＲは、ゆがんだ胸壁に無効に思えた。私は、少しのあいだ考えた。鈍的外傷で、現場で心肺停止状態。救急隊接触時にすでに心肺停止状態。胸部と顔面外傷。もしかしたら、頸髄損傷かもしれない。私は悩んだ。ここで開胸手術をすべきか否か。もし、開胸手術しないのなら、諦めるということだ。この変形胸壁に通常のＣＰＲは効果がない……。そして結論を出した。

現場で開胸して心臓を動かそう。開胸心マッサージをしよう。そう決めた私は、ナースに告げた。

「ここで左開胸する。佐々木研修医は気管挿管して。気管挿管は難しいよ。顔面外傷で血だらけだから、声門が見えないかもしれない。ガムエラスティックブジーを用意してから挿管して。救急隊長は、両手で頸椎を保護してください。両手で耳を持って、首を一直線にしてください。喉頭鏡で挿管しますが、患者の力に負けないように、手で頸椎を固定してください」

困難な気管挿入

佐々木研修医にとって、こんな困難な気管挿管は初めての経験だ。私は佐々木研修医に声をかけた。

「ゆっくりと準備していいよ。慎重にチューブを入れて。最高にいいのは気管挿管成功。二番目は挿管できない。最悪は食道挿管だから」

佐々木研修医は「やってみます」と言葉を絞り出した。

ナースが消毒用のイソジンを渡してくれた。患者男性の左胸のシャツは切り開かれていた。私は患者の左腕を頭側に上げた。これで、肋骨のあいだが開き、手術しやすくなる。手術には円靭〈丸いメス〉を使う。胸骨左から中腋窩線（広背筋の手前）まで、左乳頭より4㎝下方を弓状に切開した。メスは3回引く。皮膚と脂肪、筋肉、肋骨筋。そして胸膜はペアン鉗子で突き破る。穴を開けた胸膜にハサミを入れ、内側、外側の順で胸膜とそれにくっついている筋肉を肋間で切開すると、私は両手で、肋骨をつかみ、切開した創を開大した。創から見えた肺は出血していた。血液の溜まりも少しある。心臓破裂はない。大動脈損傷は見えない。横隔膜破損はない。私は、右の手の平で心臓を握った。大きさは普通。手の平サイズだ。心嚢液はない。そして心臓マッサージをしながら、指示を出す。

「佐々木先生、呼吸数は12回。過呼吸は心臓によくない。静脈還流が減るから」

次に私は、救急隊長に声をかけた。

「隊長、現場出発してください。陸路で八戸市立市民病院ERに運びます。ドクターヘリは帰ってもらってください」

開胸術で心拍再開すれば、ドクターヘリ搬送を考えたが、心停止状態だったのでCPRを継続しやすい陸路搬送を選択したのだ。現場滞在時間は4分だった。17分後、救急車は八戸市立市民病院ERに到着した。だが、残念ながら奇跡は起きなかった。奇跡は稀にしか起こらない。合掌。

Episode23

伝わらなかった情報

搬送中の急変

女性は朝8時前に、いつもどおりに朝食を食べた。少しして家族は仕事に出かけた。13時過ぎに家族は仕事から帰り、女性の部屋を見に行った。だが、女性の姿が見当たらない。不審に思った家族は家のまわりを捜した。認知症で迷子になっているのではないだろうか？　そう考えた家族は捜す範囲を少しずつ広げていった。そして13時45分頃、女性が家の裏の川の中で、側臥位で倒れているところを発見した。冬の川は水位10〜20㎝だったが、体の半分くらいは水につかっていた。冬の川の水温は0℃近い。着衣はジャンパー2枚。裸足だった。

119番通報で救急隊が出動したが、接触時の血圧は60台、心拍数60台。開眼していたが視線は定まらず、意識障害あり。声かけしても反応なし。ただ、手は動かしていた。低体温症だった。

すぐに八戸ドクターヘリに出動要請がかかり、救急車は八戸ドクターヘリとのランデブーポイントに向かった。しかし、上空で雪雲が発生し、ヘリが当初予定したランデブーポイントまで飛ぶのは不可能に思われた。代わって、南寄りの十和田市にランデブーポイントが設定し直された。八戸ドクターヘリが、十和田市のランデブーポイントに着陸したあとに、近藤医師、田中医師、ナースの3人は、十和田消防の赤車で現場へと向かった。

だが、その少し前、女性を乗せ、ランデブーポイントに向かっていた救急車内で急変が起こっていた。女性に酸素投与して、現場を出発した直後だった。女性の顔色が悪くなり、呼吸が浅くなった。心電図モニターは心室細動を示していた。救急隊長はすぐに自動胸骨圧迫装置によるCPR（心肺蘇生法）を開始し、そのかたわらで隊員がAED（自動体外式除細動器）を装着した。頸動脈は触れない。心停止だ。隊長はAEDの電気ショックボタンを押した。電気ショックは確実に女性の心臓に到達した。だが、心室細動は治まらない。だめだ！　救急隊長は、八戸市立市民病院ERに電話を入れた。

「低体温症、先ほどから心室細動となり、電気ショック1回。しかし、戻りません。このまま、ドクターヘリとランデブーします」という。連絡を受けた八戸ERでは、ドクターカーV3の出動準備を始めた。藤田医師は、CS室に入り、CSに聞いた。

「ドクターヘリが着陸できなければ、ドクターカーV3を出します。ドクターヘリの現在地は？」

「たった今、十和田市に着陸しました。でも、現場は離れています。そこから陸路、赤車移動です」

「着陸できたなら、ドクターヘリに任せます。ドクターカーV3は出しません」

藤田医師の「V3中止」の宣言で、数分後、ERはいつもの様子に戻った。

伝わらなかった心肺停止の情報

ほぼ同時刻、八戸ドクターヘリはランデブーポイントに着陸した。近藤医師らを乗せた消防の赤い車はすぐにランデブーポイントを出発した。ウーウーサイレンがうるさく響く赤車の中で、患者接触時の手順を確認する。

10分後、赤車と救急車はドッキングに成功。スタッフはすぐに救急車に乗り移ったが、消防隊がCPRを行っているのを見て、フライトスタッフは「えっ、CPA（心肺停止）だったか！」と愕然とした。その情報は八戸ERまでは届いていたが、ドクターヘリまでは伝わっていなかったのだ。

女性の体は死人のように冷たかった。冷えた川の水でびしょ濡れの着衣は、すでに脱がされていた。近藤医師はCPRの位置、深さがいいことを目視し、CPRをやめてもらって頸動脈を触る。脈なしだった。

「車を出してください」という近藤医師の指示で、救急車は走りだした。走りながらでも処置ができるのが、医師が同乗している強みだ。救急救命士だけだとマンパワーが不足するので1つひとつの救急処置を丁寧に安全に行う必要がある。また、機関員（運転手）に手伝ってもらうこともある。そのため、停車して処置を行うことが多い。

それに対し、医師が同乗していれば、救急車の後部で、2名の救急救命士と1〜2名の医師による緊急処置が可能となる。それが、現場滞在時間の短縮につながり、救命率を高めることになるのだ。

揺れる車内で、近藤医師とナースが気管挿管し、田中医師が静脈路を確保して、アドレナリンを注射。救急救命士がCPRを継続しながら、救急車は八戸ドクターヘリが待つランデブーポイントへひた走った。近藤医師は、気管挿管後に八戸ERに電話を入れた。

「偶発性低体温症で心肺停止、VF（心室細動）継続しています。ここから、ヘリコプターランデブーポイントへ移動し、ドクターヘリに収容し、ERに着くまで早くて25分後です。八戸ERでPCP

S（人工心肺装置）と血管造影室の準備をお願いします」
「了解」という藤田医師の返事が戻ってきた。

血管造影室で心拍再開

やがて、八戸ドクターヘリの白い機体が救急車の運転席のフロントガラスから見えた。フライトスタッフと消防はＣＰＲを継続しながら、女性をドクターヘリに収容して離陸。ヘリは12分後に八戸市立市民病院に着陸した。

ヘリポートから、血管造影室に直接運び込まれた女性の鼠径部の動脈と静脈に、太いチューブが２本入れられ、血液温度25℃の黒い血液が吸引される。その黒い血が人工肺に送られ、39℃に加温され、酸素化された血液が再び鼠径部のチューブから女性の動脈に戻る。ＰＣＰＳが回りはじめた。ここで、自動胸骨圧迫装置による胸骨圧迫は打ち切られた。

血液温が32℃まで上がったところで、今度こそと電気ショックを行う。うまくいった。心室細動がなくなり、代わりにきれいな心電図の波となった。心拍再開だ！　しかし、瞳孔の対光反射はまだなく、自発呼吸もない。ＣＴ室に移動して、女性の頭部ＣＴ撮影を行ったが、心配した脳虚血のサインはなかった。救命救急センターに収容し、しばらくすると、瞳孔は次第に縮瞳して、対光反射も自発呼吸も出現して手足を動かすようになった。そして３日目には人工呼吸器も外され、４日目には食事を開始した。家族は「元どおりです」と喜んだ。劇的救命だった。

Episode24

心肺停止から社会復帰

スーパーマーケットの駐車場で昏倒

59歳の男性が、スーパーマーケットの駐車場で突然倒れた。目撃者はいなかったが、店の客が倒れている男性を発見、異変を店員に知らせると、みずからCPRを始めた。

21時23分、「倒れていて、呼びかけに反応なし」という119番通報が八戸消防に入った。それを受け、21時25分、救急車とポンプ隊、八戸ドクターカーが1台ずつ出発。21時28分、救急隊とポンプ車はほぼ同時に現場に到着した。救急隊長である救急救命士が、現場で客によるCPRが続けられている患者に接触したが、脈なし、呼吸なし、意識なし。CPAだった。

すぐに男性にAEDがつけられた。21時30分、AEDから「電気ショックが必要です」のメッセージが流れると、隊長は、赤い点滅の電気ショックボタンを押し、2秒後にCPRを開始する。バッグバルブマスク（鼻口腔に空気を送り込む人工呼吸器具）を使用し、胸骨圧迫30回と人工呼吸を2回の組み合わせだ。バッグバルブマスクによる胸の上がりはよく、換気は良好だ。消防本部からの「ドクターカーはまもなく駐車場に到着する」という無線が入る中、CPRは続けられた。

その少し前、救急隊長は、ポンプ隊員に救急車から、自動胸骨圧迫器「オートパルス」を持ってくるように命じていた。倒れた現場で横になっている男性を救急車まで移動する際、オートパルスがあれば、CPRを中断せずにすむからだ。

屈強な体のポンプ隊員は全力で走り、かなり重いオートパルスを肩に担いで、走って戻ってきた。息が荒い。21時32分、隊長が患者にオートパルスを装着したとき、遠くからピーポーサイレンが聞こえてきた。そして21時34分、貫和医師が乗った八戸ドクターカーが到着。3名の救急隊員と3名のポンプ隊員の手で、患者は救急車に運ばれた。

21時37分には、救急救命士によって気道チューブを入れられた。これで人工呼吸器が使え、スタッフの手が空くので、別な処置が可能となる。

貫和医師は静脈に針を刺し、生理食塩水の点滴を開始。さらに、アドレナリン注射の準備が終わったとき、AEDから「解析します。離れてください」というメッセージの声がした。隊長がオートパルスの作動の一時停止ボタンを押す。貫和医師がわずかな隙を見て頸動脈を触れて言った。

「脈あり、心拍再開しました。21時40分」

続けてAEDから、「ショックは必要ありません。呼吸と循環を確認してください。必要ならCPRを始めてください」という声がしたが、もう、頸動脈が触れるのだから、CPRは必要ない。21時41分、自分で脈を打つことを再開した患者を乗せた救急車は、現場を出発した。

現場滞在時間の目標は15分以内

現場滞在時間12分だった。現場滞在時間の目標は15分以内だ。しかし、それを達成できていない地域が多い。「ドクターカーが出動し、医師が現場で活動すると、現場出発時間が遅れる」という地域もある。

その理由は、医師の処置に余分に時間がかかること、収容病院への電話連絡に時間がかかること、あるいは、収容不能で断られて別な施設を探すために時間を取られること、などだ。

だが、八戸は違う。八戸ドクターカーが出動したときの八戸市立市民病院収容率は100％近い。だから速い。救急隊、指令課、ポンプ隊、ドクターカーのすべてで、スタッフは時間を意識する。

貫和医師が八戸ERに、「59歳男性、心原性CPA。電気ショック1回で心拍再開しました。心臓カテーテル室の準備をお願いします」と連絡を入れる。そして、電話を切った貫和医師は、心電図12誘導検査、心臓超音波検査、採血を、揺れる救急車の中で行う。心電図の情報は、インターネットで八戸ERへ送られる。

21時47分、救急車は八戸ERに到着した。男性は自発呼吸もできるまでに回復した。星空の駐車場で、心肺停止で発見された24分後に、心拍再開して病院に到着する。

こんな町は、ほかにはない。

男性は、ERから心臓カテーテル室に移されて心臓治療が行われ、脳の後遺症を減らすために低体温治療が同時に開始された。そして12日後、元気に退院していった。私は、現場で男性を発見してCPRをしてくれた市民と、救急隊長の高橋義一救急救命士に、心からお礼を言った。

Episode25

出張先で急性心筋梗塞

ホテルで倒れたビジネスマン

男性はビジネスで八戸に来ていた。市内のビジネスホテルに宿泊した翌朝、チェックアウトの時間になって準備をしているときに、なんとも言えない胸部の痛みに襲われた。冷や汗も出る。男性はフロントに電話した。電話を受けたホテルマンが、すぐに7階の男性の部屋を訪れると、男性はベッドに横になっていた。ホテルマンの目から見ても、明らかに重症の病気だった。

10時8分、ホテルマンは119番通報した。それを受け、八戸消防は救急車とポンプ車を同時に出動させた。ホテル7階からの移動には手間どることが多い。ドアが狭いし、エレベーターも狭い。場合によってはストレッチャーが使えない。また、大きなホテルだと、客室から玄関前に停めた救急車まで距離がある。そのため、マンパワーが必要だ。

10時16分、救急車はホテルに到着した。ホテルマンはエレベーターを「開」で確保していてくれていた。隊員は7階までエレベーターで上がった。予想どおり狭いエレベーターだ。

客室で男性に接触した救急隊員の第一印象は、重症のショック状態だった。すぐに本部にドクターカー要請の連絡を入れて、酸素投与を開始した。

男性は、胸痛と背部痛を訴えた。かろうじて名前を言えた。救急隊とポンプ隊は患者の搬送に取りかかった。ところがそのとき、患者の意識が落ち、呼吸が普通でなくなった。顎だけが上がるパクパク呼吸、医学用語では、死戦期呼吸あるいは下顎呼吸と呼ばれる呼吸だった。胸が上がらないで、口をパクパク動かすだけ……これは呼吸停止、心臓停止のときに現れる。

男性の顔色がみるみるうちに悪くなり、痙攣を起こした。隊長が搬送をいったん止めて呼びかけるが、男性の反応はない。

4回の電気ショックで心拍再開

こうした痙攣の患者を前にしたとき、最初にすることは脈の有無を見ることだ。頸動脈の脈を見ると、頸動脈が触れない。CPAだ。すぐにCPRを開始し、救急車内に収容するとAEDを装着した。AEDの解析では心室細動だった。

10時25分、AEDで1回目の電気ショック。そこで隊長は、自動胸骨圧迫器ルーカスを男性に装着した。

10時28分には、ホテル前に八戸ドクターカーが到着。救急車に乗ったばかりの患者のもとに、梅谷医師と黒木研修医が接触した。梅谷医師は、CPRされている患者を見てもひるまない。ERに電話した。

「急性心筋梗塞を疑う。直接、心臓カテーテル室に入室する。入室の準備をお願いします」

10時29分、救急車は現場を出発した。その直後の10時30分にAEDが作動したところで、2回目の電気ショックを行い、さらに2分後に3回目の電気ショックを行ったところで、男性の心拍が再開した。だが、それもつかの間、2分後には再びCPAになってしまった。10時35分、4回目の電気ショックを行い、CPRを開始した。CPRを開始して間もなく、心電図波形がよくなった。頸動脈も触れた。心拍再開だ！　すかさず黒木研修医が気管挿管した。八戸市立市民病院の研修医は鍛え上げられている。

救急車が八戸ERに到着したのは、その4分後の10時39分だった。スタッフは、男性をERの自動ドアを素通りして、心臓カテーテル室へ運び入れた。

すぐに循環器内科医師による心臓カテーテル治療が始まった。心臓の冠動脈にバルーンカテーテルを入れ、狭い血管を膨らます。11時24分には、バルーン拡張に成功した。

119番通報から76分だ。早い！　だが血圧が戻ってこない。大動脈バルーンパンピングを始めた。これは、心臓の拡張期に大動脈内のバルーンを膨らませ、収縮期にバルーンを縮めるという治療法で、血圧を正常化させることを目的としている。

男性は、その治療で目を開いた。その後、心臓リハビリテーションを行い、16日目には退院して、自宅へ帰って行った。

心臓リハビリテーションとは、自分の病気のことを知ることから始まり、患者ごとの運動指導、安全管理、危険因子管理、心のケアなどを総合的に行うものだ。医師、理学療法士、看護師、薬剤師、臨床心理士など多くの専門医療職がかかわって、1人ひとりの患者の状態に応じたリハビリプログラムを提案、実施する。それもまた、地域医療にあたる医師の重要な任務である。

Episode26
弟を救った兄

弟の異変

兄弟は仲がよかった。ある日の早朝、5時50分頃、弟の隣で寝ていた兄は、弟の荒い呼吸の音で目が覚めた。すぐあとに、弟は奇声を短く上げて意識を失った。それに気づいた兄はすぐに119番通報をした。電話を受けた八戸消防救急指令課の担当者は焦っている兄に聞いた。「救命講習会を受けたことがありますか?」と——。

「あります」と、兄は答えた。

指令課の担当者は相手を慌てさせないように、ゆっくりと聞いた。

呼吸はあるか? 呼吸は普通か? 顔色はどうだ? そして言った。

「もし呼吸が普通でなければ、心肺蘇生を始めてください」

5時56分、救急車が出動した。その間にも、兄は弟の呼吸を見守っていた。だが、兄の思いは通じなかった。弟の呼吸は弱く、遅くなっていった。そして呼吸が止まった。

兄はまさか、自分の肉親のCPRをすることになるとは思ってもいなかった。講習会に出たのも、習っておけばいざというときに誰かの役に立つかもしれない、という軽い気持ちからだった。

だがそのとき、消防の普通救命講習会で、「顎が上がるだけの呼吸は異常な呼吸で、心臓停止と考える」と教わったことを思い出した。まさに弟の呼吸は、そんな呼吸だった。

弟の意識を見た。ゆすっても反応がない。講習会で習ったことを思い出しながら、弟に対して胸骨圧迫を始めた。時どき顎が動くが、それは講習会で習った、異常な呼吸で、心臓停止を意味する。

弟は大学生で、たまたま八戸に帰省中だった。タバコは吸わない品行方正な大学生だ。3歳違いの兄は、全力で胸骨圧迫を続けた。

兄の大きな声で助けを呼ぶ声に、家族は部屋に集まった。そこで兄は、父親に胸骨圧迫を代わってもらい、マウスツーマウスの人工呼吸を試みた。母親は、救急車を迎えるために玄関に出た。

6時2分、救急隊が自宅に到着した。父親と兄はCPRを続けていた。救急救命士の石橋隊長が、CPRを中断するように父親に言い、弟の様子を観察する。頸動脈を触れるが、脈はなし。心臓の拍動にともなう頸動脈の脈拍は触れない。呼吸は顎がわずかに上がる。死戦期呼吸だ。

隊員がAEDのパッドを貼ったところで、石橋隊長は父親にCPRを再び始めるように言った。呼吸補助に、石橋隊長がバッグバルブマスクを使う。

6時5分、AEDが作動して、「離れてください。ショックが必要です」という声が流れた。石橋隊長は「しめた」と思った。ショックが必要ということは心室細動だろう。心室細動なら、かなりの確率で救命できる。たとえ、現場でのAEDで心拍再開をできなくても、八戸ERに運びさえすれば、助けてくれる。実際、PCPSで社会復帰させている患者を何人も見てきた。

運が悪いのは早朝6時で、ドクターカー運用時間外だということだ。また、ポンプ車で八戸ERの医師をピックアップして、現場に来てもらうという方法もあったが、八戸ERにピックアップに行くための時間を考えると、今から電話しても時間がかかりすぎるため、取るべき手段とは思えなかった。石橋隊長は、「とにかく、現場でできるだけのことをやって、一刻も早く患者を救急車に収容し、八戸ERに向かうべきだ」と判断した。

石橋隊長は、1回目の電気ショック後、すぐに隊員にCPRを命じ、患者の救急車への移動準備を始めた。機関員はあらかじめ、スクープストレッチャーを部屋に持ってきていた。スクープストレッチャーは、左右分離式のロングボードで、搬送に使いやすい。

3回目の電気ショック

1回目の作動から正確に2分後、AEDが再び作動した。「離れてください。ショックが必要です」

隊長はそのすきに、頸動脈を触れた。脈ない。隊長は電気ショックボタンを押した。そして、2回目の電気ショックの直後に移動を開始し、6時9分、患者を救急車内に収容、八戸ERのダイレクトコードブルーPHSへ電話を入れた。

ダイレクトコードブルーPHSには、現場の救急隊から直接、電話を掛けられる。普通は2コールで担当医が電話に出て、30秒くらいで現状を伝えると、たいてい「どうぞ来てください」という返事がもらえる。そのときも、すぐに受け入れOKの返事がもらえた。

6時12分、またAEDが作動し、「離れてください。ショックが必要です」という声が流れた。4回目以降の電気ショック成功率は低い。だからこの3回目が運を握る。石橋隊長は、祈るような思いで3回目の電気ショックのボタンを押し、CPRを再開した。

隊長は、この3回目の電気ショックのあと、患者の顔色が改善したのを見逃さなかった。心電図モニター波形も不整でなくなった。呼吸もしっかり大きくある。それを確認して、CPRを止めさせた。頸動脈を触る。脈あり。呼吸あり。6時12分、見事に心拍が再開した。石橋隊長は機関員に命じた。

「現場出発！　収容先は八戸救命」

6時14分、救急車は住宅街に勝利のサイレンを響かせながら、現場を出発した。

一方、八戸ERでは、「25歳男性」「心室細動継続」という連絡を受け、5分後の患者収容を目指して、スタッフたちが動き出していた。そして、いつものように、スタッフによる検査と治療が同時に進められた。そして1週間後、患者は、歩けるまで回復し、植え込み式除細動器の手術を受けるために大学病院へ転院していった。

かつては、突然の死を助けられなくてずいぶん悔しい思いをした。だが今は違う。AEDが登場して以来、助かる人が増えている。消防主催の救命講習会などでAEDの使用法や人工呼吸の方法など、いざというときの蘇生法を習う人が増えてきた。それが多くの命を救うことにつながっていく。

八戸では、もし、心臓発作で倒れた人がいても、市民が5分間だけバイスタンダーCPRを頑張ってやってくれれば、必ず救急車がやってくる。次にドクターカーが到着する。そして、救急隊員のCPRを受けながら、5分後には八戸救命救急センターに到着。医師の治療を受け、命をつなぐことができる。私は、日本のどこでも、そんな医療を受けられるようにすべきだと思っている。

夢を継ぐ者たち 4

原《はら》 純《じゅん》

鹿児島県立大島病院・救命救急センター長

1979年、東京都目黒区生まれ。日本救急医学会救急科専門医／日本航空医療学会認定指導者、評議員／日本DMAT隊員（統括DMAT）／日本旅行医学会認定医／医療経営士3級

●法医学の世界から救命救急医療の世界へ

母によると、私は子供の頃から「医者になりたい」と言っていたそうです。今となっては何がきっかけだったのかも覚えていませんが、北里大学医学部に進学し、2004年の卒業後は、福岡徳洲会病院（福岡県春日市）の研修医となりました。

実は大学5年生までは、卒業したら法医学の世界に入りたいと思って、法医学教室に入り浸っていました。

そこでは助けられなかった患者さんを解剖して、その結果を救命救急センターに上げていましたが、そうしているうちに、救命救急医療の

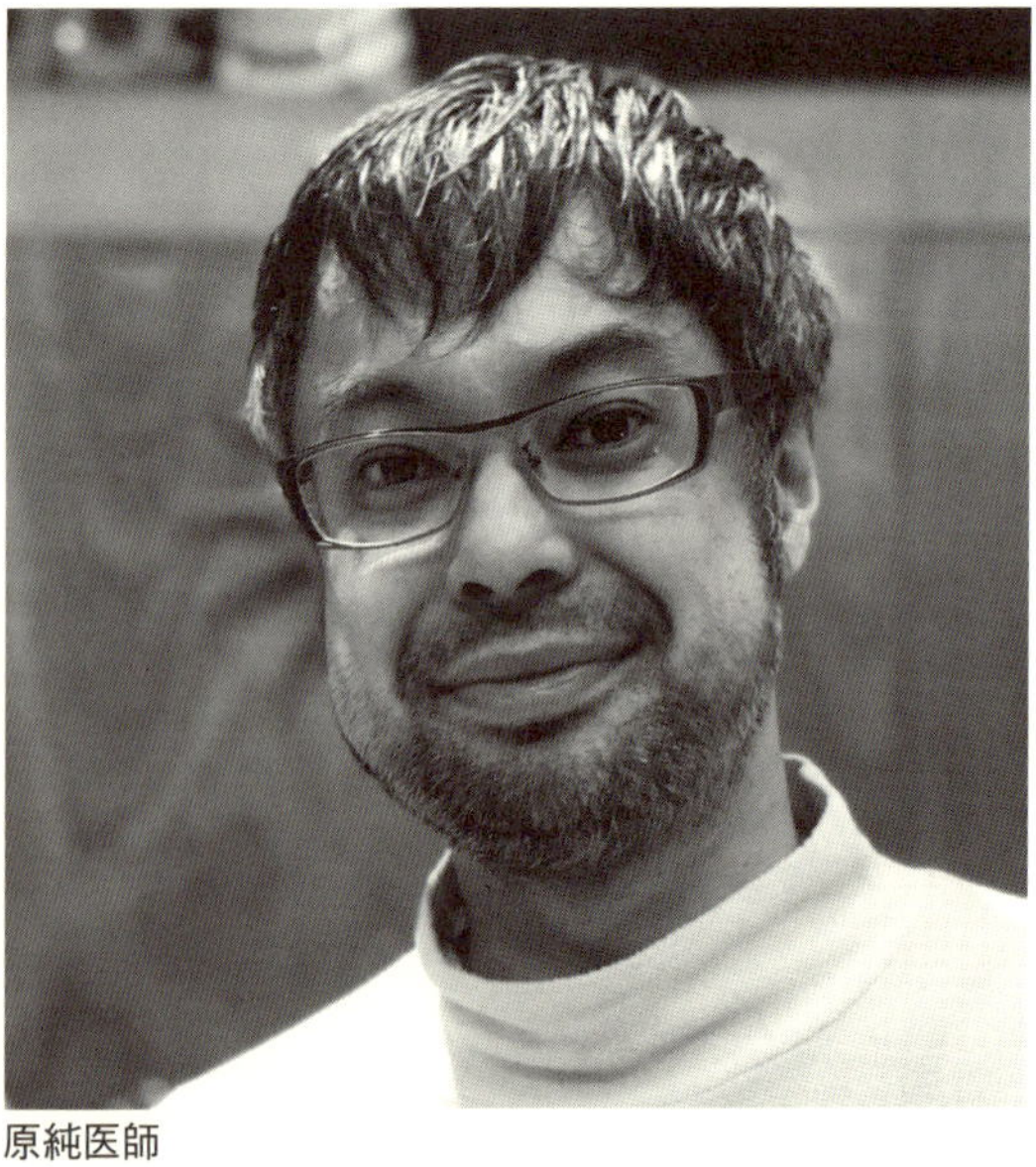

原純医師

重要性を感じるようになり、夜間救急外来を経験させてもらえる福岡徳洲会病院を研修先に選んだのです。

2006年には、瀬戸内徳洲会病院（鹿児島県大島郡瀬戸内町）に移りました。徳洲会病院は僻地医療に力を入れており、研修医は人手の少ない病院に行くことが義務化されています。私はいくつかある候補地の中から、陸続きではない離島を選びましたが、そのとき、奄美大島生まれの妻と出会いました。

最初は1年で福岡に帰るつもりでした。しかし、常勤医が退職して減ってしまったことと、結婚して長女と長男が生まれたこともあって、結局、3年間を瀬戸内徳洲会病院で過ごすことになりました。

●365日24時間オンコールだった瀬戸内徳洲会病院時代

瀬戸内徳洲会病院は人口9000人弱の町で唯一の病院でしたが、スタッフの数は限られ、私は、365日24時間オンコールで、外来、内視鏡、透析、手術、訪問診療、当直など、すべてにかかわらざるを得ず、隣町まで食料品を買いに行けるのは2週間に1回、3時間だけという生活でした。

そんな中、自分が外来で診ていた患者さんが、交通事故や大動脈疾患で亡くなるケースがかなりの数にのぼっていました。当時は、島外搬送が必要になると、自衛隊のヘリに出動してもらっていましたが、出動要請してから飛ぶまでに4時間はかかり、鹿児島か沖縄の基地から島まで来るには、どうしても5〜6時間かかっていました。そのあいだに亡くなってしまっていたのです。

交通事故の場合、被害者も加害者も私が診ていた患者さんだったりすることもありましたが、加害者側の家族は、集落に居づらくなって島を出ていくというケースもありました。

また、系列病院で働いていた事務長が脳血管疾患で倒れたときには、自衛隊ヘリの出動が遅れたため、手術のタイミングを逸し、後日亡くなってしまったこともありました。そのとき、奥様は失意に耐えられず、家族で内地に戻られてしまいました。

つまり、医療体制が整っていないということは、本人だけの問題ではなく、家族や集落、あるいは島全体の問題なのです。

そんな体験をしているうちに、私は「私と私の家族も含め、人々が今後、奄美に安心して住み続けるためには、救急医療環境の整備とドクターヘリの導入が絶対に必要だ」と、強く思うようになりました。

●ドクターヘリ導入のために今先生のもとへ

その当時、八戸市立市民病院は日本でもっとも人口の少ない地域にあるドクターヘリの基地病院になることが決まり、その準備が進んでいました。

そこで私は、2008年秋、北海道で救急医学会の総会があったとき、来ていらした今先生に声をかけたのです。

「先生、困っています。奄美ではドクターヘリがなくて助けられない患者がいます。ドクターヘリについて勉強したい」と――。

先生の返事は「見においでよ」でした。私はそのひと言で、八戸市立市民病院に行くことを決意していました。そして、2009年年4月には、同年3月にドクターヘリの運航が始まったばかりの八戸市立市民病院の救命救急センターの一員となったのです。

私のドクターヘリの訓練が始まったのは、2010年が明けてすぐのことでした。先輩といっしょに乗せてもらうOJT（on-the-job training）です。

当初はフライトスーツを着るだけでも緊張したものですが、半年後にはフライトドクターとして1人で飛ぶことを許されました。

八戸市立市民病院時代でいちばん心に残っているのは、ウニ漁で出ていた高齢男性が海中で意識障害になり、サンダーバード作戦で病院前活動を行い、時間ギリギリで心原性脳塞栓症を診断し、tPA（血栓溶解療法）で救命した事例です（157ページ）。

私はそうして経験を積みながら、いつか奄美に救命救急センターを誘致してドクターヘリを飛ばそうと思っていました。

そんな中、うれしい情報が入ってきました。奄美の中核病院である鹿児島県立大島病院（鹿児島県奄美市）に救命救急センターが建設されることが決まったのです。

それまで私は、奄美に帰って救命救急センターを誘致することから始める覚悟でしたが、それを知った私は、2013年4月に県立大島病院に移りました。

今先生からは「もう1年、勉強していきなさいよ」と言われましたが、長女が小学校に入学する年だったこともあって、踏み切りました。

●県立大島病院に救命救急センター開設

県立大島病院に救命救急センターが開設されたのは2014年6月ですが、その立ち上げに今先生から学んだことが大いに役立ったことは言うまでもありません。

そして、2016年12月26日にはドクターヘリの運航開始式も行われました。今では各科の先生たちとの信頼関係もできて、救命救急センターはギリギリの人数ながらうまく回っています。

2017年夏には、徳之島で高齢女性（86歳）がタクシーに5ｍも跳ね飛ばされるという交通事故が発生しました。

事故発生から20分後の午前6時48分、島内の病院に運ばれ、当直医が対応しましたが、収縮期血圧が76、呼吸数が44回、意識も痛み刺激でやっと開眼し、会話も混乱しているとい

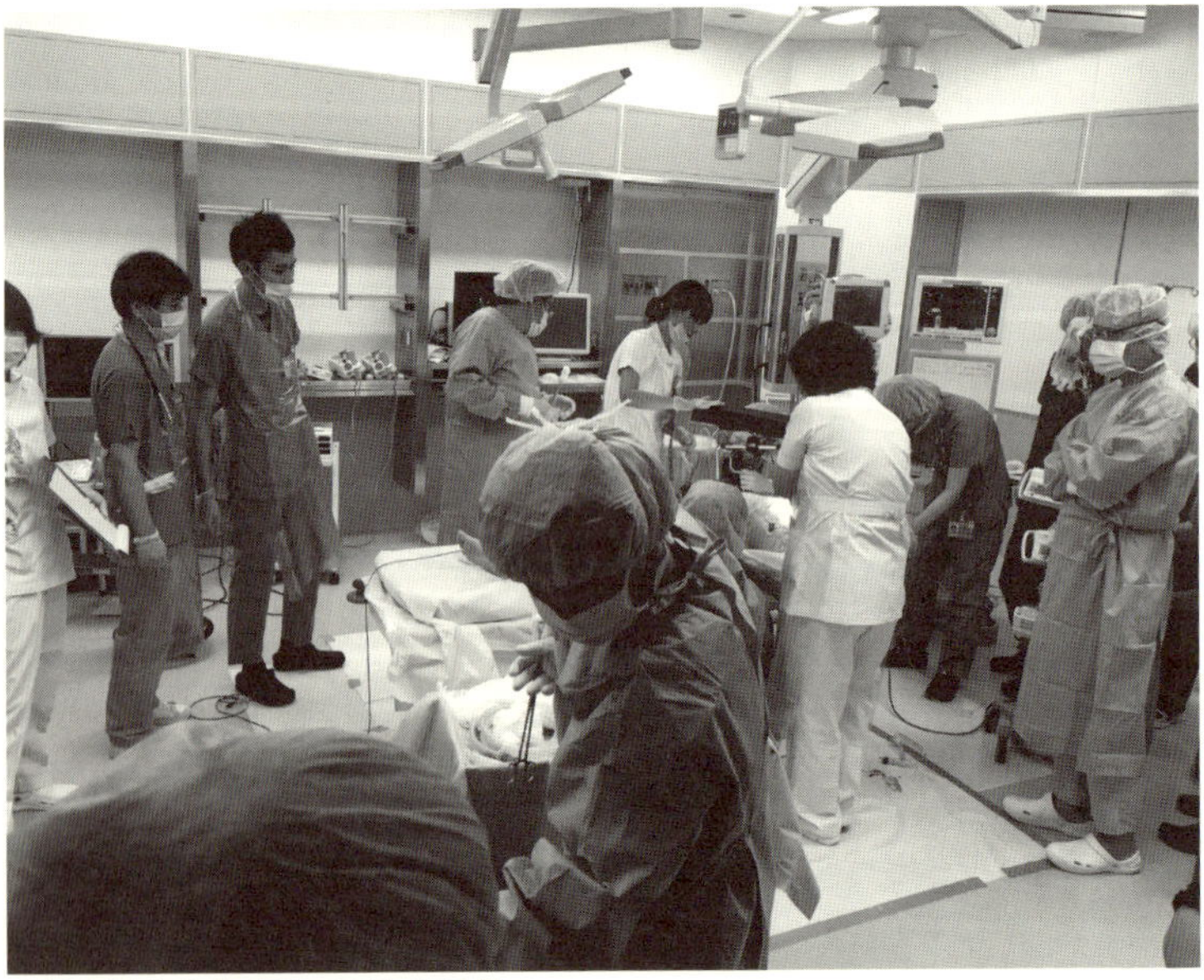

鹿児島県立大島病院での治療風景

う危険な状態でした。そこで現場救急隊はドクターヘリの出動を要請しました。午前8時1分のことです。

ヘリはすぐに大島病院のヘリポートを離陸して39分後の午前8時40分には徳之島の現場に到着して、フライトスタッフが患者さんと接触しました。その段階で患者さんの血圧は60まで低下、意識も痛み刺激でも開眼しなくなっていました。

それから14分後の8時54分にヘリは徳之島を離陸し、21分後の9時15分には県立大島病院に到着して患者さんをERに搬入。診断の結果、不安定型骨盤骨折、腰椎骨折、腰動脈損傷であることが判明したため、大動脈内バルーン遮断を施し、輸血を行いながら、腰動脈TAE（肝動脈塞栓療法）を続け、骨盤骨折に対しては創外固定の処置を施しました。

その後、脳梗塞の合併症を起こしましたが、

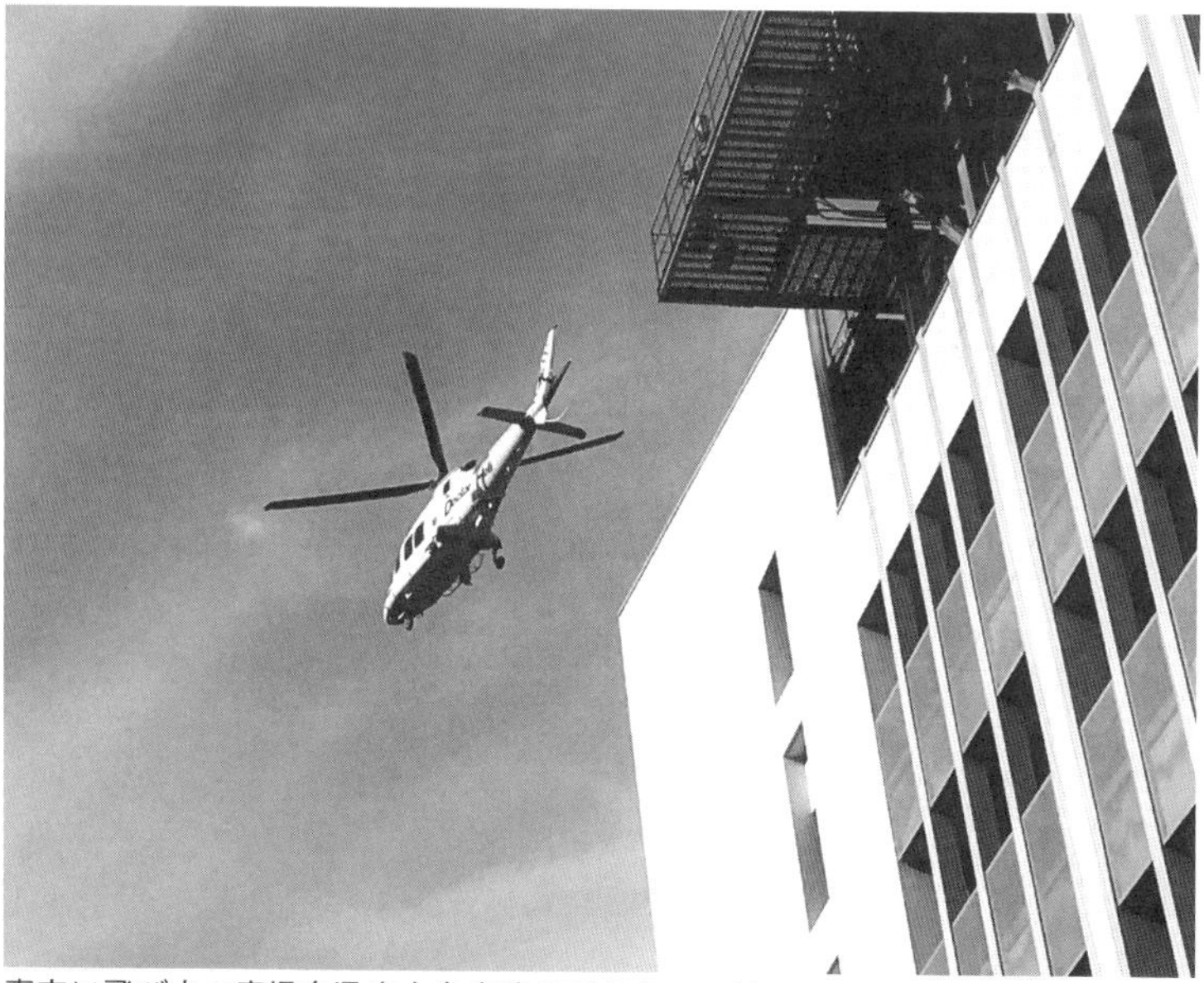

青空に飛び立つ鹿児島県立大島病院のドクターヘリ

徐々に全身状態も改善して、73日後にはリハビリを目的に、住まいのある徳之島の病院へと転院していきました。

ちなみに、2017年度の県立大島病院のドクターヘリの実績は、出動要請件数675件、出動件数523件（うち、現場出動230件、施設間搬送262件数、出動後キャンセル31件）、診療人数492名となっています。

それにしても、と私は思います。

自分の地元である東京には人もモノもあふれかえっていて、私のような能力のない人間は、雑踏に飲み込まれ、その存在感が揺らいでしまいます。でも、そんな私でも、奄美では少しは役に立っていると思えます。

これは自己満足かもしれませんが、妻の地元に貢献できている感じがしていますし、私の家族の一員となってくれた妻や、私たち夫婦のもとに生まれてきてくれた子供たちへの恩返しにもなっているのではないかと思うのです。

第五章

劇的救命

2018

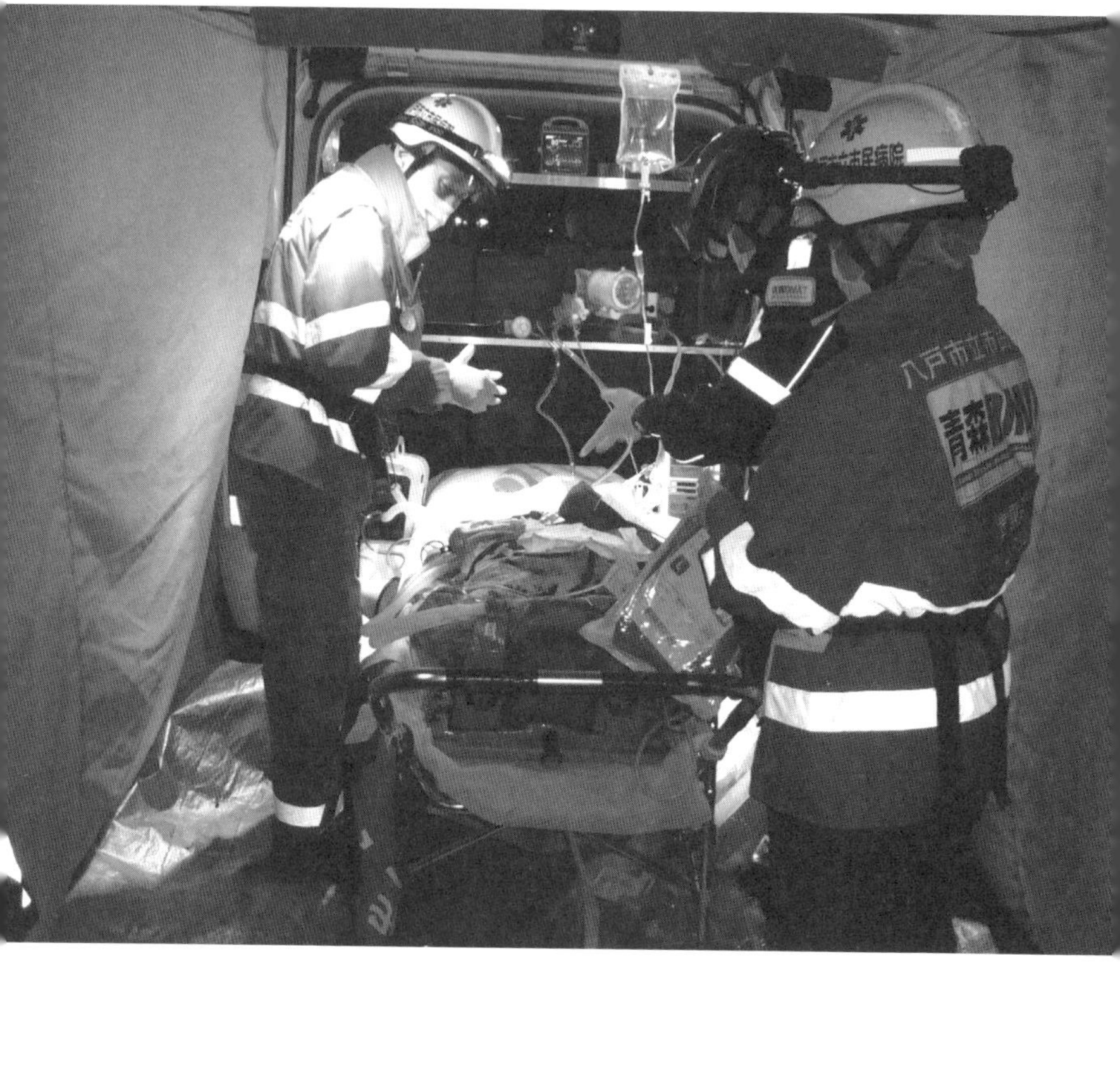

Episode27

クラッシュ症候群と出血性ショック

ドクターヘリ、スタンバイ前

上北郡の七戸町《しちのへまち》で事故が発生した。通りかかった住民が道路外に落下している車を発見、午前6時36分に119番通報した。すぐに東北町の救急車が現場へ向かったが、消防署から遠く、救急隊が到着したのは6時51分のことだった。

事故車は、車道から10mは奥に入った道路下の林の大きな木に天井をぶつけて停止していた。事故車が森林まで飛んで行ったという表現が当てはまる事故だった。周囲には、車がなぎ倒した草や木の残骸が散乱。車の屋根は「く」の字に折れ曲がり、運転席は大きく変形していた。男性はシートベルトをしたままだった。運転席から助手席方向に上半身を投げ出しており、下半身はエンジンルームに挟まれていた。

しかし男性は会話ができ、意識の状態もよかったため、重症外傷の心配はあるものの、救急隊長は少しホッとしながら、男性のまわりに毛布を入れ、車の横転を戻して救助にかかった。

7時8分、大腿の圧迫が解除された。しかし車外に男性を引っ張り出そうとした瞬間に、男性はしゃべらなくなった。顔色が悪く意識も低下、ＪＣＳ３００になる。さらに呼吸が下顎呼吸に変わった。先ほどまでの「意識がいいのでちょっと安心」という気持ちはその瞬間に吹き飛んだ。

隊長はすぐさまバッグバルブマスクでの人工呼吸を開始し、隊員たちと男性の救出作業を続けた。救出が完了したのは7時18分、工作機械で20分を要していた。

時刻はまだ7時台、ドクターヘリの運行時間は8時30分からと決まっており、まだスタンバイ前だ。八戸市立市民病院ERまで救急車搬送するのが最善の策だが、60分はかかるから、その間に心肺停止の危険が高い。

隊長は現場と八戸のあいだにある総合病院に連絡を入れた。だが「重症外傷には対応できない」と収容を断られた。続けて、近い七戸病院に連絡した。幸い七戸病院からの答えは「収容可能」だった。

7時24分、救急車は現場を出発した。心電図モニターのT波が高く、高カリウムであることを示していた。心臓が止まるかもしれない、隊長はAEDを用意した。

7時40分、走る救急車の中で、患者の呼吸がついに止まった。PEA、心停止だ。救急隊はCPRを開始した。1分後、患者の心拍が再開した。その1分は救急隊員3名にとって、非常に長く感じられた。

七戸病院到着時、男性の頸動脈拍は触れるが橈骨動脈は触れず、呼吸も下顎呼吸が続いていた。痛み刺激への反応もなく、この状況では再び心停止が起きる可能性が高い。七戸病院の当直医は、すぐに気管挿管、輸液を開始した。

時計を見ると、もうすぐドクターヘリが運行を開始する8時30分だ。七戸病院の救急外来で処置を手伝っていた救急隊は、8時24分、待ちかねたようにドクターヘリの出動を要請、それを受けた八戸ドクターヘリは、8時26分にヘリポートから離陸した。

8時40分、八戸ドクターヘリはランデブーポイントの蛇坂《へびざか》車庫駐車場に着陸した。待ちわびた医師と患者を乗せた救急車は先着しており、人工呼吸、輸液中だった。申し送りしてくれた七戸病院の医師は、「あとはお願いします」と言った。

8時57分、男性をドクターヘリに収容し離陸した。ヘリコプター内では血圧測定不能、心拍数12 2、呼吸数24、体温は33・6℃、昏睡状態で、意識はE1／Vt／M5で状況はよくない。ドクターヘリから、八戸市立市民病院ERに「頭部、腹部、胸部外傷でショック、意識障害」と無線が入った。

9時10分、ヘリが着陸し、男性はERへと運ばれた。男性の両手は動いていたが、下肢は動かない。超音波検査をした町田医師が「FAST陽性」と言った。胸部レントゲンでは、右の肺挫傷が見られた。骨盤レントゲンで骨盤骨折はない。

股の動脈から採血し、すぐに検査を行う。「pH6・8、アシドーシス（酸性血症）がひどい。カリウム6」と明石医師。

「意識障害、アシドーシス、腹腔内出血。外傷出血性ショックで、代謝性アシドーシスなら、ものすごい出血量のはず。受傷3時間で輸液量は2ℓ、Hb10台だ。出血量はそう多くないはず。アシドーシスは痙攣発作だろうか、それとも中毒？　どちらにしろ、輸液負荷を続ける。第一の鑑別診断は、出血性ショックだ。外傷ショックの90％は出血のはず。輸液量の指標に、尿道カテーテルで尿量を見よう」と私は言った。

町田医師が男性の肛門に指を入れ、前立腺の位置を見る。重症骨盤骨折では尿道損傷を合併しやすい。尿道損傷があると前立腺の位置が頭側へ移動するため、それを確認するのだ。

尿道に管を入れる前に、肛門から前立腺を診察する。

「前立腺の位置はよい。ただし、肛門括約筋がゆるい」と町田医師。陰茎・亀頭を天井に向けてひっぱってみる。引っ張ると普通なら肛門が締まる。意識がなくても、この反射は残るはずだが、反射がない。

これは脊髄損傷を疑う状態である。下肢が動かないのは脊髄損傷だろうか。尿道出血はなく、前立腺の位置に異常もない。尿道損傷がないのでフォーリー（尿道用の膀胱留置バルーンカテーテル）を入れる。しかし、尿の逆流がない。尿の逆流がないときに考えられる原因は3つだ。

1 膀胱に尿がない場合。たとえば、高度脱水や膀胱破裂など。
2 管が膀胱に到達していないで、尿道の途中でとぐろを巻いている場合。この場合、管の風船を膨らますと尿道に傷がつくため、尿の逆流がないときは慎重な対応が必要である。
3 フォーリーを尿道に入れる際に潤滑剤を塗るが、その潤滑剤が管の中に入り込み詰まってしまった場合。この場合ならフォーリーに注射器をつけて吸引することで解決する。

フォーリーに注射器をつけて吸引すると、赤ワイン色の尿が3㎖出てきた。外傷で赤い尿を見たときに考えられるのは3つだ。

1　腎臓、尿管、膀胱損傷
2　クラッシュ症候群
3　以前からの血尿（病気、中毒、覚醒剤）

救出時間30分に惑わされていた！

「尿の逆流あり。ＯＫ、風船を膨らませますよ」と言いながら、私はゆっくりと風船を膨らませる。もし抵抗を感じたら、尿道の途中でとぐろを巻いているのが予想されるためだ。

そして、「赤い尿の鑑別の一番は腎臓損傷と考える」という私の指摘に、明石医師から「受傷機転は、オフロード車で路肩を転落、一回転して立ち木に衝突。挟まれて救出まで時間30分。救急車で前医に搬送。ショックでドクターヘリ要請。受傷時間は午前６時頃」と、改めてそれまでに入ってきていた状況の説明があった。

そこで私は、「受傷時間は本当に午前6時か？　体温33℃は下がりすぎている。消防にもう一度問い合わせて！」と、救急救命士東京研修所を卒業し、国家試験を合格したばかりの実習中の救急救命士に頼んだ。

輸液を続ける。七戸病院からの分も含め、合計３ℓを入れると血圧は上がってきたが、心拍数は速いままだ。出血は腹部が中心で、超音波検査では腹腔内出血推定１ℓ。血圧は１４８／85、脈拍１５０。意識障害と出血性ショック、アシドーシス、血尿。

9時40分、いつでも輸血ができるよう準備を済ませ、CT室へ移動した。CTで確認すると、脳挫傷がひどく、脾臓と肝臓もやられていた。腎臓はOK、それじゃ、血尿はなぜだ？

患者をERへと戻すと、わずかに出ていた尿で薬物検査をしたが問題はなし、中毒ではない。両足と腹部に打撲痕、大腿も腫れている。2回目の血液ガス分析でもアシドーシスの改善はなく、カリウムが7に上昇した。そこで私は診断を下した。

「救出時間30分に惑わされていたんだ。患者はそれよりかなり前から事故で挟まれていたに違いない。事故は朝6時頃起きたんじゃない。おそらく夜！　そのため患者はクラッシュ症候群に陥っている」

身体の一部が長時間圧迫を受けると、筋肉が損傷を受け、組織の一部が壊死する。その後、圧迫された状態から解放されると、壊死した筋細胞からカリウム、ミオグロビン、乳酸などが血液中に大量に漏出して、意識の混濁、チアノーゼ、失禁などの症状が見られる、高カリウム血症により心室細動、心停止が引き起こされたり、ミオグロビンにより腎臓の尿細管が壊死し急性腎不全を起こしたりする。それがクラッシュ症候群だ。

私はすぐに、それまで2ルートだった輸液路を3ルートに追加して、生食（生理食塩水）500㎖、ミオグロビンの排泄促進剤のメイロン40㎖を入れて全開で落とすと同時に、別途メイロン250㎖も落とすように指示した。

患者は、腹部外傷とクラッシュ症候群、さらに頸髄損傷がある。患者のバイタルが狂い、ショックが進行することが予想された。まずは輸血することが必要だが、一瞬、血管造影TAE（肝動脈塞栓術）にするか、それとも開腹手術を行うべきかと悩んだ。そのとき、町田医師が声を上げた。

「橈骨動脈、触れません」

ＥＲは再び戦闘モードに変わった。一刻の猶予もない。開腹手術だ！

「手術室へ！　クラッシュと、出血性ショック、さらに頭部外傷、頸髄損傷。予測救命率は低いよ。予後は不良！　普通じゃ助からない」と私が言うと、高田医師がすぐに手術室のナースに連絡を入れる。町田医師が「麻酔は、吉村と軽米を呼びましょうか」と聞く。それに対し、私は「呼んで！　それまで私がやる。患者の蘇生をお願い」と答えた。

断らない救急を実現する難しさ

そのとき、机の上に置き去りにしていたＰＨＳからけたたましい電子音が鳴り始めた。ダイレクトコードブルーＰＨＳだ。

「はい、八戸ＥＲ、ダイレクトブルー今です」と応答すると、聞こえてきたのは「八消本部です。ドクターカー要請です」という言葉だった。

一瞬言葉に詰まる。このタイミングでさらに現場出動要請だ。場所を尋ねる。かたわらの町田医師に目をやると、私よりさらに絶望した目をして言った。

「今、ドクターヘリが別事案に出ていきました。明石医師と安部医師が乗っています。ここに残っている３人で救急医師は全部です」

それを聞き、私は「仕方がない。それなら、ドクターカーを断る」と強い口調で言った。

「ちょっと待ってください、私が行けるかどうか……」と町田医師が小さな声で言う。

彼女はなんとか要請に応えたいと思っている。だが、そんな町田医師に、私は「それは無理、これから手術だ」とさらに強く宣言した。つらいところだが、ＥＲの医師は、何を優先すべきか常に厳しい選択を迫られる。断らない救急を実現することがいかに困難かということだ。

私が「ドクターカーは出動できません」とＰＨＳに向かって話そうとした瞬間、ＥＲナースが「ドクターヘリが、今、ヘリポートに着陸しました」と言った。

本当？　……希望の灯がともった。

「少し待ってください、出動できるかどうか確認します」というナースの声に、私は消防につながっているＰＨＳを握ったまま、ＥＲの自動ドアが開くのを待った。

すると、安部医師が紺色のフライトスーツを着て颯爽と走り込んできた。町田医師が連絡をつけたらしく、安部医師は着陸と同時にＥＲに走り込んできたのだ。これは希望だ。

私は、ＰＨＳを手で塞いで、「安部先生、ドクターカー出られる？」と尋ねた。安部医師は呼吸を弾ませながら、「どこですか？　いいですよ」と言う。

「じゃ、電話に代わって出て」と私はダイレクトコードブルーＰＨＳを安部医師に預けた。麻酔で呼ばれた軽米医師がドクターカーの出動準備をしてくれていた。用意された救急バッグを持って、安部医師はＥＲの自動ドアから再び外へ飛び出していった。

それと同時に、明石医師が患者を乗せたドクターヘリのストレッチャーと整備長とともに自動ドアから現れ、患者をＥＲベッドに誘導する。

私はそれを横目に見ながら、軽米医師に「軽米先生、クラッシュ症候群と出血性ショックで開腹手術。術中高カリウムによる心停止の危険あり。手術中に透析を同時にしたいので、小橋ME（メディカルエンジニア）に連絡を取って、と指示を出す。軽米医師の「わかりました」と返事を聞きながら、今度は町田医師に聞く。

「患者の家族はどこ？」

「アメリカです。家族と連絡つきません」

患者はアメリカ人だったのだ！　高田医師が言う。

「本人、家族の承諾なしに輸血は大丈夫でしょうか。アメリカ人なので、宗教上の理由で輸血を拒否することもあります」

「意識障害、輸血謝絶の署名書類なし、緊急事態。よって輸血は許される」

私は即座に返答した。エホバの証人など、宗教上の理由で輸血拒否する患者はアメリカに多い。そして、彼らは輸血を拒否する署名入りのカードを持ち歩く。もし成人でそのカードがあり、輸血の説得に応じなかったら輸血はできないし、その結果、多くの場合、死亡する。だが、目の前のアメリカ男性はカードを持っていない。カードがないときは原則的に輸血する。目の前のアメリカ男性への輸血を躊躇する理由はない。

すでに万能なO型血液が準備されていた。そこに手術応援のために呼んだ、救命救急センター副所長の野田頭医師が登場した。

「腹腔内出血、ショック、開腹術必要、手術室の準備を手伝ってほしい。自宅待機の機械出しナースがまだ到着していない。外回りのナースはいる」と私。「はい、開腹だけですね」と念を押す野田頭医師に、私は「胸は開かない」と答えた。

予測救命率50％以下

ワインレッドの尿が出てきた。輸血も始まっている。

「ER入室時、血圧測定不能、しかし、腹部だけに、重症外傷。予測救命率は50％以下。相当がんばらないと助からない。運も必要。入室まであと10分だけ」と言う私に、高田医師が「透析カテーテルをここで入れますか」と指示を仰ぐ。

「いや、循環の蘇生が先、先に開腹止血だ。手術を急ぐ。手術室で麻酔と同時に透析カテーテルを入れる。刺す血管はいつもの大腿静脈ではなく、麻酔医が操作しやすい首の内頸静脈だ。ERでは16G針を入れるだけにして」

麻酔係の軽米医師の配慮で手術室は温められていた。出血性ショックの開腹手術では、開腹の創から体温が逃げるため、すぐに低体温症に陥り、アシドーシスや凝固障害になる。アシドーシスになると内臓の血流が落ち、凝固障害になると血が止まらない。男性は手術前から低体温になっていた。だからできる限り室温を上げ、患者の体温低下を防ぐのだ。

手術が開始された。透析のために小橋MEがスタンバイする。手術中に急変することも考え、胸部から太腿まで茶色いイソジンで消毒した。

「小橋さん、透析でも加温してね。今、患者は低体温症で出血が止まらない状態のはずだから」

手術中に心停止すれば、胸部術野を担当する医師が胸骨圧迫を行うことになる。その事態に対処するため、いつもは使う麻酔エリアと手術エリアを分ける離被架（ベッドに取り付けて、病人の患部に布団などが直接触れないように支える枠）を省き、腹から胸、頭まで1つのエリアにした。

軽米医師が「高カリウム7・5でさらに悪化。VF（心室細動）の危険大です」と声を上げた。これから行うであろう胸骨圧迫は、予想外の心停止に対するものではない。高カリウムとアシドーシス、出血性ショックにより、患者の心臓は必ず止まる。

明石医師が、患者の右頸静脈に、ガイドワイヤーに沿わせて透析カテーテルを進めようとしていたが、私はそれを制止して告げた。

「タイムアウト。10歳代男性、出血性ショック、腹腔内出血で緊急開腹手術。推定出血量1～2ℓ、輸血は躊躇なく入れてよい。クラッシュ症候群による高カリウム7・5で危機的。術中心停止の危険大。手術時間1時間。お願いします」と告げた。

手術開始

「メス！」という私の声に、自宅待機から手術室に駆けつけてきたナースが、丸刃のメスを手渡してくれた。出血性ショックの開腹手術は、電気メスは使わず、ハサミでみぞおちから恥骨まで一気に大きく切り開く。開腹は5秒でできる。そして、狙いの脾臓と肝臓にめがけて、手とタオルを入れる。多くの場合、大出血する内臓はこの2つだ。この2つの内臓は肋骨に守られているのだが、守っている肋骨を超えるエネルギーが内臓に加わると、その内臓は破裂する。そのため右肋骨骨折があれば肝臓損傷を予想し、左肋骨骨折があれば脾臓損傷を予想するのだ。

この2つの臓器をわしづかみにし、その周囲に止血圧迫タオルを入れ圧迫する。出血が多すぎてどちらからの出血か見えない。判断できないまま、腹の中の大出血をタオルに吸収させ、吸引チューブで血液を吸い上げる。吸引機の先には血液を溜める大きな瓶が4つある。吸引チューブが真っ赤に染まり、血液が瓶に流れ続ける。ゴボゴボと音がして、数秒前まで男性の体をまわっていた血液が、腹部の怪我から勢いよく出て吸引チューブに出ていく。赤くあたたかい血を吸引して重くなったタオルをナースが用意した金属製の楕円形の洗面器に捨て、新しいタオルを手渡してくれる。

この処置のわずか5秒後、町田医師は「VFです。心停止です」と叫び、同時に、CPRを始めた。「やはりなってしまった。AEDを作動させて」という私の声を聞く前に、明石医師はAEDの充電スイッチを押す。除細動パッドはすでに貼られている。ショックがかかる前に、圧迫止血する手も放し、全員患者から離れた。そのすきに、麻酔担当の軽米医師は、胸骨圧迫をやりやすくするために、手術台の高さを素早く最低に下げる。

わずかに男性の体は震えた。電気ショックがかかった証拠だ。町田医師はすぐに胸骨圧迫を再開する。出血性ショックでは、止血しないと簡単に心臓は動かない。脾臓損傷ならあと20秒もあれば脾臓の根本に鉗子をかけ、出血を一時的に止められる。肝臓損傷なら、肝十二指腸靱帯に鉗子をかける。これにより肝臓出血の7割は止まる。しかし、肝動脈が別なところを通るときや、合併する肝静脈損傷と下大静脈損傷があるときは止まらない。私は脾臓と肝臓およびすべての腹部出血の大部分を一時的に止めることができる大動脈クランプを選択した。

ドクターカー出動から戻った安部医師も手術ガウンを着て手術に入り、CPRを行う。2分で胸骨圧迫を交代しないと、強さが足りなくなるからだ。外回り担当のナースが足台を安部医師の足元に持ってきた。胸骨圧迫のためには手術台はまだまだ高すぎるからだ。ちなみに、手術時に助手などが背伸びをしなくても術野を見やすくするようにするため、手術室には足台が何個も用意されている。

CPR中、私は、右手を腹に入れる。腹部は揺れる。胸骨圧迫のリズムで心電図モニターに大きな波形が映っていた。横隔膜の下で、腹部大動脈を3本の指で押さえて大動脈を遮断し、脳と心臓に血液を集中させる。この大動脈クランプには3つの方法がある。

1　左開胸で胸部大動脈の遮断を大動脈鉗子で行う。

2　鼠径部の動脈から1mの長さの風船付きカテーテルを胸の高さまで入れる。胸部で風船を膨らませて、大動脈を遮断する。

3　開腹手術で、食道と肝臓のあいだの背骨の腹側にある大動脈を指で背骨側に押しつける。

私は、3秒でできる3番目の開腹大動脈圧迫を選択した。下半身の血流が遮断されたぶん、心臓や脳に血液と酸素がまわる。患者の心臓は、高カリウム血症、低血圧、貧血で止まったのだ。高カリウムに透析治療、低血圧に大動脈遮断、貧血に輸血のそれぞれを全力で治療する。3回の電気ショックで、男性の心臓は戻った。蘇生成功だ。

その後も手術は続いたが、前もって首に入れた透析カテーテルが効果を現した。もしいつもどおり鼠径部に入れていたら、大動脈遮断中は下半身に血流が行かず、下半身の血液の透析に効果がないところだった。首にしておいてよかった。

60分後、脾臓の止血を終え、男性患者は手術室からCT室に移して、2回目の頭部CTを撮影した。もし脳挫傷が悪化していれば、手術室へ戻り、開頭手術をする。低体温、血液凝固障害、アシドーシスの、死の三徴が出ている。特に凝固障害がひどく、一旦止血した脳の怪我の脳挫傷が凝固障害で悪化することが心配だ。CT撮影中には何事も起きなかった。CTをすぐに読影する。

「OK、開頭手術は必要ない。CCM入室するよ。そして低体温治療継続！」

私の指示で男性患者はCCMに移され、明石医師によって、脳圧を測定する小型センサーが埋め込まれた。1時間後、脳圧8㎜Hgで、問題がないことが判明した。

そして7日後、体温は正常に戻った。尿の色も量もいい。顔色もいい。透析を終了した。体の動きがあった。

9日後には、鎮静剤をやめた。すると男性は開眼し、手を握った。

「すごい」と言う安部医師を前に、軽米医師が「抜管！」と宣言。前日にアメリカから駆けつけた、心配している両親に対して、軽米医師は得意の英語で説明した。

「He's gonna be OK. You can count on us」（彼は大丈夫です。私たちに期待していいですよ）と――。

そして11日後、彼は家族とアメリカ軍医師とともに、米軍機で帰国の途に就いた。

Episode28

ドクターヘリ5回出動

1回目の出動

上十三消防指令センターに、「男性が胸痛、嘔気、冷や汗」という119番通報があったのは、8時9分のことだった。ドクターヘリのスタンバイは8時30分だが、8時15分には始業点検が終わっていることが多い。また、8時20分からは、ヘリポートに隣接した部屋で医師やナースも含めたブリーフィング（報告・打ち合わせ）が行われる。そのことを知っている上十三消防指令センターは、八戸市立市民病院CSのホットラインに電話を入れた。CSは「出動可能」と答えた。

そのとき、ヘリ番の淡路ナースは、ちょうど資器材をヘリコプターに入れ終わったところだった。救急バッグ、外傷バッグ、小児バッグ、超音波装置、薬品ケースなどは、ドクターヘリ業務が終わった夕方にERに戻して点検補充し、電気を使う資器材はバッテリーの充電をする。それを、朝の始業前にヘリコプターに乗せるのもヘリ番の仕事である。

同じくヘリ番ドクターだった伊藤医師と森医師がブリーフィングに出るために、ヘリポートへつながる鉄ドアを開けようとしていたまさにそのとき、廊下の天井近くについている赤い回転灯が電子音とともに点滅した。少し遅れて、胸ポケットに入れてあるドクターヘリ出動PHSが振動するとともに着信音を鳴り響かせた。液晶に「ドクターヘリ出動」の文字が浮かび上がる。

ドアを開けた伊藤医師は、ヘリコプターがまだ格納庫にあることを目で確認して、「今日は寒いし、離陸まで暖機運転を含めてあと5、6分はかかるはず」と呟いた。そしてドアを静かに閉めて、先ほど出てきたばかりのERに走って戻った。それに森医師も続く。伊藤医師は、毎年「ウミネコマラソン」に参加するほどの健脚の女性医師だ。長く伸びた脚で廊下を走り、あっという間にERドアを越えた。

伊藤医師がERに隣接するドクターヘリ通信指令室へ顔を出すと、CSは電話中だった。「どこに出動ですか?」と伊藤医師が尋ねると、「○○市で胸痛男性です」とCSは短く答えて、またすぐに電話に戻った。伊藤医師はCSの部屋のドア近くにある伝言ホワイトボードに『○○市胸痛』と赤サインペンで書いて、そのまま1分前に走ってきた廊下を逆方向に走った。森医師も伊藤医師のあとに続いた。

ヘリポートではヘリコプターのメインローターがまわっていた。腰をかがめて右後ろドアから乗り込む。後ろにナース、医師2名が乗り、シートベルトをロックしたところで、「離陸します」と機長が室内会話で伝えてきた。

8時21分、八戸ドクターヘリは離陸した。北方面は雪雲が気象レーダーに映っていた。CSがそのことを機長に伝える。薄い霧のような雪雲だった。

ヘリが、ランデブーポイントの陸上競技場の上空に到達すると、白い雪原にピンクの色が付けられていた。着陸地のマークだ。白い雪だと、着陸地点の凹凸が上空から見分けにくい。そのため色を付けることで、地面の傾きや凸凹加減が上空からでも識別できるようにするのだそうだ。識別できれば、きれいな丸やHマークでなくてもいいらしい。

8時31分、ヘリは陸上競技場に着陸した。救急車はグラウンドの外に停車していた。グラウンドに積もった雪に足を取られないよう、慎重に走り、救急車の、横のドアと後ろのハッチドアから救急車内に入った。

接触した患者の男性は激しく嘔吐していた。伊藤医師は、もしやと思い、患者に頭痛がないか尋ねてみた。脳卒中、特にくも膜下出血の場合、激しく嘔吐した際には、吐物が食道粘膜を荒らし、食道炎による胸痛が出る。すると男性は「後頭部が痛い」と言う。血圧は235と高い。ますます脳卒中の疑いが濃くなった。伊藤医師は、この段階で、「この患者は循環器疾患ではなく、くも膜下出血だ」と予想した。

まず、血圧を下げるニカルジピンを注射してから、八戸ERに電話を入れた。その間、血圧の上肢左右差の測定を救急隊長に依頼した。大動脈解離で頸動脈に解離が及ぶと脳卒中症状が出て、胸痛も出る。その際、両上肢の血圧に左右差が出ることがあるからだ。20以上差があれば陽性だ。だが、この患者には左右差がなかった。

8時44分、ヘリはランデブーポイントを離陸。現場滞在時間は13分だった。そして8時54分には、八戸市立市民病院へリポートに着陸。前もって連絡をつけてあったとおり、CT室へ直接移動する、ダイレクトCTだ。検査結果は、くも膜下出血だった。数時間後、脳動脈瘤に対して血管内治療が行われた。

2回目の出動

機長は、ヘリポートで給油をし、次の出動に備えた。日本のドクターヘリの基地病院では、場所によって、病院に給油装置がないところがある。そこでは一度の出動ごとに給油ができる場所に飛んで給油し、給油所から飛んで病院で出動待機する。そのような基地病院では、連続出動はかなわない。それに対し、八戸では、患者をERに入れて申し送りするあいだに、機長が給油を済ませ、整備長は次の出動のために使用したヘリストレッチャーのシーツを取り換え、汚れを落とし、ヘリコプター機内に固定する。そのため、医師とナースが次の出動のためにヘリポートに来る頃には、機長、整備長、機体、燃料ともに、スタンバイ状態になっているのだ。

1回目の出動で患者をERに収容した30分後の9時13分、2回目のドクターヘリ要請のホットラインが鳴った。

「野辺地病院から転院搬送。くも膜下出血。男性」

CSは天気図を見た。野辺地方面は雪雲が厚い。機長に電話すると、「1回目の出動のとき、北方面の雪雲は厚く、視界不良で進入できません」と言う。

CSは「では、十和田市でランデブーではどうでしょうか?」と提案。「それなら、できます」という返事を受けて、野辺地消防に伝えた。

「現在、雪で視界不良のため野辺地まで飛行できません。救急車で南下してください。十和田市でランデブーします」

患者を乗せ、野辺地病院を出発した救急車・野辺地救急1は国道4号線を南に走った。道の両側には、除雪車によりかき分けられた雪が積もっていた。野辺地救急1が十和田市に到着する時間を計算して、八戸ドクターヘリは9時52分にヘリポートを離陸した。北方面の雪は1回目のフライトのときより強くなっていた。

八戸ドクターヘリは、10時4分に十和田市営陸上競技場に着陸した。野辺地救急1は雪道走行のため、普段より少し遅れて、10時11分に到着した。

男性は、八戸市立市民病院で大動脈の手術を受けた患者だった。高齢であり、血管内治療が望ましいと判断された。そのため主治医も家族も、くも膜下出血の血管内治療で定評のある八戸市立市民病院を希望した。伊藤医師はヘリの中で、降圧のニカルジピンの持続投与と、鎮静のプレセデックスの投与を開始した。

10時33分、患者を乗せた八戸ドクターヘリは、八戸市立市民病院ヘリポートに着陸した。伊藤医師は患者を脳外科医師に引き継いだ。

機長は給油をしながら、CSに内線PHSで情報を伝える。「十和田から見た北は雲が厚い。今では、北西から雪雲が流れている。この後の出動は、さらに範囲が狭くなります」

3回目の出動

3回目の要請は10時37分、上十三消防指令センターからだった。「六ヶ所村で、石油を誤飲した男性。外国人」という情報だった。CSは2回目の出動時の機長の意見を参考に、「現在、北方面は雪雲のため進入できません。ランデブーポイントを三沢市にします。救急隊は、太平洋沿いに南下してください」と伝えた。

10時51分、八戸ドクターヘリは北に向かって離陸。11時00分に、ランデブーポイントのホスピタルパークに、三沢消防の安全誘導で着陸した。

他地域では、市町村が違うと消防連携がうまくいかないところもあるが、当地域では、発生場所の消防とランデブーポイントの消防が違っても、うまく連携できる。当地域では、六ヶ所村の消防と、三沢市の消防と、ドクターヘリが連携することは日常的だからだ。

三沢市消防の赤車に伊藤医師、森医師、淡路ナースが乗り込む。三沢市の赤車はサイレンを鳴らしてさらに北を目指した。北からは、六ヶ所村を出発した救急車がこちらに向かっていた。

赤車は9分後、太平洋沿いの道路で六ヶ所救急車とドッキングした。医師とナースが救急車に乗り移る。聴診器だけは、サイレンが鳴ると使えない。呼吸音を聴診器で確認し、酸素飽和度を測定した。伊藤医師が隊長に、「車を出してもいいですよ」と言うと、救急車はサイレンを鳴らしてドクターヘリが待っているホスピタルパークに向かった。

11時19分、八戸ドクターヘリは、患者を乗せて離陸。11時30分に八戸市立市民病院へリポートに着陸した。

石油は嘔吐し、誤飲すると化学性肺臓炎になるため、嘔吐を誘発する胃洗浄は行わない。また、薬物を吸着する活性炭にも効果はない。したがって、石油を誤飲したときには、嘔吐しないようにそっと見守るのが鉄則だ。

4回目の出動

4回目の出動要請があったのは12時2分のことだった。八戸の臨海工場地帯の工場で起きた労災事故だ。「男性がフォークリフトごと、転落した。意識がおかしい」という情報が入っていた。

12時6分、八戸ドクターヘリは、ヘリポートを離陸した。3回目の出動で飛んだ空をもう一度飛ぶ。右に青い太平洋が見える。北の下北半島は雲で見えない。左の八甲田山も雲でまったく見えない。八戸上空だけが、運よく雲が少ない。

病院から直線距離で12㎞、八戸ドクターヘリは6分後には工場の駐車場に着陸した。救急車・おいらせ救急8は、ヘリ着陸の30秒前に現場に到着していた。伊藤医師、森医師、淡路ナースは救急バッグに加えて外傷バッグも持ち、消防の案内人のあとについた。

5分くらい進んで工場内に入る。12時17分、患者と接触できた。ヘルメットが壊れ、頭部にたんこぶがあり、見当識障害もあった。見当識障害とは、人、時、場所のいずれかを間違うことだ。見当識障害は、脳の怪我を考える。頭部外傷をまず考えた。また、確率は低いが、頭部外傷は軽症で、フォークリフト運転中の意識消失発作や痙攣発作も考えた。痙攣発作でも見当識障害が出るからだ。

スタッフは、救急隊と共同で、つじつまが合わないことを言い続ける男性をバックボードに固定した。12時29分、患者を収容したドクターヘリは工場を離陸。上空で、止血剤のトラネキサム酸を注射した。

12時34分、ヘリは八戸市立市民病院ヘリポートに着陸。男性は、ヘリポートから直接CT室へ移動した。現場で予想したとおり、CTでは脳損傷だった。

5回目の出動

14時54分、5回目のドクターヘリ要請がきた。屋根の雪下ろし中の転落事故だ。

雪国では、大雪が降ると屋根に雪が積もる。屋根に積もった雪が勢いよく落ちると、周囲の通行人に当たり怪我を負わせるので、ある程度雪がゆっくり落ちるように屋根に雪の滑り止めを付けている古い家屋がある。しかしその場合、大雪が降ると屋根に想定以上の雪が積もり、家の柱が軋んで家のドアや襖が開かなくなる。

最近の住宅では、屋根を平らにつくり、積もった雪の自重で、みずからゆっくり融けるように細工してある。この場合も、想定以上の雪が急に積もると、屋根の重みで室内のドアが開かなくなる。普段、雪が自然に滑り落ちるような屋根でも、毎日零下の気温が続くと屋根に積もった雪が融ける暇がなく、屋根と雪は凍った状態で密着する。したがって、気温が上がるまで雪は屋根から落ちない。古い家屋が屋根の雪の重みで倒壊したというニュースを数年に一度は聞く。

このような雪国の屋根と大雪の事情があるため、特に古い家屋では、大雪が積もると屋根の雪を下ろす作業が必要になることがある。屋根から雪を下ろすことを仕事にしている人は、命綱やヘルメットを装着しているが、多くの素人は無防備で屋根にのぼる。そんなときに、屋根から落下する事故がよく起こる。そして、その犠牲者に高齢者が多い。

ドクターヘリは14時59分に離陸した。八戸市内の積雪量は多くない。だが、北に向かって飛ぶほど積雪量が多くなり、今回の現場のある町は特に多い。しかし、直前の天気図では運よく雪雲が消えていた。2時間前だったら、雲のため視界が悪く、目的地まで到達できなかっただろう。前方の空に視界をさえぎる雲はない。右に小川原湖が見えた。日本で11番目に面積の広い湖の湖面は、氷で覆われていた。

ランデブーポイントは町のサッカー場だった。夏は緑の芝がきれいだが、この季節は一面雪原となる。八戸ドクターヘリのダウンウォッシュは、雪原表面に積もったばかりの新しい軽い雪を吹き飛ばす。吹き飛ばす過程で舞い上がる粉雪により、視界は一時取れなくなる。だから機長は、高度を保って視界が晴れてくるのを待つ。舞い上がった粉雪が落ち着かないときは再び高度を上げ、ダウンウォッシュがなくなり、視界が取れてくるのを待つ。

このときも、陸上の、粉雪の舞い上がりがなくなったのを目で確認してから、いったん上昇した高度をまた降ろしはじめた。舞い上がりやすい粉雪は、先ほどの降下でほぼ飛び散ったようで、粉雪は舞い上がらなかった。

視界がきくようになった状況で、機長は足元の透明曲面アクリルガラスを通して、地上の凹凸を見きわめる。右側に座る整備長も同じく着陸地点を見つめる。後部席のわれわれは、後方の障害物のありなしを見つめる。乗っている全員の目で地上を見つめ、ドクターヘリは着陸した。メインローターの回転が落ちると、浮力をなくした1・3トンの機体は雪にズリズリと沈んだ。救急車は少し前に到着していた。雪原を転ばないように歩き、伊藤医師、森医師と淡路ナースは救急車内に入った。

65歳の男性は会話ができた。胸と背中が痛いと言う。気道、呼吸、循環、意識、体温はすべて異常ない。超音波検査も異常ない。

転落外傷でよくある骨盤骨折は、骨盤を押すと痛がるはずだ。優しく押してみると痛がったため、骨盤骨折が疑われる。胸部に圧痛があるということは、胸部外傷があるはずだ。胸部外傷でいちばん頻度が高いのが肋骨骨折だ。高齢者の場合、血液サラサラ薬（抗血小板薬、抗凝固薬）のアスピリン、ワーファリンなどを内服していることが多い。それにより、肋骨骨折が起きるとその周囲から出血が続き、血胸になることがある。骨折の本数が多いほど血胸の危険は高まる。目の前の高齢転落外傷患者は、バイタルサインはよくても、隠れた外傷がありそうで侮れない。ドクターヘリで八戸市立市民病院ERに運ぶことにした。

15時25分、患者を収容したヘリは、雪原を離陸した。機内で、痛み止めの麻薬レペタンと止血剤のトラネキサム酸を使用した。15時38分八戸ER着陸。あとでわかったことだが、常用薬にアスピリンがあったのだ。やはり内服していた。ERで診療を開始した。

ドクターヘリのスタンバイ時間は午前8時半から午後5時までだ。この日、5回の出動を終え、17時過ぎにドクターヘリの格納庫のシャッターは閉められた。

Episode29

真冬の低体温症

高齢女性、自宅で昏睡状態

この日のヘリは近藤医師と栗原医師、ＥＲは伊藤医師と佐々木医師、ドクターカーは伊沢医師が当番だった。「女性が自宅で意識なし、低体温症」というドクターヘリ要請が入った。近藤医師と栗原医師はすぐにドクターヘリに乗り込んだ。女性は高齢の１人暮らしで、脳梗塞後遺症のため訪問看護を受けていたが、この日、訪問看護師は午前９時半頃に訪問して、寝室の床に倒れている女性を発見した。訪問看護師が１１９番通報した時刻は９時40分だった。

９時47分に救急隊が現場に到着したとき、女性は右側を下にした側臥位でベッド下の床に横たわっていた。部屋の明かりはついていたが、暖房は消え、寝間着姿。救急隊の観察では、橈骨動脈は触れず、呼吸数が遅く10回、意識は３ケタの昏睡状態で、体がひどく冷たかった。

救急隊長は即座に、ドクターヘリの要請をかけた。八戸ドクターヘリは格納庫から出され、エンジンスタートした。気温が零下ともなると、エンジンオイルが硬めになる。そのため、暖機運転でオイルがやわらかくなるまで離陸はできない。ヘリの曲面ガラスのフロントノーズを風上に向けながら、機長はオイルが温まるのを待った。

９時56分、八戸ドクターヘリは離陸した。５㎝浮くまでは慎重にゆっくり、それを過ぎると一気に回転数を上げ、病院の建物4階の高さまで駆け上がる。そこからは機首を北西に向け、斜めになりながら八戸ドクターヘリはさらに高度を上げ、病院の西側を迂回しながら北方面に向かった。

病院を越えるとすぐに、直下に高圧電線が横切る。フライトのたび、この高圧電線を目視で確認して十分な距離を取りながら進路に進む。住民の生活には必要な高圧電線であるが、ヘリコプターの飛行には非常に邪魔だ。電線は、低空飛行が多いヘリコプターにとって天敵である。1980年代は日本で電線接触事故がもっとも多く、10年間で17件も起き、死者は10名だった。その頃はまだ、ドクターヘリは存在しなかったが、最近でも死者は出ている。

スイスでは、ドクターヘリREGAの安全飛行に必要なため、送電線の位置が登録されている。しかし日本では、送電線の位置情報を登録するとテロに使われる可能性があるという理由から登録がされていない。世界の先進都市では電線の地中化が進んでおり、ロンドンやパリでは地中化率が100%だというが、日本では東京の23区ですら7%に過ぎない。

日本でも2016年12月に「無電柱化の推進に関する法律」が成立したが、その目的は、「災害の防止、安全かつ円滑な交通の確保、良質な景観の形成を図るため」だ。これまで多数の死者を出してきたヘリコプターの電線衝突についてはまったく触れられていない。ロンドンのドクターヘリが路上に着陸できるのは、電線がないからである。

日本でも、2015年10月に宮崎駅前の交差点へドクターヘリが着陸したが、それができたのも、電線がないからである。日本では首都・東京にドクターヘリがないため、ヘリコプター救急に邪魔な電線の地中化が極端に遅れているのだ。残念な国だ。

ゆっくり、慎重に

冬の八戸は水田や畑、空き地、公園、駐車場、校庭などすべてが雪で真っ白だ。高度400m、外気温マイナス5℃の寒空を一直線に飛んだ。

女性宅の新聞受けには、今日の朝刊があった。照明はついていた。そのため、女性の症状は昨夜に起きていると、救急隊長は推測した。

八戸ドクターヘリは、10時3分にランデブーポイントへと着陸した。救急隊は先着していた。栗原医師は雪の上に足を突っ込んで、ゆっくりとヘリコプターから離れた。その足跡に重ねるように近藤医師もゆっくりと雪面を歩いた。5年前、雪原を走った町田医師が足を雪に取られて転倒したことや、凍ったコンクリートの上で安部医師が転倒したことを思い出す。冬の北国のドクターヘリでは、夏に比べてゆっくり安全に、だ。

いつものように救急車のハッチドアを跳ね上げず、横のスライドドアから乗り込んだ。低体温症のときは、救急車の室内を車のヒーター全開で暖房している。後ろのハッチドアを不用意に跳ね上げると、車内に零度以下の外気が一気に入り込む。その点、横のスライドドアなら開閉の微調整が効く。

救急隊長から、患者についての報告があった。

「血圧測定不能、心拍数70回、呼吸数10回、腋窩体温22℃、意識レベルは3ケタ」

近藤医師は患者を触ってすぐに感じた。これは体温25℃以下だ。栗原医師は、患者の冷たく乾いた腕にゴムの駆血帯を巻いた。静脈が浮き出てこない。静脈は体温喪失を防ぐため、みずから収縮して血流を落としているようだ。しかし、運よく一発で血管確保ができた。血糖値は190で低くはない。

思えば5年前の、研修医だった頃の栗原医師は、血管確保がうまいわけではなかった。来年には救急専門医を受験するまでに成長した今では、難しい血管確保でも鮮やかに決めてくれる。知識や経験の上達もそうだが、基本手技の上達は周囲の医療者や患者を安心させてくれる。

栗原医師は、患者に、40℃に加温した生理食塩水を点滴した。ショック状態に、全速力で輸液をする。すると10時14分、それまでまったく動かなかった手足がもぞもぞと動いてきた。

そのタイミングで、女性をヘリコプターへ収容した。ナースがモニターを付け、機長はヘリのエンジンをスタートさせた。ヘリコプターには室内ヒーターはあるが、すべてのドアを開けたあとのため機内の温度は外気温と同じく零下になっていた。機長が室内暖房を最高温度にすると、天井の吹き出し口から2基のジェットエンジンで温められた風が吹き出し、数分後には温まった。

10時26分、八戸ドクターヘリは八戸市立市民病院へリポートに着陸した。ヘリポートは劇的救命チームの待つＥＲへ続く。直腸温は25℃を示した。ＥＲで愛護的な処置が進む。乱暴にすると心室細動になってしまうからだ。体温が徐々に戻っていき、12時半に女性は開眼、しゃべりだした。劇的救命だった。

Episode30

突然の強い胸痛

ランデブーポイントはサッカー運動場

その日の朝の救命カンファランス（症例検討会）の参加者が少なかった。救命救急センターの患者が少し前に心肺停止になり、大勢の救急医が応援に行っていたからだ。ERにも3台の救急車が来ており、医師3名が対応していた。そのとき私の右胸のポケットでPHSが鳴り響き、ドクターヘリ出動の文字が浮かび上がった。その日のヘリ当番は私と田中医師だった。

私は救命カンファランス室を出ると、CS室のあるERへ走った。ヘリ番の森崎ナースとエレベーターホール近くで鉢合わせになり、「40歳代男性胸痛。突然発症」と伝えられた。

八戸では病院建物とヘリポートが近く、出動要請を受けてから医師と看護師がヘリポートに走り込む時間に余裕が出る。そのため、出動内容の情報を仕入れるために、PHSが鳴った際は全員CSの部屋へ集まる約束だ。ただし、患者情報を入手したらすぐにヘリポートへ走り出すことになっている。ナースから情報をもらったため、その先のCSの部屋まで行かず、ヘリポートへつながる廊下を全力で引き返した。

八戸ドクターヘリは、操縦席に機長が座ってエンジンを始動させたばかりだった。私たちは腰をかがめると、右のドアから、私、そして森崎ナースの順にヘリ内に入った。1分後には田中医師が乗り込み、ヘリは離陸した。患者は心筋梗塞の疑いが強いため、ヘリ内で、1．心電図12誘導検査、2．身体所見、3．エコー検査、4．末梢輸液ルート確保、という手順を確認した。そのとき、上十三消防指令センターから無線が入った。

「八戸ドクターヘリ、どうぞ。事案、40歳代男性、自宅で突然発症の胸痛。ランデブーポイントはサッカー運動場」

「八戸ドクターヘリ了解。ランデブーポイント到着まで13分」と整備長が答え、続けて現場に向かう救急車との通信を始めた。

「八戸ドクターヘリより、中部救急1どうぞ。患者情報を教えてください」

「中部救急1より八戸ドクターヘリ。患者情報を送ります。1時間続く胸痛です。血圧122、脈拍81、呼吸数30、経皮酸素飽和度（経皮的動脈血酸素飽和度）は88％、酸素10ℓで開始しています」

「八戸ドクターヘリ了解。糖尿病、高血圧の既往、タバコありますか？」

「タバコがあります」という返事。禁煙者だということだ。言うまでもないが、糖尿病、高血圧、喫煙は、心筋梗塞の危険因子だ。

私は、先に心電図12誘導検査をし、心筋梗塞を疑うST上昇があったら右室心筋梗塞でないことを見て、ニトログリセリンを使おうと考えていた。低酸素をともなう心筋梗塞だと重症だ。肺水腫になっているはずだった。やがて、八戸ドクターヘリは八戸市内の北の境界を越えた。そこで私は、再び、現場の救急車と連絡をとった。

「八戸ドクターヘリから中部上北救急1どうぞ。酸素10ℓ投与で経皮酸素飽和度はいくらですか？」

「中部救急1より八戸ドクターヘリどうぞ。経皮酸素飽和度100％に上昇しました」

「それなら、酸素を5ℓに下げてください」

心筋梗塞への酸素投与は、経皮酸素飽和度96％で十分だと言われている。100％はむしろ酸素のやりすぎで、よくない。

「さらに続けます、患者接触後に、心電図12誘導検査と心エコーをやりますから、シャツを切っていてください」

「中部救急1、了解」

やがて牧草地の緑の広い草原が見えてきた。その一角に、四角く仕切られたサッカー場がある。赤車は、サッカー場に隣接したアスファルト駐車場に止まっていた。赤車からの無線が高度400mのドクターヘリに届いた。「風速5m、西風」機長は、西に向かって高度を落とした。赤車の隣には白車が停車し、その中に患者がいるはずだ。

ドクターヘリが着陸し、われわれ3名は外に出た。私とナース、田中医師が救急車側面のドアから車内へ入ると、入れ替わるように患者の妻だと思われる女性が後ろのハッチドアから降りた。

患者の乗るストレッチャーは前方が起こされていた。患者は起座呼吸状態で、正面を向けないため左側に側臥位に近いかたちで座っていた。酸素マスクは5ℓだった。酸素飽和度は96％とねらいどおりだ。患者は胸に手の平を置き、痛がっていた。呼吸数は30回と速い。胸のど真ん中に手の平を置いているときは、心筋梗塞の可能性が高い。心筋梗塞に特徴的な冷や汗はない。多くの心筋梗塞では冷や汗が見られるが、目の前の患者にはないのだ。脈拍はしっかり触れた。

第一に心筋梗塞を疑い、私が心電図12誘導検査を行い、田中医師は心臓超音波検査を行うという手順のはずだったが、私は心電図12誘導の前に、聴診器を患者の胸に当てた。早い呼吸数のおかげで呼吸音は聞きとりやすかった。左は大きく聞こえたが右が弱い。すぐに胸を触ってみた。気胸なら皮下気腫が触れることがあるからだ。しかし皮下気腫はない。胸郭の上がり下がりは、起座呼吸と、左に上半身がねじれている体勢のせいでよくわからない。

患者に「まっすぐ前を向けますか?」と話しかけたが、「痛くて無理」だと言う。心筋梗塞で上半身をひねったり捻《ね》じったりしたときに痛みが強くなることは少ない。捻じりで痛みが強いのは胸膜の痛みと肋骨の痛みだ。触って肋骨骨折はないから肺の病気を考える。

私が超音波検査をしようとしていた田中医師に「呼吸音が右弱いよ、聴いてみて」と言うと、田中医師も聴診器を使う。

「右呼吸音が弱いです。確かです」

森崎ナースは会話を聞きながら、右腕に血管確保をしようとしていた。私は、「血管確保はあと、今は気胸の診断が優先、次に心筋梗塞の否定です。私と田中先生は心電図12誘導を急ぎましょう。もし気胸なら、森崎さんは次の手順の胸腔ドレーンの準備をしてください」と指示を出す。

狭い救急車内で、座位の患者に心電図電極を貼り、タブレットで波形を見た。

「ST上昇なし」と田中医師が言う。やはり心筋梗塞らしくない。なら次は気胸のエコーだ。田中医師は、エコーのスイッチをあらかじめ入れていた。まずは右の気胸が疑われるほうに、次に健康な左胸にエコーを当てた。「右のスライディングサインが消失していますね」と田中医師が言う。正常であれば肺が横に動くエコーの像が確認できるはずだが、それが消えているというのだ。

「じゃあ、やはり気胸だ。予定どおりここで胸腔ドレーンを入れるよ」と、私は2人に説明する。チューブで排液したり、空気を抜いたりする仕組みをドレーンという。排液チューブとドレーンは同じことだ。先ほどまで唸っていた男性は声が出せなくなっていた。脈拍はしっかりと触れたが、速い。これから行う胸腔ドレーンの処置時の痛みで迷走反射刺激が起こることがある。特に若い男性では起こりやすい。

森崎ナースは、ドレーンと切開トレイ、消毒、ドレープの用意をしている。田中医師は、心電図12誘導をERへインターネットで伝送している。私は森崎ナースを中央に移動させ、救急隊員をいちばん足側にまわした。救急隊長には男性の頭に付いてもらう。

狭い車内で有効な配置を考え、看護師1人、物品バッグ1つを中央に人を配置した。迷走神経反射に対するため、輸液を入れておく。足側の救急隊員には、点滴の介助をお願いする。田中医師は手術用手袋をはめて、イソジン消毒を始めた。

救急車内での緊急処置

私は頭側の隊長に、患者の右腕を挙上する体位を頼んだ。タクシーを止めるときのようなかたちだ。腕を上げることによって肋間が開き、チューブを入れやすくなる。腕を普通に下ろした状態に戻すと、皮膚は肋骨の上を滑り尾側に移動するが、肋骨は動かない。胸腔に入れたチューブが、腕を挙上して上下の肋骨のあいだから入るわけだが、その肋骨のあいだの貫通点と、皮膚の切開部との距離が、腕を下ろすことで長くなる。つまり、皮膚の下のトンネルが長くなるのだ。こうすることで、ドレーンの感染が少なくなる。

隊長は男性の腕を挙上した。「意識清明だから局所麻酔をするよ、ドレーン（チューブ）の固定は、粘着の3Mドレープで、胸壁ごと広く貼り付けるよ」と私が言うと、森崎ナースがうなずいた。

田中医師は局所麻酔を中腋窩線、第5肋間の皮膚に注入し、メスで2㎝皮膚を切る。肋骨の真上で切開するため、肋骨の骨膜でメスは止まり、勢い余って肺まで傷つけることはない。しっかりとメスで肋骨の骨膜近くの深さまで一刀のもとに切る。

それから、曲がりペアン鉗子を使う。今開けた皮膚切開に鉗子を入れ、肋骨の上縁を滑らせ垂直に胸腔へ鉗子を進める。曲がりカーブを利用し、肋骨上縁が曲がりの中心側になるように、鉗子を進めていく。2秒で鉗子は胸膜を貫ける。このとき、鉗子は開かず閉じたままで胸膜を貫く。硬い抵抗のあと、鉗子が胸膜を貫く感触が手に伝わる。貫いたら今度は鉗子の先を徐々に開く。このとき、患者は痛がるが、声をかけて励ます。

「緊急処置はうまくいっていますよ。痛いのはこれで終わりです。呼吸はすぐ楽になりますから」

男性はうなずいた。

鉗子で開いた胸膜から、音を立てて空気が漏れる。普通は、肺の中には空気があっても、肺の外（外を胸腔という）には空気はない。むしろ、真空に近い陰圧だ。真空の胸腔に空気が大量に漏れていることは、肺に穴が開いていることを示し、これを気胸と言う。

ペアン鉗子を抜き、今度は人差し指をやさしく胸腔に進める。胸腔は肺から漏れた空気でいっぱいだった。普通ならすぐそこに触れるはずの肺の膨らみが、田中医師の指先には触れなかった。

用意した胸腔ドレーンを進める。胸腔ドレーンがうまく胸腔に入れば、チューブの内面へ呼吸といっしょに水蒸気がついたり取れたりする。レントゲンがない現場で胸腔ドレーンを入れたあとに、よい位置かどうかを確認する方法だ。

「隊長、胸腔ドレーンはうまくいったよ。これから、車をヘリコプターに近づけてください」と私が言うと、「機関員、車を移動！」と隊長が指示を出した。

ここで、胸腔ドレーン特有の問題点を挙げる。本来胸腔は陰圧だが、肺に穴が開くと空気が漏れ、胸腔が陽圧になる。この気胸の状態は、痛くて苦しい。胸腔ドレーンで余分な空気を抜くと痛みは消える。しかし、胸腔ドレーンを入れるだけでは元の陰圧にならず、大気圧に戻るだけだ。そのため、チューブを吸引して陰圧（真空）にする必要がある。そのためには、外に排液しても中に空気が逆流しないことが必要だ。

専用の胸腔ドレーンバッグを使う必要があるのだが、その用意には少し手間と時間がかかる。ここで私がいつも気胸に使う応急一方向弁の作り方を紹介する。手術用のゴム手袋の、人差し指または中指の部分の指先のゴムを5㎜くらい切り取る。手袋の手首の部分をチューブの端に、粘着力の強い絆創膏で、気密性をよくして貼る。チューブから出てくる余分な空気は手袋の指先の穴から抜ける。胸腔が陰圧になり外気を引き込みやすい状態になると手袋のゴムが密着し、空気は胸腔に逆流しない。この方法を「ハイムリッヒバルブ変法」という。

それはさておき、患者に入れられた右胸腔ドレーンからは勢いよく空気が漏れ出ていた。ゴム手袋は広がったり縮んだりを繰り返し、着実に胸腔を陰圧にしていった。

「3Mドレープをチューブごと貼るよ」と言うと看護師は、粘着剤が片面についた透明フィルムを私にくれた。

そこで私は救急隊長に言った。

「隊長、2分後にヘリコプターへ患者を収容したい。モニターや酸素チューブを整理してください。収容は八戸市立市民病院ERです」

3M粘着ドレープの裏紙をはがし、私はチューブごと右胸壁に貼った。すると、患者の表情は見違えるようによくなった。ハッチドアが開きストレッチャーが外へ誘導されると、春の日差しが患者の顔色をさらによく見せる。ドクターヘリの経験が誰よりも長い機長が、患者に「少しのあいだ眩しいですけど、すぐにヘリコプターに乗りますから。そうすれば眩しさはなくなります」と言うと、患者はうなずいた。

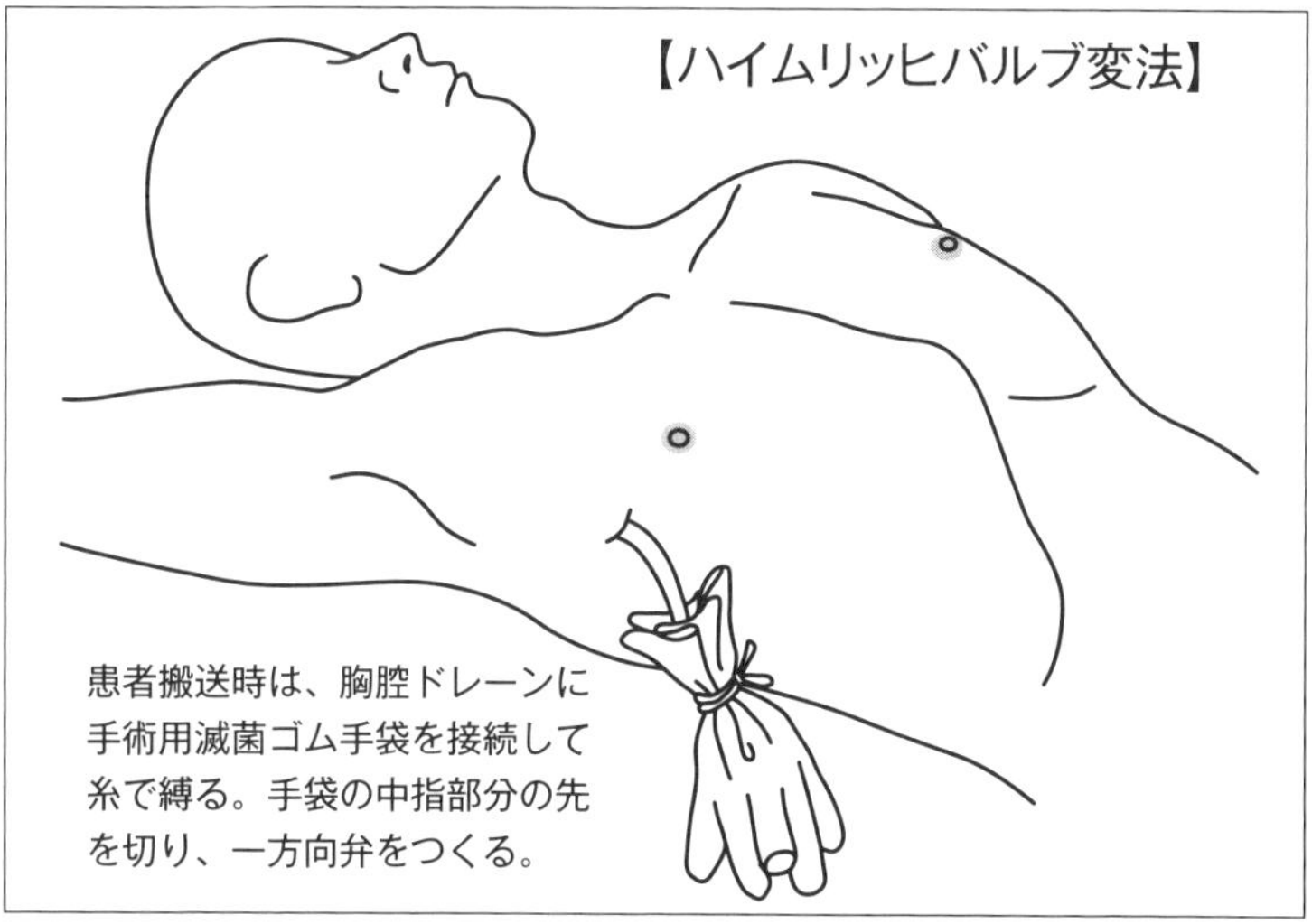
【ハイムリッヒバルブ変法】
患者搬送時は、胸腔ドレーンに
手術用滅菌ゴム手袋を接続して
糸で縛る。手袋の中指部分の先
を切り、一方向弁をつくる。

救急車のストレッチャーから、ヘリコプターのストレッチャーに、患者を横移動させる。救急車内では呼吸困難のため左斜めに傾いて座っていた患者も、胸腔ドレーンが効果を発揮し、仰向けになれるようになっていた。八戸ドクターヘリの患者収容用のクラムシェルドアは、観音開きになる。間口は広い設計だが、ストレッチャーを座位にしたままでは入れられないことがある。体格が大きい患者の座位では入り口に引っかかるが、フラットにすれば問題なく入る。私は、30度に上体を挙上していたストレッチャーをフラットにするため「約15秒間ベッドを水平にします。我慢してください」と患者に声をかけたが、整備長が「これくらいの体格でわずかに挙上しているくらいなら、ヘリコプター内へ入れますよ」と言った。

「では、上体を挙上のままお願いします」と私。整備長は、治療の必要性があってストレッチャーを30度挙上していることを理解している。心不全や、肺の病気で呼吸困難を訴える患者には、座位や30度挙上がよく選択されることを、経験から、よく理解しているのだ。

私は、ヘリコプターストレッチャーの右前の位置に付き、右前輪をヘリコプターの床に載せるよう約15㎝持ち上げた。対面の左前輪は消防隊員が持ち上げている。

整備長は前輪が持ち上がったことを感じると、ストレッチャーを両腕で押す。ストレッチャーの2つの前輪は、床を滑ってヘリコプターの長軸に沿いゆっくりと進んだ。整備長はストレッチャーの最後尾側についているロックレバーを握り、脚を折りたたむ。高さ1mほどのストレッチャーだが、脚が縮むと高さ20㎝ほどになる。ストレッチャーの左側面には携帯酸素タンクがついており、その黒い酸素タンクと看護師用のシートがぶつからないよう、整備長はストレッチャーを押す方向を微調整する。森崎ナースは先回りしてＯＪＴシートに座り、ヘリコプター内に入ってくる患者のストレッチャーを誘導する。定位置まで進むとそれ以上は進まなくなる。後方から押していた整備長は、ストレッチャーの最後尾からわずかにはみ出していた後輪を90度回転させ、最後尾ラインに揃える。ストレッチャーをヘリコプターの床にロックすると、救急資器材のうちヘリコプター内で使用しない物を後方荷物収納スペースに置く。クラムシェルドアを閉じて、２ヵ所のロックを外からかけた。

ヘリコプター内では、酸素チューブをストレッチャー左側の携帯酸素タンクから、ヘリコプター内の配管されている酸素装置につなぎ替え、心電図モニターを付け、血圧計を巻く。そして、室内会話できるようヘッドホンを患者にかぶせた。

私が、「エンジンスタートどうぞ」と声をかけると、「わかりました」と機長は答えた。機長は計器を見て、正面パネルの下中央のバッテリーメインスイッチを引っ張って押し上げる。続いて、左右のエンジンのコンピューターマスタースイッチを引っ張って押し上げると、天井のメインローターがゆっくり回り始める。後部席では、患者に声をかけながらてきぱきとモニター類の装着がされる。整備長は機体のまわりを1周し、異常がないことを肉眼で確認する。

メインローターの回転数がだんだん速くなる。整備長が左前ドアを外から開け、まず左足をスキッドに載せた。それから、両腕で体を持ち上げ、右足をコパイロット（副操縦士）席の床に置いた。さらに体を持ち上げ、腰をシートに着座させて乗り込むと体を正面視させ、ドアを閉める。ドア窓の下側の縁から上方に飛び出しているドアの開閉ノブを、反時計回りに90度まわした。少しの抵抗のあと、ロックされたのが指に伝わるとすぐにシートベルトを締め、ヘルメットをかぶる。

エンジン音が高くなり、機内では大声でないと会話ができない。私もヘルメットをかぶってシートベルトを締めた。そして森崎ナースと田中医師のグレーのシートベルト、患者の黒い固定ベルトを見る。

「機長、後ろの離陸準備はＯＫです」

「はい、間もなく離陸します」

後ろに乗っているわれわれもエンジン音の高さから、まもなく離陸できることがヘルメット越しに耳で確認できる。森崎ナースは患者会話スイッチを赤く点灯させて、「もうすぐ離陸です」と言いながら、手のタッチも加えて合図した。

私は、八戸市内上空に入ったところで、八戸市立市民病院ＥＲに無線を入れた。

「八戸ドクターヘリより、八戸ＥＲどうぞ」

「八戸ＥＲです、どうぞ」

「右気胸による低酸素状態、強い胸痛、起座呼吸でした。循環は安定していました。右胸腔ドレーンを入れています。末梢輸液しています。レペタンを使いました。起座呼吸、胸痛、低酸素ともに治っています。胸腔バッグをヘリポートに持ってきてください、ＥＲへ入室します」

「八戸ＥＲ、了解」

しばらくすると、病院の建物が窓から見えてきた。「着陸します。シートベルトをもう一度確認してください」という機長の声に「はい」と答えた。

男性は数日後に手術となった。そして、元気に退院していった。

Episode31

泥沼からの劇的救命

無駄でも出動すべきというCSの判断

11時58分、中部上北消防指令センターに、バックホーというシャベル付きの重機が沼に転落しているという119番通報が入った。重機バックホーの中に人がいるのか、無人なのか、情報がないままに消防は救助態勢を立ち上げ、直近の救急隊、ポンプ隊、潜水レスキュー隊を現場に出動させた。同時に「救助完了後に要請すべきか、その前にすべきか。無人の可能性もある」という相談の電話を八戸ドクターヘリ通信指令室に入れた。それに対し、八戸ドクターヘリのCSはすぐに返答した。

「救助完了後に離陸したのでは、要請を受けてから着陸まで15分近くかかります。途中キャンセルでもいいので、今、出動要請をしていただいて離陸したほうが、本当にドクターヘリが必要なときに効果を発揮できます」

たとえ無駄になってもドクターヘリを飛ばすべきだという判断だった。さすが、八戸ドクターヘリのCSはそういったところをよく知っている。

12時4分に、中部上北消防指令センターから正式なドクターヘリ要請があった。それを受け、12時9分に、近藤医師と沼宮内ナースを乗せた八戸ドクターヘリは離陸した。

12時16分に、救急隊とポンプ隊が現場に到着した。その情報を聞きながら、私は、ドクターカーV3

を出動させるか否か迷った。

　ドクターヘリが着陸し、ロスタイムなく溺水患者をＥＲに運べるならそれもよい。ドクターカーV3が出動し、現場で緊急ＰＣＰＳをまわすのはさらによい。しかし救助時間が短く、ドクターカーV3が現場到着前に救助されてドクターヘリでＥＲへ運ばれた場合、ドクターカーV3は無駄に終わる。それだけではない、ＭＥ2名、ＰＣＰＳの器材、救急医3名が無駄に終わる。さらに、患者は手薄になったＥＲにドクターヘリで運ばれることになる。ＰＣＰＳの予備はあるのか、ＥＲで残りのＭＥが対応できるか。いろいろ考えた結果、結局、私はドクターカーV3を出動させなかった。

絶望感が広がる現場

　12時25分、八戸ドクターヘリは現場近くの使われていない、雑草の生えた畑に着陸した。地面は黒土だった。軽量の小型ヘリだからこそできる着陸だ。しかしそれでもスキッドが土に埋まる。機長は医師とナースを降ろした。2名はメインローターの下を、頭を低くして走り抜ける。向こうに赤い消防車が見えた。

　安全靴は、下腿の半分近くまである半長靴だ。靴が土に埋まる。黒土のところはまだよかったが、その先に進むと今度は湿地のぬかるみだった。雪解けの影響もあり、泥と土の混ざった地面だ。2人は走るのを止め、注意深くぬかるみを歩いた。ぬかるみの距離はそう長くはなかったが、安全靴はくるぶしの高さまで泥で埋まっていた。

「ドクターヘリが長時間駐機するには地面がやわらかいです。これより離陸し、ランデブーポイントへ移動します」と、機長が判断を伝え、「了解」とCSが返した。

近藤医師と沼宮内ナースはさらに前進して、12時30分に現場の沼に到着した。重機はまだ沼の水にエンジンルームを上にして埋まっていた。運転席は完全に沼の水に埋もれている。沼の水抜き作業が行われると同時に、潜水レスキュー隊が潜水準備をしているところだった。まだまだ、救出まで時間がかかりそうだ。

沼の透明度はゼロに近いため、潜水隊員は注意深く沼に入った。この状況では、まわりの同僚も絶望を感じていたはずだ。

同僚の証言では、男性は事故発見の2時間くらい前からバックホーを運転し、作業していたが、現場は沼の近くで地面がやわらかく緩かったため、大型の重機の重みで地面が沈み、重機が傾いたのかもしれない、ということだった。

その事故の発生に会社の同僚は気付いていなかった。同僚は、沼に沈んでいるバックホーを発見してから119番通報をした。運転していた男性がその中にいるのか、すでに脱出済みなのかはわからなかったが、男性の姿は付近になく、重機の中に閉じ込められたまま沼に沈んで、おそらく溺れてしまっているのではないか、と言う。

濁った沼に、スキューバ装備の潜水隊が潜る。潜り始めてすぐに沼はさらに濁りを増した。だが、潜水隊は訓練どおりに活動した。重機の運転席の窓ガラスを水中で破壊し、水中で運転席内に侵入する。そして、運転席でさかさまに水没していた男性を引っ張り出した。まもなく沼の水面に、潜水隊にかかえられた男性が顔を出した。その頃には、近藤医師と沼宮内ナースの靴についた泥は半分乾いていた。12時56分、救助成功。ここで男性が生きていれば潜水隊は大きく手で丸を描き、感動的場面になるはずだった。しかし、潜水隊からサインはなかった。

岸から見えたその男性のありさまは、救命不能に近い絶望的なものだった。陸地に引き上げられた泥まみれの男性に近藤医師は接触した。心肺停止だ。触った肌がすごく冷たい、ひょっとしたら体温は20℃くらいか、あるいはそれ以下か。

痛み刺激に反応なし。同時に救急隊長が頸動脈の確認をする。しかし、脈はない。体温が著しく低下すれば、呼吸数の低下と浅い呼吸パターンとなり、徐脈でさらに不整を認めるようになる。そのため偶発性低体温症の心停止確認のための頸動脈の確認時間は、通常の心停止確認の10秒以内ではなく、もっと時間をかけて観察することになっている。

高度徐脈では、10秒くらいの脈拍確認では、心停止なのか心臓が動いているけれど徐脈なのかの判断は困難である。通常と異なり、呼吸や脈の評価は30〜45秒かけて注意深く行う。その間に少ない呼吸を感じたり、非常に遅い脈拍を触れたりすれば、それは心停止ではないためCPRは必要ない。しかし、心停止ではないと判断できても低体温状態では心筋の被刺激性が高まるため、傷病者を粗雑に扱うと容易に心室細動へ移行する。また、低体温をともなう心停止では、心停止後に体温が低下したのか、あるいは体温低下が原因で心停止に至ったのかを明確に判定できないことも多い。

30秒間の脈拍確認、それでも頸動脈は触れなかった。呼吸もない、心停止だ。

それでも誰も諦めていなかった。救急隊長は泥まみれの衣服の裁断を隊員に指示する。別な隊員は泥まみれの服の上から胸骨を圧迫する。

服の裁断後、隊員はタオルで患者の胸を拭いた。白いタオルは泥水で黒くなる。新しい乾いたタオルでさらに拭き、乾いた胸の皮膚に隊長はＡＥＤパッドを貼った。しかし、電気ショックメッセージは出なかった。

近藤医師は溺水による心肺停止と考え、気管挿管に移る。左手に銀色の喉頭鏡、右手には気管チューブを持つ。患者の口の中は泥水でいっぱいだった。現場挿管で吸引機を使えることは少ない。吸引機の到着を待つことなく挿管できないといけないのだ。

近藤医師は喉頭鏡を患者の口に入れ、いつものように喉頭展開を試みるが、目標の声門は見えない。口の中の泥水のせいだ。近藤医師は喉頭鏡を天井方向に強引に持ち上げた。すると、口の中の泥水の中に沈んでいた声門が、水平線から顔を出す日の出のように、泥水の水平面から顔を出した。

声門さえ見えれば、大量の水の中であっても気管挿管はできる。近藤医師はウルトラテクニックで喉頭展開をして、声門に気管挿管を成功させた。12時57分、気管挿管成功。バッグバルブで人工呼吸をすると、気管チューブから、肺に入っていた泥水が噴き出た。沼のほとりで繰り広げられる、劇的救命へのアプローチだ。患者は救急車に収容され、ドクターヘリが待つランデブーポイントへ向かった。

13時9分、ようやく走行中の救急車内で血管確保ができ、アドレナリン1㎎が注射され、ルーカスがつけられた。低体温状態では、低体温による脳をはじめとする重要臓器の保護作用が期待できるため、心停止時間が長くても救命できる可能性がある。

ドクターヘリ収容時には呼吸が出た。心電図はＶＦ（心室細動）に変わった。離陸直前、近藤医師には八戸ＥＲのダイレクトコードブルーＰＨＳへ電話する余裕はなかった。八戸ドクターヘリの収容病院の９割は八戸市立市民病院救命救急センターだ。電話連絡なしに離陸するということは、生命が緊迫している状態を意味することだと八戸ＥＲのスタッフは承知している。最後の希望であるドクターヘリは、救助現場を13時21分に離陸した。

離陸したヘリの後部のドクターシートには近藤医師が乗り、その膝の前には気管挿管されている患者が寝かせられている。ペンライトで患者の目に光を入れると対光反射がある。「これはいけるぞ」と近藤医師は思った。ＣＰＲは沼宮内ナースが行った。近藤医師は、右足で無線のスイッチを踏む。救急処置中でも足のスイッチで無線会話ができるようになっているのだ。

「偶発性低体温症、溺水、ＣＰＡ、ＶＦ継続、呼吸出てきた。対光反射あり。ＰＣＰＳの準備をお願いします」

「八戸ＥＲ、了解」

ＥＲでは、無線を受ける前にＰＣＰＳを予想し、準備が進んでいた。

近藤医師は上空４００ｍでＶＦに対して電気ショックをかけるため、機長に「電気ショックをかけます。いいでしょうか？」と確認をとる。

「ちょっと待ってください」と機長は言うと、飛行計器を確認する。電気ショックが飛行計器に影響する場合を想定してその態勢をとるのだ。

「はい、電気ショックいいですよ」

近藤医師は、沼宮内ナースにCPRを止めさせ、電気ショックのスイッチを押した。そして沼宮内ナースからCPRを代わった。

八戸ER近くの、幼稚園の黄色いドームが窓から見える。病院は近い。整備長が室内通話で「着陸します。シートベルトを締めてください」と言い、近藤医師はCPRを沼宮内ナースに頼んだ。沼宮内ナースは椅子に座り横向きにCPRを続け、近藤医師はシートベルトを締めた。

13時32分、八戸市立市民病院へ着陸すると、近藤医師はすぐにシートベルトを外してCPRを代わった。心電図はVF。男性を直接、血管造影室へ移動させた。そこには劇的救命チームの田中医師、森医師、野田頭所長たちが青いガウンを着て待ち構えていた。患者は想定外の全身泥だらけ、ERでなら洗えるが、血管造影室に除染装備はない。野田頭所長は、お湯とタオルで鼠径部だけ先にきれいにするよう看護師に頼んだ。PCPSチューブを挿入する皮膚はできるだけきれいにしたい。

PCPSはすぐにまわすことができた。血液温は24℃だ。PCPSで復温を開始すると、手足の動きが出てきた。脳の虚血の影響を見るため、頭部CT検査をする。「脳の被髄境界は保たれている。今のところ、脳の虚血は軽い」と田中医師は言った。

奇跡の生還

患者は救命救急センターに入院した。復温は順調に進み、36℃になった。救命救急センターの看護師は、まだ泥まみれの患者の体をタオルで清拭する。何枚かのタオルを使い、泥はすべて拭き取った。

田中医師は、ＰＣＰＳが順調にまわって顔に赤みが帯びてきている患者に、「手を握ってください」と大きな声で話しかけると、患者は、力は弱いが手を握り返した。しかしまだ、劇的救命のアプローチは始まったばかりだ。

翌日、心臓の動きはまだまだ不十分だった。心停止後の一時的心臓機能低下なのか、心筋梗塞が起きてから重機ごと転落したのか、もし後者の心筋梗塞なら治療法はある。

田中医師は、心臓カテーテル検査を循環器医師に依頼した。患者は、ＰＣＰＳが付いている状態で血管造影室へ移動した。心臓の検査は問題なかった。

さらに３日後、心臓の動きがよくなった。これならＰＣＰＳを外せると、朝の回診で決断が下された。野田頭所長、田中医師、森医師はＰＣＰＳを外す手術を午前中に救命救急センターで始めた。この患者１人を救命するため、いったい何人が関わったのだろうか。それに報いるためにも、高度な蘇生処置と蘇生後治療がさらに続く。

救助、救急、ドクターヘリ、救命救急、救急看護、リハビリ……われわれは総力で挑んだ。その努力は報われた。

男性は、２週間後、自分の足で廊下を歩いていた。リハビリを開始できるまで元気になり、笑顔もあった。「感謝しきれない。薄れる意識の中で死を覚悟した」と語った彼は、３週間後に退院、自宅へと戻っていった。

会社の同僚、消防、医師、ナース、ＭＥ、放射線技師、機長、整備長、ＣＳ、そして家族は、感動的な劇的救命をきっと忘れないであろう。

Episode32 脳卒中チーム・フェラーリ

脳卒中患者発生で鮫町へ

女性は自宅で就寝しようと、22時にベッドに入った。22時30分、トイレへ行くために起き上がろうとしたところ、下肢に力が入らず転倒した。左半身に力が入らず、呂律がまわらないことにも気づいた。右足は動いたので、床にかかとを何度も打ちつけて隣室にいるはずの夫に合図をしたが、気づいてもらえなかった。しかし2階の娘が物音を聞きつけ、訪室した。自身がのちに「体がタコのようになって足と手がぐにゃぐにゃだった」と表現しているような状態の母親を見て、娘は驚いた。母親の訴えは、呂律がまわらないせいもあり、まったく聞き取れなかった。

22時33分、娘は119番通報した。娘は電話口ではっきりと、麻痺があることと呂律がまわらないことを告げた。救急指令課が「いつもどおりに元気だったのは何時頃ですか」と尋ねると、「22時に就寝したときは歩いていた」と答えた。

救急車が直近の消防署から出発した。救急指令課は急性期脳卒中を考えて、ダイレクトコードブルーPHSを鳴らした。当直の近藤医師の持つダイレクトコードブルーPHSが鳴った。

「ドクターカー出動要請。場所は八戸市鮫町《さめまち》。麻痺がある脳卒中疑い。最終未発症時刻は1時間半前」という電話だった。

それを聞いた小山研修医は、指導医である近藤医師とドクターカーで出動するために、ＥＲ前のロッカーから赤い反射板付きの災害服をスクラブの上に羽織った。ドクターカー出動では現場を走れるように靴は運動靴だ。

22時40分、２人の乗ったドクターカーはサイレンと赤色灯で緊急走行し現場に向かった。近藤医師は、ＥＲを出る前に「ストローク疑い。最終未発症は1時間前。心房細動、麻痺あり、70歳代女性、鮫町」と森医師に伝えていた。現場は海岸近くの鮫町で、緊急走行でも着くまでに20分ほどかかる。ＥＲに残った森医師は、青いスクラブのポケットからスマートフォンを取り出し、ＬＩＮＥの画面に「カー出てます」の6文字を打った。「ドクターカー出動中。脳卒中チーム集合」の意味だ。ＬＩＮＥの相手は、脳卒中チームの医師たちだった。

22時57分、八戸ドクターカーは患者の自宅前の救急車の前で停車した、患者は救急車に収容されたばかりだった。近藤医師は右手の脈を触り、胸の上がりを目で見て呼吸数と呼吸様式を確認すると、さらに話しかけて構音障害がある発語を確認した。

聴診器を寝間着の中に入れて心臓音と呼吸音を診る。不整脈を耳と、指と、心電図波形で確認した。心房細動だ。上肢のドロップテストと、顔面麻痺の確認をすると、近藤医師は救急隊長に「救急車を出発させてください。収容は八戸ＥＲ」と指示。

ドクターカーが現場到着してわずか1分後に現場を出発した。走りながらできないのは呼吸音と心音の聴診だけで、あとはサイレンの鳴る救急車内でもほとんど診療できる。近藤医師は小山研究医に血糖検査と輸液路確保、採血を頼むと、八戸ＥＲに置いてきたダイレクトコードブルーＰＨＳに携帯電話からコールする。ＰＨＳには当直の森医師が出た。

「鮫町を出発しました。心房細動あり、左片麻痺、顔面麻痺、構音障害、意識障害ない。血糖値は１２１。脳塞栓を疑い、ダイレクトＣＴお願いします。脳卒中チームを招集してください」

ダイレクトＣＴとは、救急車のストレッチャーでＣＴ室へ直入することだ。森医師は「はい、了解しました。ダイレクトＣＴ用意します」と言うと電話を切り、ＥＲ看護師に「ｔ－ＰＡの用意してください」と伝えた。それを聞いて看護師は薬局へと走る。

次に森医師は放射線技師に、「脳梗塞疑いにドクターカーが出ています。20分後ダイレクトＣＴお願いします。続けて血管造影すると思います」と内線電話を入れた。

浮かび上がったＬＩＮＥの６文字

その日、残業を終えた藤田、伊沢、佐々木の後期研修医に清水研修医を加えた４名は、病院近くのレストランで遅い夕食をとっていた。八戸市の隣にある五戸町は、織田信長の時代から馬の産地として有名だ。夕食のテーブルには八戸沖の新鮮な刺身と五戸町の馬刺しが乗っていた。馬刺しは田子産《たっこ》のニンニク醤油で食べる。馬刺しのおいしい産地は全国にあるが、日本一のニンニクと一緒に食べられるのは、この八戸周辺だけだ。

会話が弾んだとき、４人のスマートフォンがほぼ同時に鳴り、液晶が緑色に変わった。そこに浮かび上がったのは、森医師が打った「カー出てます」の６文字だった。

「あっ、脳卒中だ」と後期研修でいちばん若い佐々木医師が言い終わる前に、藤田医師が立ち上がった。つられてみんなも立ち上がる。4人は馬肉料理を食べ残したまま、すぐさま病院へ向かった。

また、自宅にいた鈴木脳血管外科部長の携帯にも森医師からのメッセージが届いた。彼もまた、それを見るとすぐさまに自宅を出て、病院へと向かった。

医師には2種類のタイプがいる。オン・オフを区別するために病院から少し離れた住宅街や華やかな場所に住むタイプと、緊急対応するために病院のそばに住むタイプだ。都会では比較的医師の数が揃っているため当番制を敷いており、自分が呼び出される曜日が決まっている。そんなところなら病院から離れて住むことも可能だ。しかし、地方ではそうはいかない。「ほぼ毎日オンコール」も珍しくない。鈴木脳血管外科部長は病院のすぐそばに住んでいる後者だった。わずか6文字のLINEで3名の救急後期研修医と1名の研修医、1名の脳血管外科医が病院へ向かう。追加の質問はしない。質問しても、現場に医師が到着する前では答えが返ってこないからだ。

心強い仲間たち

5名の若い医師たちが病院へ向かっているとき、病院へ向かう救急車の中では、近藤医師が患者の血圧が197/126㎜Hgであることを確認して、降圧薬のニカルジピンを静注していた。さらに、八戸市立市民病院に到着後、すぐにt‐PA（血栓溶解剤）を行うための準備も始めた。t‐PAは人によって合わないことがある。それを調べるための検査が「PT‐INR」だ。検査キットを使って、血液の凝固時間を調べることで、患者にｔ－ＰＡを使えるかどうかを検査する。近藤医師が小山研修医に指示して採血させた血液が、その検査のために使われる。試験管の中に入れられた患者の血液は、ＥＲに着いたら、すぐに迅速キットで検査される。異常がないことをいち早く知り、迅速な血栓溶解剤の静注に結びつけたいのだ。

小山研修医はサイレンの響く救急車内で、同乗していた患者の娘に、ｔ－ＰＡの禁忌項目があるかを、チェックリストを見ながら尋ねるが、「ない」という返事だった。

小山研修医は研修医1年目に、ＩＳＬＳ（Immediate Stroke Life Support：神経蘇生基礎研修法）というセミナーを受講していた。その講習で、ｔ－ＰＡを投与するために必要な、素早く正確な診察法を身につけていた。八戸市立市民病院では、研修医をただ漫然とドクターカーに乗せるのではない。狭い車内の限られた時間と器材の中で質の高い救急診療を行うための実技講習会を月に1回程度開催している。その中のＩＳＬＳというセミナーはこういうときに役立つ。

23時25分、近藤医師と小山研修医、患者を乗せた救急車が八戸市立市民病院ＥＲに滑り込んだ。バックしてＥＲの自動ドアに近づく救急車の後ろの窓ごしに、当直の森医師だけでなく、昼間と変わらない人数の医師が出迎えてくれていたのを見て、近藤医師はうれしさと心強さを覚えた。一方、小山研修医はこの病院の機動力のすごさを感じていた。

外側からノックされたあと、後部のハッチドアが跳ね上げられると、小山研修医は一番に救急車を降りてＥＲに消えた。手にはしっかりと採血試験管が握られている。看護師は森医師があらかじめ印刷していた検査ラベルを試験管に貼ると、リニアに入れて検査室行のボタンを押した。残った試験管

1本で、森医師がPT-INRの迅速検査をする。佐々木医師は娘から聞き出した患者の体重を看護師に伝えると、電卓で血栓溶解剤t-PA「グルトパ」の注射量を算出し、メモ用紙に「グルトパ28㎖」と大きく書いた。

スクラブを着て待ち構えていた藤田医師、伊沢医師、鈴木医師、清水医師と救急隊は、患者を乗せた救急車のストレッチャーをCT室へと移動する。

近藤医師は、脳卒中スケールを専用用紙に書き込み、完成させた。合計NIHSSは13点だ。

NIHSS(National Institutes of Health Stroke Scale)とは、脳卒中重症度評価スケールの1つで、高いほど重症度も高くなり最大で42点である。

森医師は小山研修医が家族から聞き、t-PAの禁忌事項がないことがチェックされている書類を引き継ぎ、娘とERで面談する。もしCTが正常で急性期脳梗塞だった場合、t-PAを使うかどうかの説明だ。家族の同意はとれた。

その間にPT-INRが1・0であることが判明し、23時33分、森医師のPHSが鳴った。CT室の藤田医師から「単純頭部CTではt-PA適応の脳梗塞です」と伝えられると、森医師は隣にいた看護師に「グルトパ溶解してください」と指示する。グルトパは、静注用のt-PA製剤である。

看護師は、佐々木医師が書いたグルトパ28㎖のメモを復唱し、薬剤を注射器に詰めた。そのうち2・8㎖だけを別な小さなシリンジに抜き取る。総量28㎖のうち10%を1~2分で静注し、残りは点滴投与するのが基本治療法だ。

2・8㎖のグルトパが入ったシリンジを持って、森医師はCT室へ走る。

ER周辺の廊下には、フライトドクターが走ることを想定してカーブミラーがつけられている。森医師はカーブミラーに映る右折先の廊下に誰もいないことを確認して大股で走る。

患者は造影CTが終わるところだった。23時35分（病院到着10分）、森医師は「グルトパ2・8㎖投与します」と言うと、薬剤の入っているシリンジを点滴ラインにつなげて、ピストンを押した。夢の薬剤は、CT台に横たわった患者の右ひじの20G留置針から体に吸い込まれていった。

鈴木脳血管外科部長は、造影CTで脳血管の走行と閉塞部位を見きわめる。

藤田医師と伊沢医師、清水研修医は、グルトパ投与中に血管造影室へ走った。心房細動による血栓が中大脳動脈の太いところで詰まらせていたことは、造影CTと症状からわかった。後遺症をなくすには、グルトパの投与に加えて、血管内治療で経皮的脳血栓回収術をする必要がある。3人の医師は放射線技師と一緒に血管造影室の準備をする。

鈴木脳血管外科部長と森医師、佐々木医師はCT室に残る。患者の造影CTが終わり、CT室のディスプレーには精密な脳血管が映し出された。

森、佐々木医師に加えて、次のドクターカー出動準備を終えた近藤、小山研修医は、患者をCT台からストレッチャーに乗せる。CT室入室時は救急車のストレッチャーだったが、今度はERのストレッチャーを使う。

近藤医師が「脳梗塞だったよ。きっと間に合う」と言うと、救急隊長は満足げにCT室から消えた。患者はCT室から血管造影室への移動を始めた。

その頃、鈴木脳血管外科部長はマウスを回転させ、ディスプレー上でピンク色に染まる脳血管を何度も見ていた。そして1人うなずくと、みんなより2分遅れで血管造影室へ入った。

23時38分、患者は血管造影台に寝かされた。患者を台に固定し、消毒やドレープの処置が藤田医師らにより進められた。

その頃、造影CTをしっかり見終わった鈴木脳血管外科部長が血管造影室に現れた。23時50分（病院到着から25分）、鼠径部の動脈を穿刺しての血管内治療が開始された。

北の地方都市八戸では、1人の脳梗塞患者にチームで挑む。

それは、夜でも雪が降っていても変わらない。

すさまじいスピードでチーム・フェラーリがF1レースのタイヤ交換を3秒でするように、八戸脳卒中チームは、患者の自宅から診療を始めて加速し、根本治療につなげる。

病院到着からt－PA注射まで10分、そして血栓回収術開始まで25分だ。

日にちが変わった真夜中の0時35分、麻痺がすっかり治った患者は救命救急センターに入院した。構音《こうおん》障害も回復し、「本当にありがとうございました」と言いながら、先ほどまでは動かなかった手を胸の前で合わせた。

後期研修医たちの着ていた「脳卒中チーム・フェラーリ」のスクラブは、汗でびしょ濡れだった。彼らは夕食の馬肉料理を完食はできなかったが、跳ね馬マークが付くスクラブを着て達成感を味わうことができた。

脳梗塞は発症すると、1分間に190万個の神経細胞が壊れると言われている。

研究によると、1000人にｔ-ＰＡを行う際、15分早ければ自力で歩いて退院する者が8人増え、院内死亡が4人減る。注射が1分早いと、患者が健康でいられる時間が1・8日増えると言われている。

だから、ｔ-ＰＡの注射をできるだけ早く行いたい。

しかし、夢のｔ-ＰＡも万能ではない。治療後に自立した日常生活を送れるようになるのは、治療を受けた患者の20～30％前後に過ぎない。そして、それを補う方法が血管内治療「血栓回収術」だ。

この方法で、治療後に自立した日常生活を送れるようになるのが治療を受けた患者の40～60％に跳ね上がる。

この治療もまた、開始が早ければ早いほど結果が期待できる。

われわれが目指すのは、患者の社会復帰だ！

夢を継ぐ者たち 5

伊《い》沢《ざわ》朋《とも》美《み》

八戸市立市民病院・救命救急センター医師

1988年、群馬県伊勢崎市生まれ。専門分野：救急医学

●あるひと言がきっかけで医療の道へ

私が医師を志した背景には、人と関わる仕事をしたいという気持ちがありました。もともと低出生体重児として生まれたこともあって、小さい頃から体が弱かった私は、よく近所の小児科の先生に診てもらっていました。小学6年生のときに、学校の授業の一環で職業インタビューをする機会があり、私にとっていちばん身近であった、その先生にインタビューしました。

「どんなことを思って仕事していますか？」と尋ねたとき、先生は「ひとつの命は地球より重いって思って毎日仕事をしている」と答えてくれました。そのひと言に込められた責任感と熱い思いに感銘を受け、純粋に憧れ、私もそんな医師になりたいという夢ができました。

そして、医学部を目指した私は前橋女子高を卒業後、1年浪人して秋田大学の医学部に進み、卒業と同時に八戸市立市民病院にやってきました。

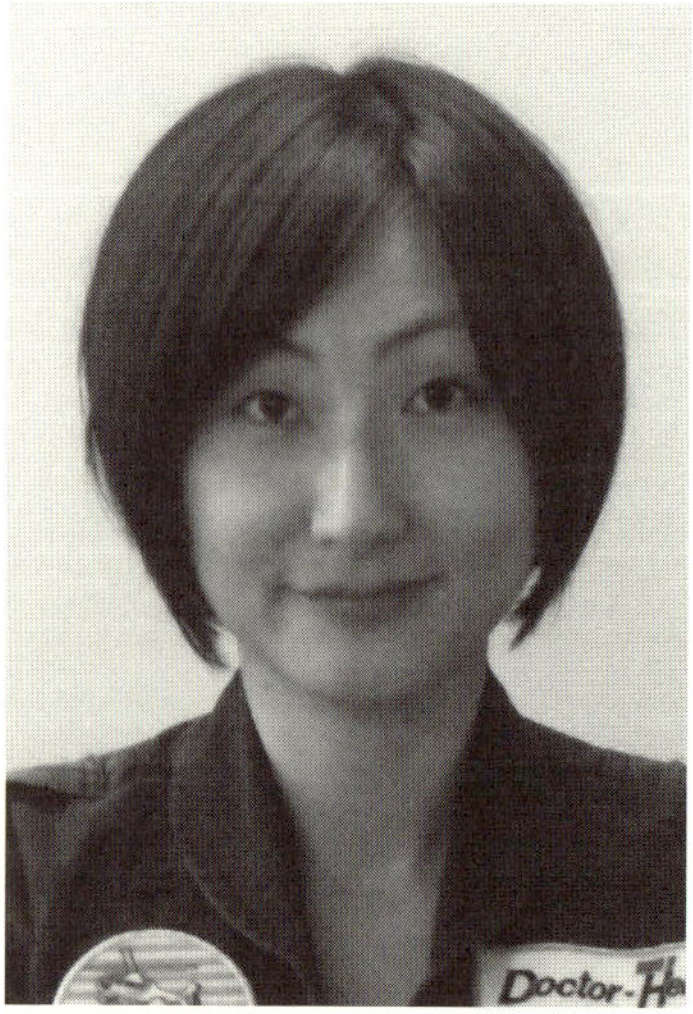

伊沢朋美医師

そもそも、八戸市立市民病院を知ったきっかけは、秋田大学の救急の授業に、今先生がゲストで来てくださったことでした。八戸市立市民病院には何度か病院見学にも行って、すごく忙しいにもかかわらず、目をキラキラさせて働く先輩たちの姿をたくさん見せてもらいました。それまでに都会の病院も見学していましたが、そこには、明らかに〝現場力〟があり、やりがいを持って働けると確信したのです。

実はそのとき、私は八戸市立市民病院の研修医募集にしか応募していませんでした。もし取ってもらえなかったら就職浪人になるところでしたが、それくらい、八戸市立市民病院に惹かれていました。

●救急医療に身を置いて

目の前の患者に何をすべきか、本当に重症なのかどうかを察知する……そういった医師としての感覚を磨くには、救急現場で揉まれたほうがいい、と思います。

特に、八戸市立市民病院の救急は、ＥＲ対応だけでなく、集中治療やプレホスピタル、一般病棟の管理まで、何でもやります。退院まで一貫して、主治医として患者さんと関わることができ、医学的な知識や技術だけでなく、患者さんやその家族の方々との関わり方も身につくという点も魅力です。

救急医療の現場では、人生の局面に立ち会うことが少なくありません。たとえば、交通事故でいきなり人生が大きく変わってしまう人や、重症度が高くて助けられない人もいます。そういう局面に立っている患者さんや家族の方々と関わっていくためには、人間としても成長していく必要があると思います。日々勉強です。これからも、患者さんとの人間的なつながりを大切に、向き合っていきたいと思っています。

医師になったばかりの頃、70歳の女性患者さんを受け持ちました。彼女は心臓の難病で、毎日のように不整脈を繰り返し、そのたびに危険なバイタルに陥り、薬剤やペースメーカーの設定を一時的に変えることで、その場を乗り越えていました。

その頃の私には、まだまだ循環器の知識がなく、急変対応のノウハウもありませんでしたが、その分、毎日回診に行って患者さんといろいろな話をする中で、おこがましくも「自分は患者さんに寄り添っているのだ」という気持ちでいました。

そんなある日、彼女の容態が急変しました。いつもは弱音を吐かない彼女が、そのとき「死ぬのかな、怖いな」と言って、私の手を握ってきました。そのとき私は、ただ手を握り返すことしかできませんでした。

そんなことがあった週末、私は休みをもらっていましたが、指導医に「病院に出ます」と申し出ました。何ができるというわけではないのですが、彼女に寄り添っていたかったのです。ところが、指導医から「ちゃんと休め。来なくていい」という冷たい答えが返ってきました。

そのときの私には、そう言われた意味がまったくわかりませんでした。

でも今はわかります。当時の私のしていることは家族と一緒で、その患者さんがかわいそうだからと、ただ寄り添って、一緒に泣いて、「つらいね」と言いながら、話を聞いていただけでした。でも、医師である私がやるべきことは、その患者がよくなるにはどうすればいいかを必死に探し、たとえまだヒヨッコでも医師として何ができるかを考えることだったのです。

幸い、彼女は危機的状況を乗り切り、根治治療のために大学病院に転院、後日、病院で会ったときに「先生の顔を見ると元気になる。会えてよかった」と言ってくれるまで回復しました。

〝医師〟として接し、〝人間〟として感じながら、医師である私にしかできないことを身につけ、磨き、きわめていくことが医師の使命だと思います。そんなことを感じながら走り続ける毎日です。

●救命救急医として

ドクターヘリには3年目の9月頃から乗っていますが、まだ一人前にはなれていません。ドクターカーのほうは3年目の9月にはひとり立ちしましたが、ドクターヘリとしてはまだまだ見習いです。初めてドクターヘリに乗ったときも緊張しましたが、今でもうれしさと同時にまだまだ緊張します。ドクターヘリには、ド

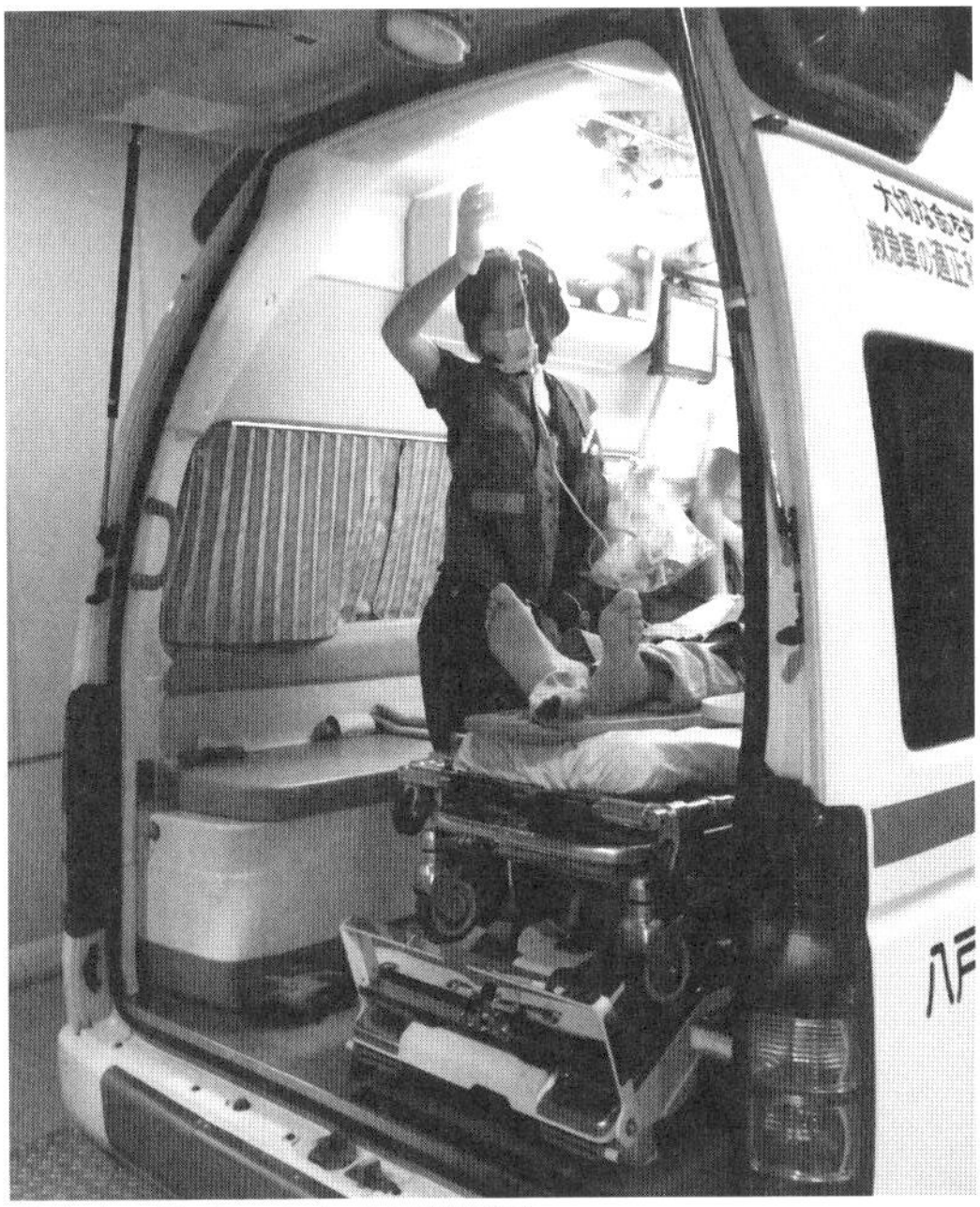

救急車で治療にあたる伊沢医師

クターカー以上に多くの人が関わっているので、その責任は重いと思います。

医師としては5年目なので、そろそろ専門性も身につけなくてはならないと思っています。まずは救急専門医の資格をここで取って、その後、集中治療の分野でもスペシャリティを身につけられるよう、医師としての力を磨いていきたいと思っています。

救命医療をしていると、患者さんの家族から「先生、ほんとうにありがとうございます」と、すごく感謝をされます。その一方で、助けられなかった患者さんもいて、自分の力のなさを突きつけられることも少なくありません。それでも患者さんの家族は「ありがとう」と言ってくれることも多く、それを辛いと感じることもあります。

最終的に、目の前の患者さんを助けられるかどうかは、担当する医師の思いと力量にかかっている。だからこそ、私にできることは日々勉強し続けること、1人でも多くの患者さんを診ることだと思っています。

今、八戸市立市民病院ERの女性医師は私1人です。現場では男も女も関係ないし、女であることがハンディキャップになる瞬間なんてない。私は「男なんかに負けないぞ！」と思っています。

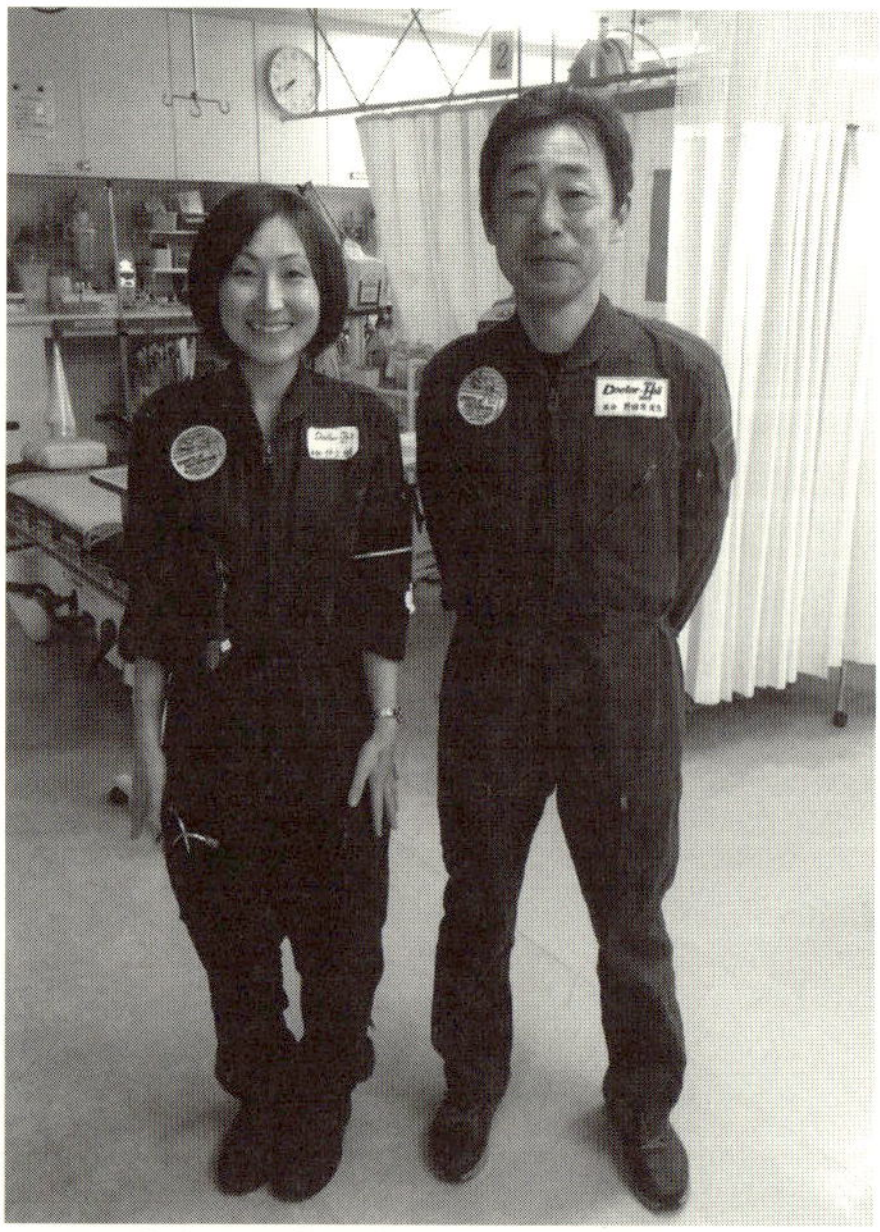

野田頭達也・救命救急センター所長と

おわりに――感動する救命医療をやってみろ！

2017年4月、私は八戸市立市民病院救命救急センター長を辞し、院長に就任した。「順番が回ってきたか」というのが正直な気持ちだった。

院長になると、どうしても現場の仕事は制限される。それは私にとってつらいことだった。これまで、患者のため、地域のためという一念で、現場第一で走り続けてきた。それが私の生き方であり、生きがいでもあった。

しかし、自分になんらかの能力があるとして、それを別の部分に配分することを求められたら、それに応えることも人としての務めだろうとも思った。

また私は、確かに患者のため、地域のために先頭に立ってやってきたが、もしかしたら、現場のトップは自分以外の人に任せたほうがいいのかもしれないとも思った。

そしてなにより、八戸市立市民病院ＥＲがこれまで築き上げてきた力を未来につないでいくためには、後進に道を譲ることも必要だった。だから院長を引き受けた。

ただし回数は減ったが、今でも私の名は、ヘリ当番のローテーションの中に入っている。院長になってドクターヘリに乗っている例を聞いたことがないから、おそらく日本唯一の「空飛ぶ院長」だろう（笑）。

私は今、60歳だ。定年は65歳……あと5年しかない。しかし、許されるなら、私は最後の最後までドクターヘリに乗り続けるだろう。

その一方で、「自分は何歳まで現場に立ち続けられるのだろう」と思うこともある。

多くの医師は定年で区切りをつける。そして残りの10年、20年をどう生きるかを考える。

先輩の中には、60歳前に大学教授をやめて、旅行を楽しみつつ、ときどき医師としての仕事をするという生き方を選択している人もいる。「そういう生き方もいいな」と思う。

そうかと思うと、がんになっても聴診器を握り続け、最後の最後まで現場で患者を診るという、りっぱな生き方をする人もいる。

そういう生き方がいいのか、それとも先輩のように新たな生き方を見つけたほうがいいのか、ふと考えたりもする。救命救急医療に全力投球してきた自分にとって「おしまいって何だ?」ということだ。

今は、いろいろな人から「ずっと八戸にいてください」と言われる。

自分自身、仕事に対する充実感もある。しかし、あれこれ考えていると、「患者のため、地域のため」と思ってきたが、「それは結局、自分のためだったのではないか」と思ったり、「そういう場を与えられていただけなのではないか」と思ったりもする。

いずれにしても、定年まで5年。そのときになってみないと、自分がどんな人生を選択するのか、想像もできない。

今はただ、ここまで力をつけてきた八戸市立市民病院の力をさらに向上させ、全国で1位、2位の評価を受けられる病院にすることが最大の目標だ。

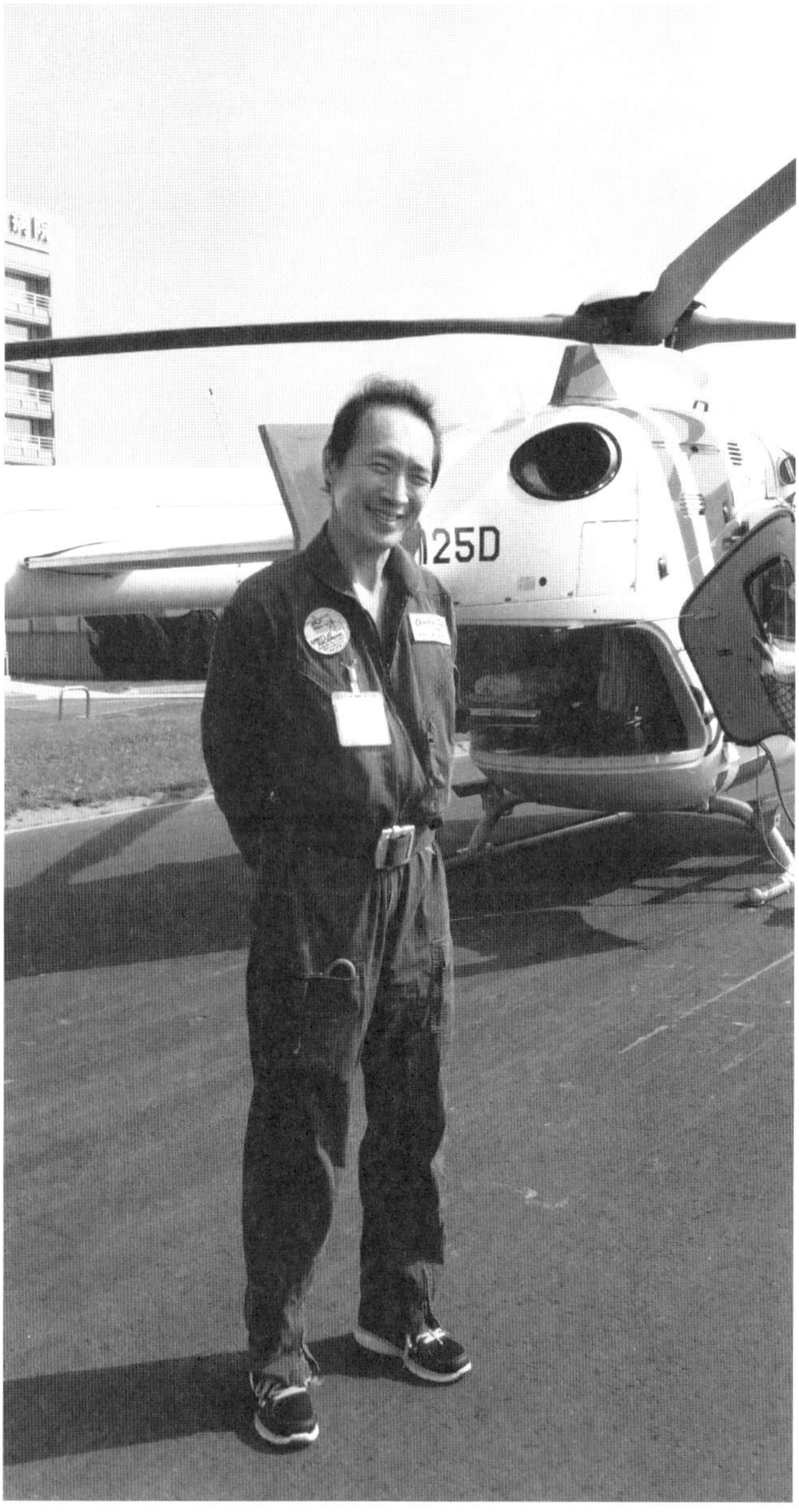

だから私は言い続ける。「感動する救命医療をやってみろ！」と——。
それがきっと、日本の地域医療をさらによくすることにつながることを信じて！

著者プロフィール

今　明秀（こん・あきひで）

1958年、青森県青森市生まれ。自治医科大学卒業後、青森県立中央病院での臨床研修を経て、倉石診療所、野辺地病院、六戸国民健康保険病院、国民健康保険大間病院、川口市立医療センターに勤務後、2004年に八戸市立市民病院の救命救急センター所長として赴任。2009年、念願のドクターヘリ運航、2010年にはドクターカーの運用を実現。2016年には「ドクターカーV3」（移動緊急手術室）の運用も開始した。2017年4月に同病院院長となったあとも、第一線に立ち、後進の指導、育成に力を注いでいる。著書に『ザ・トラウママニュアル 第4版』（監修／メディカルサイエンス社）、『改訂 情熱外傷診療』（編集／シービーアール）、『青森ドクターヘリ 劇的救命日記』（毎日新聞出版）など多数。

八戸ドクターヘリ　ブログ　URL: doctorheli.blog97.fc2.com

青森《あおもり》ドクターヘリ　劇的救命日記《げきてききゅうめいにっき》2
空飛《そらと》ぶ院長《いんちょう》、医療過疎《いりょうかそ》を救《すく》う！

印刷　2018年12月5日
発行　2018年12月20日

著　者　今《こん》　明秀《あきひで》
発行人　黒川昭良
発行所　毎日新聞出版
〒102-0074 東京都千代田区九段南1-6-17 千代田会館5F
営業本部 03-6265-6941
図書編集部 03-6265-6745

印刷・製本　プリ・テック

ISBN978-4-620-32562-0